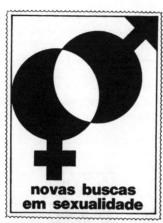

novas buscas
em sexualidade

# VOL. 2

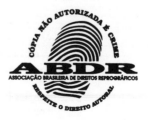

Dados Internacionais de Catalogação na Publicação (CIP)
(Câmara Brasileira do Livro, SP, Brasil)

Heiman, Julia.
  Descobrindo o prazer: uma proposta de crescimento sexual para mulher / Julia Heiman, Joseph LoPiccolo; [tradução Maria Silvia Mourçao Netto]. 2. ed. rev. e ampl. - São Paulo: Summus, 1992.
  (Novas buscas em Sexualidade; v. 2)
  Bibliografia.

  ISBN 978-85-323-0132-1

  1. Educação sexual para mulheres  2. Mulheres - comportamento sexual  3. Orgasmo feminino  4. Prazer  I. LoPiccolo, Leslie.  II. Joseph.  III. Título.

  92-0569                                                          CDD-613.96

Índice para catálogo sistemático:
1. Educação sexual: Mulheres     613.96
2. Mulheres: Educação sexual     613.96
3. Prazer: Instruções sexuais    613.96

www.summus.com.br

EDITORA AFILIADA

Compre em lugar de fotocopiar.
Cada real que você dá por um livro recompensa seus autores
e os convida a produzir mais sobre o tema;
incentiva seus editores a encomendar, traduzir e publicar
outras obras sobre o assunto;
e paga aos livreiros por estocar e levar até você livros
para a sua informação e o se entretenimento.
Cada real que você dá pela fotocópia não autorizada de um livro
financia um crime
e ajuda a matar a produção intelectual de seu país.

# DESCOBRINDO O PRAZER

Uma proposta de crescimento
sexual para a mulher

Julia R. Heiman
Joseph LoPiccolo

summus
editorial

*Do original em língua inglesa*
**BECOMING ORGASMIC**
*A sexual and personal growth program for women*
Copyright © 1976, 1988 by Prentice Hall Press, a Division of Simon & Schuster Inc.

Direitos desta tradução reservados por Summus Editorial

Ilustrações técnicas e anatômicas: **Leonard Preston**

Tradução: **Maria Silvia Mourão Netto**

Direção da Coleção: **Maria Helena Matarazzo**

Impressão: **Sumago Gráfica Editorial**

**Summus Editorial**
Departamento editorial
Rua Itapicuru, 613 – 7º andar
05006-000 – São Paulo – SP
Fone: (11) 3872-3322
Fax: (11) 3872-7476
http://www.summus.com.br
e-mail: summus@summus.com.br

Atendimento ao consumidor
Summus Editorial
Fone: (11) 3865-9890

Vendas por atacado
Fone: (11) 3873-8638
Fax: (11) 3872-7476
e-mail: vendas@summus.com.br

Impresso no Brasil

# Novas Buscas em Sexualidade

Esta coleção vem preencher um vazio no mercado editorial brasileiro. Pesquisou-se mais nos últimos trinta anos sobre comportamento sexual humano do que em todos os demais séculos da história da humanidade.

Ocultar estes dados nos parece uma forma grave de desonestidade intelectual. É importante que as pessoas tenham acesso à informação para que possam se posicionar frente à própria vida sexual. E esta coleção se propõe a mostrar, analisar e discutir, em cada exemplar, as etapas do processo do amadurecimento sexual.

Uma preocupação básica ao selecionar os autores desta série foi o enfoque dado por eles ao tema. Inúmeros autores escrevem tratados sobre sexo. Falar *sobre sexo* é um tipo de abordagem, mas, nesta série, os autores estabelecem um diálogo autor-leitor como se os dois estivessem tendo uma conversa íntima, sobre algo muito pessoal, às vezes misterioso, às vezes incompreensível, que é a nossa própria sexualidade.

Outra preocupação que determinou a escolha destes autores foi a sua posição filosófica. A moral sexual tradicional estava baseada na ignorância, no medo, no sentimento de culpa e de vergonha, e, no entanto no mundo moderno, a nova moral sexual se baseia no conhecimento, na liberdade e na responsabilidade.

Esta coleção se propõe, portanto, a dar ao público em geral, tanto aos leigos como aos profissionais, condições para que analisem seus princípios éticos, questionem suas atitudes, ampliem seus conhecimentos e para que, na vida diária, possam integrá-los harmonicamente e viver sua sexualidade de forma plena e sadia.

# Sumário

Agradecimentos .................................................. 11
Introdução ........................................................ 13

1 *Envolvendo-se* ............................................... 17
Quem pode se beneficiar com este livro?
Seus prováveis medos e esperanças.
Você não está sozinha.
Se você tem um parceiro, como decidir o que fazer enquanto estiver seguindo este programa de crescimento.
Como se sentir incentivada conforme for progredindo ao longo do livro.

2 *Conhecendo-se* .............................................. 33
A influência de experiências do começo da vida sobre sua atitude relativa ao sexo.
Sua história sexual pessoal: como vê-la com mais clareza.
Casos de abuso que possam ter ocorrido.
Cuidando de preocupações relativas a seu corpo.
De onde você tira seus padrões para formar opinião sobre o seu corpo?
Olhar seus órgãos genitais e começar a conhecê-los.
Como lidar com sentimentos negativos e como descobrir e desenvolver sentimentos positivos relativos aos seus órgãos genitais.
Mitos e equívocos sobre sexualidade feminina.

3 *Descobrindo-se pelo toque* ............................................. 55
Descobrindo as texturas do corpo.
O que fazer se não se sentir à vontade.
Exercícios de relaxamento.
O ponto-G e você.
Maneiras de fortalecer os seus músculos vaginais.

4 *Tocar por prazer: descobrir* ........................................ 67
Aprendendo a conhecer seu corpo.
Uma nova forma de considerar a masturbação.
O que significa para você dar-se prazer?
Conhecendo as sensações de prazer em seu corpo.
Algumas sugestões para você experimentar.
Técnicas de terapia cognitiva.
Cobrar-se desempenhos e tendência a se tornar espectadora de si mesma.

5 *Tocar por prazer: focalizar* ........................................ 77
A continuação das descobertas pelo toque.
O que pode ser difícil.
Maneiras de focalizar a atenção e aumentar a excitação e o prazer.
Exercícios de foco sensorial e exercícios corporais.
Uso de literatura erótica e da fantasia. Suas prováveis preocupações em relação a isso.

6 *Prosseguindo* ............................................................... 95
Problemas prováveis.
Questões que interferem nas mudanças.
A importância de se valorizar e se sentir bem consigo mesma.
Lidando com possíveis sentimentos e sensações conflitantes em relação às mudanças.
As respostas físicas das mulheres durante o ciclo da resposta sexual.
Influências sobre a resposta sexual, incluindo a idade e a contracepção.
Medo do orgasmo.
Orgasmo encenado.
Formas de aumentar a excitação e sugestões para desencadear o orgasmo.

7 *Usando o vibrador: um pouco de tecnologia* .................. 121
Uma nova maneira de encarar o uso dos vibradores.
Diferentes tipos de vibradores; como encontrar o modelo certo.
Descobrindo as sensações que ele pode lhe proporcionar.
Preocupações quanto ao uso excessivo ou à dependência de um vibrador.

**8 Ser mulher, ter sexualidade: questões corporais especiais...... *131***
O ciclo menstrual que inicia e encerra nossa fase reprodutiva.
Problemas de menstruação — síndrome pré-menstrual e amenorréia.
Saúde e resposta sexual durante o ciclo da vida.
Seu corpo, durante e após a gravidez.
Como manter sua saúde ginecológica.
Exames de seio e consultas médicas: sugestões.

**9 Compartilhando suas descobertas com o parceiro............ *157***
Expectativas e apreensões quanto a compartilhar com o parceiro seu processo de crescimento.
Como compartilhar o prazer que você se dá.
Problemas de apetite sexual: como resolvê-los.
Preocupações do ponto de vista da mulher.
Preocupações do ponto de vista do homem.
Aprendendo a tomar a iniciativa e a recusar uma relação sexual.

**10 Prazer mútuo......................................................... *179***
A importância da confiança e da comunicação para o prazer mútuo.
Como evitar pressões sobre si e sobre o parceiro.
Como usar a comunicação verbal e a não-verbal nas interações sexuais.
Formas de apoio e encorajamento recíprocos.
Posições para vocês se darem prazer mútuo.
Descobrindo outras formas de se dar prazer, além da penetração.
Como perder a inibição na frente do parceiro.
Como lidar com sentimentos negativos pelos genitais masculinos.
O uso do vibrador durante a relação amorosa.
Uso da fantasia com o parceiro.

**11 O ato sexual: outra forma de prazer mútuo....................... *199***
Sentimentos relativos ao ato sexual e a outras formas de afeto sexual.
Considerando a penetração como uma parte, e não o auge do ato sexual.
Manifestar apreço: o segredo para encorajar mudanças.
Preocupação com o tamanho dos órgãos genitais.
Vantagens e desvantagens das várias posições.
Orgasmo com penetração: vale a pena?
Novas possibilidades, caso o orgasmo com penetração seja importante.

**12 O sexo no mundo moderno: problemas reais de relacionamento *221***
Pressões culturais para que as mulheres sejam mais do que são.

Pressões culturais para que os homens mudem.
Até onde mudaram as expectativas sociais relativas ao sexo e aos relacionamentos?
Recuperando-se de estupro ou incesto.
Escolhendo um parceiro num mundo com AIDS.
Valores pessoais, religião e relações sexuais.
Atualização das freqüências sexuais e mudanças nos relacionamentos estáveis.

*13 Enriquecendo suas relações sexuais* .................................... *241*
Diretrizes para você enriquecer sua sexualidade.
Relações amorosas envolvendo sexo anal e oro-genital.
Afrodisíacos.
Formas de retardar a ejaculação.

*14 E agora?* ................................................................. *253*
Alternativas a considerar, se você ainda estiver insatisfeita.
A escolha do melhor terapeuta.

*Uma palavra aos profissionais* ............................................ *257*

*Bibliografia selecionada e comentada* ................................... *261*

# Agradecimentos

Muitas foram as pessoas que contribuíram para este livro. Carl Thoreson, editor de uma série de livros de autoconhecimento, e Lynne Lumsden, nosso primeiro editor, foram ambos muito prestativos. Leslie LoPiccolo, co-autora da primeira edição, e Leonard Preston, seu ilustrador original, foram pessoas indispensáveis à sua realização. P.J. Dempsey, nosso atual editor, e David Palladini, o ilustrador desta edição revista e ampliada, contribuíram com valiosos elementos para os novos pontos de vista. Jan Woodford ofereceu-nos rascunhos críticos e limpos. As ilustrações que mostram os ciclos de resposta sexual em homens e mulheres foram adaptadas do *Human Sexual Response*, de William Masters e Virginia Johnson, 1966, com a permissão de Little, Brown & Co. de Boston.

Enfim, gostaríamos de agradecer às muitas mulheres com quem trabalhamos utilizando este programa. Embora ele as tenha beneficiado, elas sem dúvida também nos ensinaram muito.

# Introdução

Se o tom deste livro inspira confiança é porque a proposta de treinamento que ele descreve beneficiou um grande número de mulheres nos últimos dezessete anos. Muitos dos procedimentos aqui descritos foram desenvolvidos, inicialmente, por Joseph LoPiccolo, na Universidade de Oregon, em 1969. É claro que nenhum procedimento terapêutico surge do nada. Muitos outros terapeutas já haviam feito antes algum trabalho na área. Em particular, os programas criados por pioneiros da terapia comportamental e cognitiva, como Arnold Lazarus, Joseph Wolpe e Albert Ellis, serviram de referência teórica geral para o presente conjunto de técnicas. Outro elemento crucial em sua estruturação foi o conhecimento da sexualidade humana obtido por pesquisadores como Albert Kinsey, Donald Hastings, William Masters e Virginia Johnson.

A partir de 1969, começamos a implantar e aperfeiçoar este programa em vários locais, com a ajuda de muitos alunos e colegas. Na Universidade de Oregon, W. Charles Lobtiz, então recém-formado e hoje respeitado colega, colaborou de forma significativa em seu desenvolvimento. Em 1974, Joseph LoPiccolo transferiu-se para o Departamento de Psiquiatria da Universidade Estadual de Nova York, em Stony Brook, onde Julia R. Heiman, já envolvida em pesquisas sobre a sexualidade feminina, passou a fazer parte da equipe e contribuiu com suas habilidades e técnicas próprias. O diretor desse departamento, o Dr. Stanley F. Yolles, prestou toda a ajuda possível à implantação de nosso centro de terapias sexuais em seu departamento, e incentivou nosso trabalho de muitas e variadas maneiras. Como, porém, tudo tem um fim, acabamos saindo de lá: Julia Heiman foi para a Universidade de Washington, em Seattle, e Joseph LoPiccolo tornou-se diretor do Departamento de Psicologia da Universidade do Missouri. Portanto, com o tempo, tivemos a oportunidade de trabalhar com centenas de mulheres, em diversas regiões do país, utilizando o mesmo programa.

Em 1975, ficou patente que o treinamento era eficaz; mas a terapia individual ou de casal chegava apenas a uma pequena fração de mulheres que poderiam beneficiar-se de uma proposta de treinamento como a nossa. Ficou claro que uma versão desta abordagem, fácil de ser assimilada por um público amplo, seria útil para aquelas mulheres que quisessem se ajudar sozinhas, aproveitando nossas propostas sem a necessidade de uma terapia formal. As reações pessoais das mulheres que tinham participado do plano de terapia nos últimos anos pareceram particularmente importantes. As idéias começaram a tomar forma e resultaram na primeira edição deste livro, em 1976. Mais ou menos na mesma época, também fizemos um filme (também intitulado *Descobrindo o prazer*) que mostrava a evolução de um casal através dos estágios do programa. Em Stony Brook, Patricia J. Morokoff, aluna recém-formada em psicologia, colaborou conosco num projeto de pesquisa sobre a utilização independente deste livro por leitoras, na qual um grupo de mulheres se tratou utilizando este livro e um outro, além do uso do livro, participou também de uma série de quinze sessões semanais de psicoterapia com um dos elementos de nossa equipe. Para nossa surpresa (e satisfação), o grupo de autotratamento teve tanto êxito na obtenção de orgasmos quanto o grupo com sessões de psicoterapia. Em ambos os casos, cerca de 90% das mulheres aprendeu a ter orgasmos com masturbação. Mais ou menos 80% aprendeu a ter orgasmos com o parceiro e, cerca de 35% aprendeu a ter orgasmos na relação sexual. Além disso, mais de 95% do grupo registrou um aumento na satisfação geral com os relacionamentos sexuais. Esses índices são bastante significativos, se comparados com outros estudos que testam métodos para tratamento e com outras pesquisas sobre a sexualidade de mulheres saudáveis e bem-ajustadas. Em termos mais simples, o programa descrito neste livro funciona.

Nos anos que decorreram após a publicação original deste livro, aprendemos muito mais sobre a sexualidade feminina e seus problemas. Parte desse conhecimento foi fruto de pesquisas acadêmicas de nossa autoria e de outros estudiosos. E outra parte originou-se de nossas experiências práticas no trabalho com mulheres. A presente edição incorpora todas essas novas informações e, também, amplia o enfoque do trabalho. Dentre algumas das principais modificações introduzidas estão:

- metas mais amplas do que simplesmente atingir o orgasmo;
- uma nova seção sobre os problemas da falta de apetite sexual, com sugestões sobre como enfrentá-los;
- novas seções sobre envelhecimento, menopausa, gestação, contracepção, hormônios e outras questões de ordem física sobre sexualidade feminina;

- uma nova seção sobre as seqüelas do estupro ou do incesto, e sugestões para a superação dos efeitos traumáticos residuais;
- três novas técnicas para chegar ao orgasmo durante a relação sexual;
- uma revisão das novas concepções sobre a sexualidade feminina, tais como a controvérsia em torno do "ponto-G";
- maior atenção aos conflitos de relação e emocionais, e como esses fatores interferem na sexualidade.

# 1
# Envolvendo-se

Qual é sua situação nesta época específica de sua vida? Você pode ser solteira, casada, separada, divorciada ou viúva. Pode ser que tenha filhos, ou não. Pode estar ou não envolvida num relacionamento sexual. Pode ter qualquer idade: menos de 30 ou mais de 60 anos. Pode ser que sua vida esteja cheia de dificuldades ou bastante tranqüila. Seja qual for a situação, todas temos necessidades emocionais de proximidade, intimidade, afeto e gratificação sexual. Embora, para a maioria, as necessidades emocionais sejam mais importantes do que as gratificações sexuais, até a relação afetiva mais forte pode ficar comprometida se houver problemas na esfera sexual. Para muitas mulheres, a incapacidade de ficar completamente excitada ou chegar ao orgasmo pode ser uma das principais razões da frustração pessoal e sérios transtornos de relacionamento. Este livro se propõe a ajudar a resolver esses problemas.

Ao começar a ler este livro, você provavelmente terá sentimentos ambivalentes. Talvez se pergunte se ele de fato lhe serve. Talvez se preocupe se vai ou não conseguir dele tudo que deseja. Por outro lado, pode ser que se sinta insegura quanto àquilo que na verdade deseja para sua sexualidade ou esteja incerta, pensando que talvez esteja problematizando demais a questão sexual. Você pode ficar entusiasmada ou hesitar em começar logo. Talvez esteja querendo descobrir uma fórmula mágica para mudar. De uma coisa temos certeza: você sente que quer algo diferente, quer crescer e explorar seu potencial e vê que a intensificação de sua sexualidade pode ser parte desse caminho.

É por isso que nos referimos a este livro como um programa de crescimento sexual e pessoal. Esta proposta de treinamento se destina espe-

17

cificamente a ajudar mulheres que ainda não tenham tido orgasmo ou que encontrem dificuldade em tê-lo. Os temas deste livro foram desenvolvidos a partir de tratamentos de terapia sexual bem-sucedidos, envolvendo inúmeras mulheres com os mais diversos problemas, medos e potenciais de crescimento.

O orgasmo é, sem dúvida, um aspecto agradável do crescimento sexual. Contudo, ao ler os capítulos seguintes, você descobrirá que o orgasmo não é uma parte isolada de sua sexualidade. A reação orgásmica depende de muitas coisas. É claro que ele depende da excitação sexual, mas sentir a própria sexualidade também pode depender do quanto você se sente à vontade consigo mesma, com suas idéias sobre sexo e com suas idéias sobre homens e mulheres. Assim, crescer sexualmente tem muito a ver com o crescimento pessoal de forma geral. Este livro serve de referência para você aprender mais sobre suas sensações sexuais, para mudar aquelas que *você* resolver mudar e para decidir como quer que sua sexualidade continue a se desenvolver e, enfim, para se adaptar aos outros aspectos de sua vida.

Talvez você já tenha lido livros e artigos sobre sexualidade, e tenha tentado fazer algumas mudanças. Pode ser, até, que já tenha tentado pôr em prática certas idéias pessoais que achou que poderiam ser úteis.

É importante ter em mente que há apenas 25 anos o orgasmo não era considerado importante para o prazer sexual da mulher, embora aceitassem sua ligação direta com qualidades mais gerais da personalidade. Dessa forma, uma mulher que não tinha orgasmos era, provavelmente, rotulada de "frígida", e isso implicava a presença de transtornos mais extensos e sutis, profundamente enraizados em sua personalidade, e que, de modo automático, deveriam ser tratados numa psicoterapia prolongada. No início da década de 60, no entanto, essas opiniões começaram a ser questionadas e surgiu um novo padrão, que incentivava então uma imagem supersexual: o orgasmo passou a ser compulsório. Por causa dessa nova cobrança social, e para se sentirem sexualmente adequadas, muitas mulheres passaram a se sentir pressionadas a manter relações sexuais nas quais deveriam sentir regularmente orgasmos instantâneos e até mesmo múltiplos.

Muitas vezes, as mulheres que atendemos em terapia vão até nós porque se sentem fracassadas porque as técnicas sexuais que experimentaram não deram resultado. Talvez você já tenha sentido que teria orgasmos se conseguisse fazer *tudo direitinho*. Às vezes, é natural sentir-se assim, exigir mais de si mesma... tentar mais e mais. Mas isso faz com que o orgasmo se torne praticamente impossível. Em vez de desejar e ter prazer numa relação sexual, talvez você a esteja evitando ou, então, fazendo com que seja breve, o mais breve possível. Podem ter havido ocasiões em que você fingiu orgasmo para proteger sua auto-imagem e a opinião do parceiro a seu respeito.

Esperamos que, com a leitura deste livro, se reduza a pressão que você exerce sobre si. Tentamos fazer deste treinamento algo mais do que um simples amontoado de técnicas. Crescimento sexual não se resume a uma série de passos ou técnicas visando um objetivo. É um processo que envolve toda a pessoa, com suas atitudes, pensamentos e sentimentos, e com seu corpo. Aprender a ter orgasmo ou aprender a tê-lo com facilidade é apenas parte de um processo de desenvolvimento sexual que dura a vida toda. Entretanto, é provável que você tenha algumas preocupações específicas sobre as mudanças que quer fazer. Gostaríamos agora de compartilhar com você algumas das perguntas mais comuns a esse respeito.

*Será que algum dia terei um orgasmo?* Se você nunca teve um orgasmo, é natural que fique com medo de nunca chegar a tê-lo. Uma mulher que estava em terapia disse: "Eu costumava ir às festas e olhar para as outras mulheres. Tinha certeza que era a única ali incapaz de ter um orgasmo". Na verdade, não é tão incomum não ter orgasmo. Atualmente, de 15 a 20% dos casos atendidos em terapia sexual envolvem mulheres que nunca tiveram orgasmo. E há uma porcentagem ainda maior de mulheres que chegam ao orgasmo com dificuldade ou são incapazes de tê-lo com um parceiro.

Pode haver muitos fatores para você ainda não ter tido (ou só raramente) orgasmo. Por exemplo, os valores religiosos e morais de sua família podem ter moldado fortemente suas próprias atitudes relativas ao sexo. Ou, então, os sentimentos positivos e negativos que você tem para consigo mesma, como pessoa e ser sexual, podem estar em conflito com suas tentativas de sentir mais prazer com o sexo. Seus sentimentos pertinentes às suas relações com os homens, atuais e passadas, tanto no nível emocional quanto no sexual, também são importantes. O quanto você se sente à vontade com seu corpo e o quanto se sente familiarizada com técnicas e reações sexuais são coisas que também podem influenciar o fato de você ter ou não orgasmo e a freqüência com que ele ocorre. E há ainda outras possibilidades, muitas das quais discutiremos nos próximos capítulos. É possível lidar com essas atitudes e sentimentos que dificultam a obtenção do orgasmo. Você pode aprender muito a seu respeito e sobre a sexualidade, e assim tornará o orgasmo possível.

*O que significará chegar ao orgasmo?* Geralmente, a mudança envolve alguma incerteza, e você pode estar preocupada com as mudanças que podem sobrevir se chegar ao orgasmo.

Muitas mulheres têm preocupações como esta, refletindo sentimentos contraditórios sobre o significado de ser uma mulher sexual. Há filmes e livros que apresentam um tipo de sexualidade feminina repulsiva. Muitos deles transmitem a mensagem que mulher sensual, na melhor das hipóteses, não é digna de respeito e, na pior, é uma mulher má e perigosa.

Além disso, nossos pais, que nos servem de modelo para tantas coisas, em geral nos escondem sua sexualidade. (Você se lembra de ter fi-

19

cado surpresa ao se dar conta de que seus pais tinham relações sexuais?) Portanto, infelizmente, as mulheres crescem com pouquíssimos modelos de sexualidade feminina que possam respeitar e com os quais queiram se identificar.

Assim, não é de surpreender que você sinta um certo conflito quando pensa em se modificar sexualmente. A maioria das mulheres tem esses sentimentos. Importa agora que você confie em si mesma o suficiente para começar a descobrir quem é, e como gostaria de mudar. Começar a ter orgasmo *não* mudará seus valores sexuais básicos ou seus princípios morais. A capacidade de chegar ao orgasmo significa, de fato, a possibilidade de manifestar suas necessidades e sensações sexuais e emocionais mais profundas da forma mais gratificante.

*Será que chegar ao orgasmo melhorará minhas relações com o sexo oposto (meu parceiro ou marido)?* Se sua relação for boa, é provável que você descubra que chegar ao orgasmo lhe dará uma sensação mais completa de prazer e satisfação em relação ao sexo. Mas a intensificação das respostas sexuais e a obtenção de orgasmo, provavelmente, não resolverão outros conflitos sérios que existirem em seu relacionamento. Às vezes, é difícil avaliar o quanto os problemas de ordem sexual afetam outros setores da vida de um casal. Uma forma de começar a verificar isso é perguntar-se: "Se o sexo não fosse um problema, haveria ainda outros conflitos sérios em nosso relacionamento?".

Procure também pensar e descobrir por que você quer ter orgasmo. Você quer aprender a apreciar seu corpo e suas respostas por causa de *você mesma* ou pelo prazer que isso poderá representar para o parceiro? É muito mais provável que você atinja suas metas pessoais se estiver procurando crescer porque se importa, antes de mais nada, consigo mesma, e depois com outra pessoa. Aprender a compreender e ter alguma influência sobre seu corpo lhe dá a possibilidade de começar a apreciar o sexo pelo que ele pode lhe proporcionar, emocional e sensorialmente. Mas para isso é preciso assumir a responsabilidade por sua própria sexualidade. Examinaremos isso mais a fundo nos próximos capítulos.

## ORIENTAÇÕES PARA O USO DESTE LIVRO

Este livro foi planejado de modo que você possa usá-lo da melhor maneira. A primeira parte (Capítulos 2 a 8) traz exercícios e experiências de aprendizagem que você pode fazer sozinha. A segunda parte (Capítulos 9 a 13) discute como você pode melhorar seu relacionamento sexual com o parceiro. Cada capítulo se baseia nas informações e nos exercícios dos capítulos precedentes. Por esta razão, será melhor você começar do Capítulo 1 e ir avançando, fazendo os exercícios na ordem sugerida. Alguns são optativos e, em certos pontos, você poderá pular uma parte ou voltar aos exercícios anteriores, de modo a progredir da maneira que mais lhe convier. Mesmo que você já conheça o orgasmo, nós sugerimos que leia *todos* os capítulos e experimente fazer os exercícios. Modificar padrões antigos, examinar atitudes e sentimentos e ter algumas novas experiências de aprendizagem também é importante. O conteúdo destes capítulos ajudará nisso.

Incluímos inúmeras informações sobre sexo, particularmente sobre sexualidade feminina, assim como comentários de outras mulheres, experiências, pensamentos e medos comuns. Muitas vezes propomos algumas questões para pensar. São perguntas que consideramos importantes, elas têm ajudado as mulheres que atendemos em terapia sexual. Esperamos que possam ajudá-la a aproveitar o máximo de cada capítulo. Fazer as várias experiências é importante, mas suas reações pessoais a elas são igualmente significativas para o seu crescimento. A sexualidade envolve seus pensamentos e seus sentimentos, mas também seu corpo; a mudança decorre da descoberta de novas formas de pensar e sentir, mas também de novas atividades, ou seja, dos exercícios que você fará com seu corpo.

Para os exercícios, é preciso que você tenha algum tempo para si mesma, em que você terá certeza de que vai estar sozinha e livre de qualquer compromisso (pelo menos temporariamente). Uma boa idéia é reservar mais ou menos uma hora para cada exercício, quando tiver certeza de que não será perturbada pelas crianças, amigas, telefone, trabalho ou pelo companheiro. Se tiver filhos, aproveite enquanto estiverem na escola ou dormindo. Peça a uma amiga ou vizinha para cuidar deles de vez em quando. Se tiver um companheiro, peça-lhe que a ajude a tornar possíveis suas sessões de autodescoberta.

Não se apresse e leia cada seção até o fim antes de fazer os exercícios. Familiarize-se bastante com aquilo que você vai fazer, de modo que não precise ficar consultando o livro quando estiver numa atividade específica. Tente pensar acerca das perguntas logo no final das atividades sugeridas, enquanto suas reações ainda estão frescas em sua cabeça.

Damos sugestões sobre o tempo que você deve dedicar a cada exercício, e também sobre o número de vezes que pode praticá-lo durante a semana. Talvez você perceba que precisa de mais ou de menos tempo do que o sugerido. Tudo bem. O importante é achar um ritmo no qual você se sinta à vontade. No começo, planeje de quatro a nove semanas para os Capítulos 2 a 8, e de três a seis semanas para os Capítulos 9 a 13. Procure reservar pelo menos três horas por semana para praticar os exercícios do livro e aquilo que já aprendeu. Você poderá descobrir que circunstâncias imprevistas às vezes interferem em seu ritmo. Isso acontece. Na medida do possível, procure manter uma espécie de horário para este treinamento. Isto é importante, devido à natureza do que você estará aprendendo e experimentando. Cada experiência nova se baseia nas anteriores e facilita a aprendizagem. E, além disso, você poderá ter vontade de desistir, rendendo-se àquela parte de você que resiste a mudanças maiores. Vai descobrir que ter um horário serve de incentivo, ajuda a superar o medo natural da mudança.

Você não é qualquer mulher. Você é você mesma. Terá o seu processo próprio e particular de crescimento sexual. Alguns dos exercícios que descrevemos podem beneficiá-la bastante, outros não, e outros até podem parecer de início simplistas e bobos. Ria deles, mas experimente fazê-los também. Temos visto mulheres descobrindo coisas surpreendentes.

Algumas sugestões podem parecer fáceis; por exemplo, elaborar sua história sexual pessoal. Mas talvez você perceba que está adiando, ou que quando de fato se dispõe a fazê-lo, sente uma vaga irritação e já quer parar. No caso dos exercícios que você eventualmente vier a considerar muito incômodos, sugerimos a adoção de medidas específicas.

Quando você estiver num impasse, há duas diretrizes gerais que talvez sejam úteis: primeiro, aceite sem julgar a reação que estiver registrando em si. Sua resposta negativa é honesta e aconteceu por um determinado motivo; recriminar-se é desperdiçar energia e adotar uma postura autoderrotista. Em segundo lugar, familiarize-se com os sentimentos e as sensações negativas, em vez de evitá-las, quando percebê-las como substrato de suas reações negativas. Primeiro dê a elas os nomes corretos (raiva, medo, vergonha); depois, examine-as mais detalhadamente (decorrem de que parte de sua experiência pessoal? Que fantasia ou recordações trazem?).

A mudança interna que queremos estimular consiste em distanciá-la da parte crítica — que insiste em perguntar "O que há de errado com você? Como foi que fracassou outra vez? — e aproximá-la da pesquisadora curiosa que indaga "Que interessante! O que é que está acontecendo?".

Dissemos que antecipar mudanças é algo que pode dar medo, porque significa romper com padrões aos quais já está acostumada, padrões previsíveis (embora muitas vezes insatisfatórios), e correr o risco, tanto de um possível desapontamento quanto de uma possível satisfação. A mudança também é irregular. Se você alguma vez tentou mudar outras coisas em sua vida — fazer dieta, aprender a dançar ou falar em público, treinar patinação, natação, tênis — provavelmente descobriu que, às vezes, o progresso é enorme e, outras vezes, parece não estar saindo do lugar. Para que você não desista nos momentos difíceis, é importante abandonar a expectativa de mudanças enormes de uma só vez. Crescimento, seja ele físico ou emocional, resulta de uma série de passos pequenos e irregulares. Assim sendo, é importante apreciar cada pequena mudança, vivê-la plenamente e resistir à tentação de desvalorizá-la e à sua própria pessoa, preocupando-se com o caminho que ainda resta. É muito importante reconhecer qualquer pequena conquista e sentir-se vitoriosa com ela.

Relaxe. Dê tempo a si mesma. Os exercícios, perguntas e experiências de aprendizagem incluídos neste livro não são testes para reprová-la ou aprová-la. Pelo contrário, são uma oportunidade para aprender alguma coisa sobre si mesma, para enriquecer todos os aspectos de sua vida, inclusive o sensual-sexual.

Antes de prosseguir e começar o treinamento propriamente dito, insistimos para que faça um exame ginecológico se não o fez nos últimos doze meses. Este tipo de exame (também chamado *pélvico*) pode revelar certos problemas físicos que, eventualmente, interferem em sua forma de sentir prazer sexual. Atualmente, a maioria dos médicos recomenda que as mulheres façam esse exame a cada um ou dois anos. Isso é também importante para a saúde geral. Nessa ocasião, é rotineiro fazer um papanicolau (teste para detecção precoce de câncer cervical) e um exame nos seios. Nós e outros médicos, no entanto, aconselhamos que você mesma examine seus seios após cada menstruação. O Capítulo 9 apresenta algumas sugestões para você mesma examiná-los, caso não saiba com clareza como proceder.

## SE VOCÊ TEM UM PARCEIRO SEXUAL...

Uma vez que a relação sexual envolve duas pessoas, as reações sexuais de seu parceiro podem influir sobre suas próprias reações. Devido ao nosso enfoque clínico e aos nossos pressupostos de pesquisa, só discutiremos questões pertinentes aos casais heterossexuais.

Se o seu parceiro tem dificuldade para ter ou manter uma ereção ou ejacula antes que você tenha tido tempo suficiente para ficar excitada, isso pode interferir de modo direto sobre seu orgasmo. Se esses problemas são uma constante em sua experiência sexual a dois, deve-se pensar em uma terapia sexual para procurar resolvê-los (ver Capítulo 14). Todavia, você pode ler e fazer os exercícios da primeira parte deste livro sozinha (Capítulos 1 a 8).

Se o desempenho do homem não for problema, talvez você se pergunte como poderia integrar, no relacionamento sexual com o parceiro, as experiências de aprendizagem que tiver sozinha. Há várias maneiras de fazer isso, já adotadas por outras pessoas e que gostaríamos de compartilhar com você. O casal deve pensar e conversar sobre essas alternativas para, então, tomar uma decisão sobre a melhor maneira de integrá-las em seu relacionamento.

Em primeiro lugar, alguns casais compartilham essa experiência de crescimento decidindo que o homem também lê e tenta fazer alguns dos exercícios. Por exemplo, os exercícios de descoberta corporal, de reavaliação de sentimentos e atitudes pessoais, de dar-se prazer também podem ser feitos por ele. É freqüente que os homens fiquem surpresos quando descobrem que podem ganhar algo com essa experiência.

No trabalho de terapia sexual com casais que desenvolvemos ao longo dos últimos anos, incluímos como rotina essa forma de participação dos homens no programa. Embora em alguns casos esse envolvimento ativo pareça de fato ajudar, ele não é fundamental; por isso, se seu parceiro não se interessar em tentar pessoalmente certas práticas, não insista. A contribuição mais importante que ele pode dar é uma boa conversa sobre as questões relativas ao seu crescimento sexual e apoio ao seu processo de mudança. Submeter-se a um processo análogo ao da parceira, muitas vezes, permite que o homem a compreenda melhor e lhe dê mais apoio. Mas alguns homens têm dificuldade para se envolver com a situação, porque para eles o orgasmo não parece difícil. De qualquer maneira, quer ele faça ou não um esforço para entender suas tentativas de mudança, gostaríamos de pedir que ele não interfira, não seja crítico e não tente dirigir ou aconselhar você. O apoio dele pode facilitar as coisas, mas sua ajuda não é essencial para que você progrida sozinha. Mais tarde, quando vocês tentarem fazer juntos os exercícios, a cooperação dele será fundamental.

Uma outra possibilidade quanto às atividades sexuais a dois é continuar tendo relações sexuais com seu parceiro tal como tem feito até agora, enquanto se dedica individualmente ao seu programa de crescimento. Em geral isso é bom para os casais que têm uma vida sexual prazerosa para ambos e onde não há problemas sexuais graves, exceto a dificuldade da mulher para chegar ao orgasmo. Mas para alguns casais, os sentimentos de frustração e a pressão para obtenção do orgasmo eliminaram ou substituíram o prazer com a relação sexual. Quando isso acontece, os parceiros podem achar o sexo desagradável e tentam evitá-lo, ou então passam a ter relações sexuais muito rápidas. Esses sentimentos são compreensíveis. No entanto, compartilhar atividades sexuais que não dão prazer enquanto estiver envolvida numa aprendizagem para chegar ao orgasmo vai interferir em seu treinamento, porque você deve pensar em alguma forma nova de sentir e se comportar. Para se sentir motivada e encorajada a continuar mudando, você precisa ter a oportunidade de viver muitas experiências boas, positivas, sem coisas que a façam lembrar constantemente de hábitos antigos e desagradáveis.

Se você continuar mantendo relações sexuais com seu parceiro, procure avaliar como isso pode estar interferindo em seu progresso nesse programa de crescimento sexual. Se interrogue a respeito da qualidade das experiências sexuais conjuntas. Você acha que a maior parte delas é positiva e agradável, ou negativa e desagradável? Você se sente pressionada a ter orgasmo ou a proporcionar clímax ao seu parceiro em suas relações amorosas? Você quer continuar mantendo essas relações porque se preocupa com o que ele possa sentir se ficar sem relações sexuais por algum tempo?

Vocês dois precisam considerar o que cada um sente a respeito dessa última possibilidade. Alguns casais acham melhor interromper velhos padrões sexuais, que podem ter sido desagradáveis e até mesmo prejudiciais. Na maioria das clínicas de terapia sexual, geralmente, solicitam que os casais evitem relações sexuais por algum tempo, de modo que novas atitudes e experiências possam ser descobertas. "Proibir" certas atividades sexuais (como a penetração durante a relação sexual) não significa que você não possa ter contato físico com seu companheiro. Pelo contrário, mediante uma série de massagens sensuais, você pode começar a redescobrir o prazer de expressar sensações sexuais, sem sentir a pressão do relacionamento convencional. Descreveremos os tipos de atividades sexuais prescritas um pouco mais adiante, ainda neste capítulo. Por enquanto, gostaríamos apenas que você considerasse esta possibilidade.

Ter relação sexual sem penetração pode ser uma experiência nova. Para muitos casais, fazer amor sempre significou penetração e, pelo menos para o homem, orgasmo. Não esperar nem exigir isso permite descobrir uma grande variedade de prazeres sensuais que podem ficar esquecidos na "pressa" de penetrar e chegar ao orgasmo. Isso pode ser algo destrutivo para o prazer sexual, porque você fica concentrada, pensando onde quer chegar, em vez de gozar o prazer de cada momento. Não é de estranhar que casais que se relacionam sensualmente por alguns anos, muitas vezes, acabam reclamando que suas relações eram melhores no começo. Geralmente, o desgaste é apenas um dos motivos. Há também uma tendência de os casais deixarem de lado algumas das atividades sexuais prazerosas que tinham juntos. Muitos casais, no início de seu relacionamento, passam mais tempo em jogos sexuais do que no ato propriamente dito. Uma vez casados, quando o sexo "de verdade" passa a ser autorizado, fazer amor pode facilmente transformar-se numa seqüência de apressados jogos preliminares, seguidos de uma rápida penetração e ejaculação. Os prazeres do tocar, beijar, abraçar, acariciar ficam, de alguma forma, esquecidos. Restringir ou evitar a penetração é um meio de dar tempo para redescobrir um ao outro, através de experiências sensuais.

Todavia, a idéia de evitar a penetração ou de o homem não ter orgasmo nas atividades sexuais conjuntas pode parecer impossível. As dificuldades encontradas pela maioria dos casais acontecem porque se tem que lidar com os sentimentos de frustração sexual do homem e com os sentimentos de culpa da mulher. Com o tempo, muitas mulheres, que raramente ou nunca têm orgasmo, descobrem que de fato gostam de sentir a proximidade e de participar no prazer do parceiro com a penetração. Pode ser que você se sinta mal por não responder dessa forma, principalmente se evitar a penetração durante semanas. Pense em seus sentimentos pessoais e converse com seu parceiro, para descobrir os sentimentos e as atitudes dele. Enfatizamos que você não deve se forçar a ficar excitada durante suas experiências sexuais conjuntas. Às vezes, porém, seu parceiro pode ficar excitado, querendo seguir até a penetração e achar frustrante não obtê-la.

Há várias coisas que você poderá fazer se isso acontecer. Alguns homens são capazes de se adaptar à idéia de que não deve haver penetração. Sabem que é algo temporário, e também entendem que, a longo prazo, esta será a forma mais benéfica de a parceira ter seu próprio crescimento sexual, o que vai melhorar a vida sexual de ambos. Outros homens acham que vão se sentir menos frustrados se tiverem outra saída física, por exemplo, com a masturbação. Visto que em geral os casais têm sentimentos conflitantes sobre masturbação, gostaríamos de falar um pouco sobre ela. Embora grande parte da discussão se aplique a ambos os parceiros, estamos agora nos concentrando no homem, já que em capítulos posteriores discutiremos outros tópicos relacionados às mulheres. Quase todos os homens e a maioria das mulheres se masturbam em alguma época de sua vida. Os homens costumam se masturbar mais durante a adolescência e antes do casamento, mas uma grande porcentagem ainda continua a masturbar-se após o casamento. Embora estejamos cansadas de ouvir histórias que falam dos efeitos nocivos da masturbação, sabemos atualmente que ela é uma forma normal e saudável de expressão sexual. Na verdade, as pesquisas têm mostrado que a masturbação é benéfica para um funcionamento sexual adequado, especialmente entre as mulheres (daremos mais detalhes adiante). Não obstante, a maioria, homens e mulheres, cresce com fortes sentimentos de culpa e vergonha por se masturbar: isso sempre foi feito escondido dos pais e, em geral, também dos amigos, por medo de punições ou de ser ridicularizado. Se você — aqui estamos falando com o homem — ainda tem sentimentos negativos com relação à masturbação, não há nada de extraordinário nisso. Ou se você tem se masturbado e não se sente mal, mas acha difícil mencioná-lo à parceira, isto também não é incomum. Compartilhar suas idéias sobre masturbação poderá ser mais fácil quando este capítulo terminar, uma vez que lhe daremos um conjunto de idéias sobre as quais refletir. Por enquanto interessa-nos mais que você considere os *benefícios* da masturbação para si mesmo, enquanto sua companheira estiver envolvida em suas próprias experiências de aprendizagem sexual.

1. A liberdade para se masturbar quando tiver vontade permitirá que você tenha mais prazer nas relações amorosas com a parceira, sem que se sinta fisicamente frustrado e emocionalmente ressentido.
2. Sua disposição para encontrar algum prazer e libertação sexual com a masturbação vai aliviar enormemente a pressão sobre sua parceira. Ela não vai se sentir culpada por não ter havido uma relação com penetração, pois perceberá que você está tentando cooperar, dando-lhe oportunidade para realizar sua mudança. Você só poderá ajudá-la a mudar se você participar do processo, reduzindo as pressões que ela possa sentir. Se ela estiver preocupada em satisfazê-lo ficará impedida de se concentrar e realmente desfrutar de suas próprias sensações de prazer: e isso é fundamental para uma mulher que está aprendendo a chegar ao orgasmo.
3. Por não precisar de concentrar a atenção na excitação e no orgasmo, você também aliviará a pressão que vivencia. Em vez de tentar "dar" um orgasmo à companheira e, ao mesmo tempo, ter o seu, você

estará livre para, simplesmente, gozar o que está sentindo. Nós achamos que você também vai descobrir alguma coisa nova sobre sua própria sexualidade. Temos visto muitos homens que se surpreendem quando descobrem que uma experiência sensual sem penetração ou orgasmo pode ser muito agradável e prazerosa.

Às vezes, um dos parceiros interpreta a masturbação do outro como rejeição ou indício de que o relacionamento sexual é um fracasso. Se a mulher sentir isso, terá dificuldade para ajudar o parceiro a lidar com suas sensações e necessidades sexuais. Talvez lhe transmita uma mensagem dupla: ele não deve se sentir frustrado por não ter uma relação sexual com penetração, mas, ao mesmo tempo, não lhe dá alternativas para obter sua satisfação física. Ao tentar resolver este conflito é importante que você converse sobre seus sentimentos com o parceiro. Ele, por sua vez, poderá fazer um esforço para deixá-la segura de que a masturbação é uma expressão positiva de sua sexualidade, não um reflexo negativo da relação. Como é que vocês dois se sentem em relação a isso? Ambos terão que reconsiderar algumas de suas atitudes sobre as diferentes formas de se expressar sexualmente. Seja lá o que resolvam, lembrem de que a solução encontrada deve aumentar ao máximo, para ambos, a satisfação e a liberdade de aprender novas formas. Isso, provavelmente, implicará em compreensão e concessões para ambos.

Lembre-se também de que o homem não *precisa* se masturbar, em particular se não quiser, para reduzir a excitação física. Em vez disso ele pode se ajustar temporariamente e sem frustrações aos momentos de tensão sexual. Temos visto isso acontecer com homens que conseguem aceitar a situação (uma vez que é passageira) e que, ao mesmo tempo, sentem grande prazer em suas experiências *sensuais* com a companheira.

Há uma terceira opção de atividade sexual para o período em que a mulher estiver envolvida nas etapas desse programa, mas, insistimos, é preciso que ela seja plenamente aceita depois de discutida pelo casal. Consiste em a mulher oferecer gratificação sexual ao homem sem que (por algum tempo) haja a expectativa de que ela também fique excitada e sexualmente satisfeita. Essa opção tem maiores chances de dar certo quando o homem não se satisfaz com a masturbação solitária e quando a mulher sente, de modo genuíno, que tem prazer em levar seu homem ao orgasmo, desde que não seja pressionada a também excitar-se e atingir o clímax. Se isso se aplicar ao seu relacionamento, suas sessões de casal podem envolver beijos, carícias e massagem corporal, enquanto a mulher acaricia o pênis do parceiro até que ele chegue ao orgasmo. Esse padrão pode funcionar no sentido de reduzir a pressão do homem para que haja uma relação com penetração, mas também pode atrapalhar a evolução da mulher, a menos que essa experiência também dê prazer a ela. Sem dúvida, o aperfeiçoamento de sua capacidade de desfru-

tar pessoalmente do sexo ficará comprometido se ela se sentir coagida a proporcionar satisfação sexual.
Apresentamos a seguir três alternativas com as quais lidar em seu programa de crescimento:

1. Continue a ter relações sexuais, como antes. Essa opção só deve ser adotada se as experiências sexuais forem agradáveis e prazerosas para *ambos* os parceiros.
2. Interrompa por algum tempo as relações com penetração ou qualquer atividade que seja desconfortável ou desagradável para um ou ambos.
3. Abandone as relações com penetração, quaisquer outras atividades desagradáveis e a pressão para que a mulher fique excitada e atinja o orgasmo. Essa opção, no entanto, significa que a mulher pode continuar dando prazer sexual ao homem.

Uma quarta alternativa combina essas três. Em outras palavras, se aquilo que vocês fazem juntos, sexualmente, não é desagradável para nenhum dos dois e geralmente dá prazer, você poderá optar por continuar suas experiências durante a primeira parte (Capítulos 2 a 8). Isso envolverá um período de 1 a 9 semanas. Quando você estiver pronta para começar a parte do livro que envolve os dois, deverá então evitar a penetração e seguir a seqüência de exercícios descritos nos Capítulos 9 a 13. Você também poderá incluir algumas experiências de massagem sensual.

Um aspecto importante a ser considerado se você incluir a penetração em suas experiências sexuais é o uso do anticoncepcional. Obviamente isso é uma decisão pessoal que tanto deve levar em conta os seus sentimentos como o conhecimento médico atual sobre as desvantagens e os perigos potenciais de cada método contraceptivo. (Ver, na Bibliografia, *The New Our Bodies Ourselves.*)

Se você não usa anticoncepcional e ainda não está na menopausa, é possível que o medo de uma gravidez interfira no prazer sexual. Se você sentir que esse é o seu caso, precisará reavaliar seus sentimentos em relação ao uso de anticoncepcionais, a menos que crenças pessoais ou religiosas de peso a impeçam de considerar esta possibilidade. Se você usa um método contraceptivo, o melhor é recorrer àquele que lhe dá mais conforto e que melhor se adapta às suas necessidades físicas.

## MASSAGEM SENSUAL

É provável que vocês dois estejam deixando de ter uma porção de sensações e sentimentos bons que seu corpo pode oferecer quando tocado. Os exercícios de massagem que descrevemos são chamados *sensuais* porque podem lhe dar outras sensações de prazer corporal além das genitais ou sexuais. É claro que não há diferença real entre sensual e sexual, mas gostaríamos que vocês se ligassem nessas sensações novas, conhecendo atividades mutuamente prazerosas, além das sexuais. Não entraremos em detalhes sobre técnicas de massagem mas, na Bibliografia, relacionamos alguns livros de massagem usados com bons resultados pelos casais que fizeram terapia sexual conosco. Queremos dar ênfase aos princípios gerais de uma massagem sensual e algumas indicações específicas para ajudá-los a sentir a máxima satisfação possível. Sintam-se livres para acrescentar qualquer coisa nova ao que aprenderem aqui.

1. Em primeiro lugar, criem para sua massagem um ambiente agradável, simplesmente descontraído ou até romântico. Assegurem-se de que a temperatura do quarto esteja agradável para vocês ficarem nus juntos, e que a luz não seja forte demais; se quiserem, usem velas ou deixem o quarto na penumbra. Coloquem uma música relaxante se tiverem vontade.

2. Escolham uma hora do dia em que vocês dois possam ficar sozinhos sem serem interrompidos (de 30 minutos a uma hora, se possível). Isto poderá ser antes de dormir, mas, cuidado com o cansaço; se você estiver muito cansada, seu corpo ficará mais tenso e sua capacidade de desfrutar a experiência ficará reduzida.

3. Procurem passar um pouco de tempo juntos, antes de começar. Pode ser que queiram conversar ou beber um copo de vinho, ou então tomar um banho juntos.

4. O propósito básico dessa experiência é aumentar seu prazer, bem como sua consciência da reação do outro aos diversos tipos de estímulo físico, mas não necessariamente genital. Vocês podem se revezar, acariciando e afagando diversas áreas do corpo do outro. Podem até mesmo se excitar, mas como não é o objetivo, não se forcem. Nas primeiras vezes, massageiem qualquer parte do corpo, *exceto* os órgãos genitais e os seios da mulher. Acariciem os dedos dos pés, as pernas, as coxas, o ventre, os braços, o rosto, o cabelo e as nádegas. Façam isso *lentamente*; reservem pelo menos de 10 a 15 minutos para cada um. Lembrem-se, deve ser algo sensual, não uma massagem ríspida; então, tentem usar toques leves, bem como toques profundos. Usem as palmas das mãos, as pontas dos dedos, as unhas, um pedaço de tecido, de pele de animal, os lábios, o cabelo.

Não se massageiem ao mesmo tempo; é possível vivenciar com mais intensidade a massagem que se dá num momento e se recebe em outro.

5. Ao se revezarem, é muito importante que *um diga para o outro* o que é gostoso e o que não é. A pessoa que está sendo massageada deve procurar dizer como está se sentindo, por exemplo, "bom, mais forte, mais de leve, use mais as unhas, devagar, mmmm", ou "sim, que delícia". Essas demonstrações devem ocorrer com razoável freqüência, para que a pessoa que está massageando possa proporcionar à outra o estímulo mais agradável possível. A que massageia pode perguntar "Que tal?" ou "Aqui é mais gostoso?", quando estiver incerta sobre aquilo que o outro está sentindo. É extremamente importante que cada um comunique claramente as coisas de que gosta e não gosta. A comunicação permite dar e receber prazer de uma maneira mais pessoal e significati-

va. Cada um tem necessidades e prazeres diferentes, e estes mudam à medida que a pessoa muda. Dizendo um ao outro o que é gostoso, vocês tornarão cada massagem (e, mais tarde, cada experiência sexual) menos rotineira, mais espontânea e mais íntima.

6. Na terceira ou quarta vez em que estiverem se massageando, vocês podem incluir a massagem dos seios, mas continuem a descobrir os diferentes toques e carícias que proporcionam prazer a cada um.

7. Gradualmente, na sexta ou sétima massagem ou quando os dois sentirem vontade, passem a tocar também os órgãos genitais (você talvez queira esperar até chegar ao Capítulo 9). Mais uma vez, o objetivo é, simplesmente, dar prazer mútuo, não deixar o outro excitado. Quando chega a hora de incluir os órgãos genitais na massagem, ficamos tentados a concentrar toda a atenção nessa área e esquecer o resto do corpo. Isso pode provocar ansiedade e reduzir o prazer total da experiência. Assim, quando começarem a explorar os órgãos genitais, procurem incluí-los apenas como uma fonte de prazer a mais; e o tempo de massagem dos órgãos genitais deve ser proporcional ao dedicado às demais partes do corpo.

8. Enquanto você estiver sendo massageada, tente focalizar a atenção no que está sentindo na região que está sendo tocada. Deixe sua atenção ligada nessas sensações. Se o seu pensamento ficar voando, traga-o de volta para suas sensações físicas e siga o toque do parceiro com seu pensamento. Isso ajuda-la-á a ter maior prazer e a relaxar mais com a massagem. Lembre-se, quando for a sua vez de ser massageada, você não tem responsabilidade alguma, a não ser comunicar claramente, por meios tanto verbais como não-verbais, o que é gostoso e o que lhe dá mais prazer.

9. Se você achar que as suas sessões de massagem sensual não estão correndo bem (ou estão correndo bem e você quer apenas experimentar algo diferente), procure mudar o foco de sua atenção. Em vez de concentrá-la no prazer que está proporcionando ao parceiro, procure massagear para *seu* prazer. A única restrição é que tenha cuidado para não machucá-lo ou incomodá-lo. Quem está sendo massageado deve relaxar e concentrar-se em seus sentimentos e sensações, em vez de guiar ou dirigir a massagem. Muitas vezes, as pessoas que ficavam ansiosas ou aborrecidas por terem que focalizar a atenção no prazer do parceiro conseguiram relaxar e desfrutar a massagem quando as exigências que sentiam foram reduzidas.

Todas essas sugestões têm sido úteis para outros casais. Acrescentemos que alguns gostam de massagear usando diferentes lubrificantes (óleo ou loção, por exemplo) para modificar a fricção e a textura da massagem. Os óleos intensificam os toques recebidos e aquecem a pele; as loções deixam a pele pegajosa depois que secam e também resfriam-na. Outra possibilidade é o talco. Lembre-se que os órgãos genitais são extremamente sensíveis e, por isso, não use nada que possa irritá-los. Explorem as diferentes possibilidades e descubram o que é bom para *vocês*.

Lembre também que se você estiver de mau humor, zangada com o parceiro, muito cansada ou dispersa, isso influenciará sua capacidade de se envolver por completo e desfrutar a massagem sensual. Algumas vezes, poderá superar o que a está incomodando deixando os momentos de prazer tomarem conta de você; outras vezes, talvez não consiga se desligar. Se descobrir que uma massagem sensual não está lhe dando prazer ou está lhe fazendo mal, pare e tente conversar com o parceiro a respeito. Isso lhe dará a oportunidade de compartilhar sentimentos e de começar a lidar com as eventuais dificuldades.

# 2
# Conhecendo-se

Por que será que tantas mulheres têm dificuldade para reagir sexualmente? Em nosso trabalho, sempre estamos nos deparando com essa questão. Ninguém sabe ao certo por que algumas não têm problema para atingir o orgasmo e outras têm, mas conseguimos compreender melhor alguns fatores que podem ser significativos. Gostaríamos de discuti-los rapidamente, na esperança de ajudá-la a refletir sobre seu próprio desenvolvimento sexual e a adquirir uma visão geral de sua sexualidade. Com certeza, as experiências vividas durante o crescimento influenciam os nossos sentimentos e as nossas atitudes relativas ao nosso sexo e ao nosso corpo. Desde que nascemos começamos a aprender coisas sobre nosso corpo. Quando ficamos adultas, já sabemos reconhecer e ter algum controle sobre a fome, a dor e o cansaço, mas, em geral, temos muito pouco conhecimento, compreensão ou noção de controle de nossa sexualidade. Por quê? Quando crianças, em geral, somos encorajadas a experimentar e descobrir o que podemos fazer com nosso corpo. Somos incentivadas de todas as formas a aprender a usar nosso corpo. No caso da criança muito pequena, por exemplo, essa aprendizagem pode assumir a forma de um jogo, onde o pai ou a mãe fala o nome da parte do corpo e a criança aponta-a. Quando ela se sai bem nesses jogos recebe muita atenção e aprovação. Todavia, mesmo numa situação alegre como essa, em que a aprendizagem se dá na intimidade, os órgãos genitais não costumam ser mencionados. A criança pode interpretar essa omissão de várias maneiras. Talvez os órgãos genitais não sejam importantes, talvez sejam ruins ou sujos demais para que se fale deles. A exclusão dos órgãos genitais como parte natural do corpo pode dar início ao processo de isolar a sexualidade do resto das experiências de vida da pessoa. Mas às vezes essa mensagem é bem mais direta. Até cerca de vinte anos atrás, os livros sobre educação infantil incentivavam os pais a ignorar ou distrair os filhos quando os encontrassem brincando, tocando ou acariciando seus órgãos genitais, pois acreditava-se que essa atitude das crianças era prejudicial.

A maioria de nós provavelmente teve experiências que sugeriam haver algo diferente nessa parte do corpo "lá embaixo". A maioria das mulheres nunca foi encorajada a reconhecer ou procurar descobrir os órgãos genitais; e, com toda certeza, não foi incentivada a falar sobre eles, nem a se orgulhar dos mesmos. Na verdade, muitas mulheres não sabem com certeza onde fica a vagina até que tenham a primeira menstruação (talvez você se lembre de ter tentado entender, a partir de um diagrama desenhado, como colocar um tampão) ou mesmo até começarem a ter relações sexuais. Da mesma forma, o clitóris é mantido "em segredo"; até pouco tempo, a maioria dos livros de ciências usados nas escolas mencionava a vagina, mas não o clitóris.

O primeiro contato com a menstruação também pode influenciar os sentimentos sobre corpo e sexualidade. Muitas meninas estão completamente despreparadas e, o que é compreensível, ficam bastante traumatizadas diante da experiência de começar a sangrar de uma hora para outra. Outras mulheres são minimamente preparadas pelos pais e as informações têm implícito que menstruar é uma "maldição", é algo sujo, é um fardo que a mulher tem que carregar. Em geral, a menstruação é considerada mais um incômodo, e seu início quase nunca é motivo de celebração. Aliás, a própria idéia de comemorá-lo já é bizarra. Acrescentemos que a maioria recebeu muito pouca informação sobre sexo ao ser informada sobre menstruação: alguns dados básicos sobre por que ela ocorre e, talvez, uma advertência do tipo "agora você pode ficar grávida". Esta é, provavelmente, a iniciação sexual da maioria.

Diante de uma aprendizagem como esta, não é de surpreender que muitas cresçam sentindo os órgãos genitais menos positivamente do que as outras partes do corpo, e que, portanto, se sintam inseguras sobre sexualidade. Para algumas mulheres, o efeito dessas primeiras experiências contribui para sua incapacidade para reagir sexualmente.

O grau de prazer e desprazer das várias experiências sexuais na fase de crescimento também ajuda a determinar as atitudes e sentimentos relacionados à sexualidade. E uma vez que o passado inclui coisas que só a pessoa viveu, e mais ninguém, não podemos assinalar os fatos específicos que possam tê-la influenciado mais fortemente. Esperamos que você possa fazer isto sozinha, lembrando as situações em que seus pais tiveram certas atitudes relativas ao sexo e ao afeto, recordando seus primeiros namoros e experiências sexuais e quaisquer experiências sexuais que a assustaram, assim como suas relações com os rapazes.

Um bom ponto de partida para essa proposta de crescimento é pensar sobre alguns dos fatos de sua vida que influenciaram seus sentimentos e atitudes relacionadas com o sexo. Por isso incluímos algumas perguntas para você se fazer e que ajudarão a obter um quadro de sua própria história sexual. Você poderá ter vontade de escrever as respostas, para poder consultá-las mais tarde. Se tiver um companheiro, pode querer elaborar algumas respostas com ele ou contar-lhe certas experiências do começo de sua vida. Também ele pode querer fazer o levantamento de sua própria história sexual, transmitindo-lhe depois essas informações. Seja qual for a maneira que utilizar essas perguntas, sentimos que elas serão proveitosas para que você comece a ter uma perspectiva de suas experiências. Eis aqui algumas sugestões para o Exercício I: *História sexual pessoal:*

• Não tenha pressa. Em terapia sexual, geralmente reservamos cerca de duas horas para esse tipo de questionário.

• Procure concentrar-se nos sentimentos e atitudes relativos ao sexo e à sua pessoa suscitados por cada uma das perguntas.

## EXERCÍCIO I: SUA PRÓPRIA HISTÓRIA SEXUAL
### Parte 1: questionário pessoal

INFLUÊNCIAS PERIGOSAS
1. A religião foi um fator ativo em sua infância (escola paroquial, catecismo etc.)? Que importância tinha para você e sua família?
2. Como a educação religiosa influenciou suas atitudes relacionadas ao sexo?
3. Como suas crenças religiosas influem *atualmente* em suas atitudes relacionadas ao sexo?

DURANTE SUA FASE DE CRESCIMENTO
1. Você tinha permissão para fazer perguntas ou falar sobre assuntos sexuais?
2. Seus pais eram carinhosos um com o outro? Como demonstravam afeto entre si?
3. Seus pais eram verbal ou fisicamente afetuosos com você?
4. Qual era a atitude de sua família em relação à nudez?
5. Como você acha que eram as atitudes de seus pais em relação ao sexo:
    a. Entre eles?
    b. No tocante à sua própria sexualidade em desenvolvimento?
    c. Dos membros da família de sexo masculino ou feminino?
6. Qual era a atitude de sua família para com a homossexualidade?
7. Que influência tiveram seus irmãos e amigos sobre o que você pensava sobre sexo naquela época?
    a. Era ocasionalmente discutido com os amigos ou irmãos?
    b. Era tema de piadas e constrangimento?
    c. Era considerado "sujo"?
8. Você se lembra de brincadeiras de cunho sexual quando criança (como brincar de "médico")?
9. Com que idade você se lembra de ter tido pela primeira vez sentimentos ou sensações genitais? Foram agradáveis ou excitantes?
10. Com que idade você experimentou pela primeira vez se masturbar (ou qualquer outra atividade solitária que produzisse sensações de prazer genital)?
    a. Como e onde você fazia isso? Com que freqüência?

35

b. Como você se sentia em relação a isso?
c. Você chegou a ser descoberta fazendo isso?
d. De que maneira você explorava a própria sexualidade?
11. Você se lembra de alguma experiência desagradável relativa a sexo, durante sua infância?
12. Quando foi que você recebeu as primeiras informações sobre concepção e parto?
   a. Como você ficou sabendo?
   b. Como foi que você reagiu?
13. Com que idade você começou a menstruar?
   a. Alguém tinha explicado antes o que é a menstruação? Como? Quem?
   b. Falava-se disso entre suas amigas? Que termos vocês usavam para referir-se a ela?
   c. Como você se sentiu aguardando que começasse a menstruar?
   d. Como você se sentiu depois que ela começou?
      1) Você se lembra de ter mudado alguma coisa em sua vida?
      2) Você sentiu alguma diferença em relação a si mesma e ao seu corpo?
   e) Você alguma vez teve problemas menstruais? Quais?
14. Em termos de proximidade e respeito, como é que você se sentia em relação à sua mãe? E ao seu pai?

NAMORO
1. Com que idade você começou a namorar?
a. Em turma?
b. Só vocês dois?
2. O que era mais importante para você, no namoro: popularidade, segurança, afeto, sexo, companhia?

CARÍCIAS E TOQUES SENSUAIS
1. Que tipo de carícias você fazia?
2. Onde costumavam acontecer as carícias sexuais? Em que circunstâncias?
3. As carícias envolviam tocar ou manipular os órgãos genitais?
4. Como você reagia sexualmente a esses estímulos?
5. Como você se sentia nessas ocasiões? Do que gostava? Do que não gostava?
6. Como seus pais teriam reagido se soubessem? Quais eram as atitudes deles em relação às carícias sensuais e outras formas não-genitais de contato sexual?

RELAÇÕES SEXUAIS
1. Você chegou a ter relações sexuais não-conjugais? Se teve, como foi a sua primeira experiência?
2. Quando e onde costumavam ocorrer suas relações sexuais?
3. Como você reagia sexualmente? Ficava excitada? Tinha orgasmo? Seu parceiro tinha problemas de ereção ou ejaculação precoce?
4. Seus pais alguma vez conversaram com você sobre relações sexuais? E sobre métodos anticoncepcionais?
5. O que você em geral sentia após a relação sexual?
6. Chegaram a desconfiar de você? Alguma vez aconteceu de ser surpreendida?
7. Você chegou a ter problemas com doenças venéreas, tais como clamídia, gonorréia ou sífilis?
8. Que método anticoncepcional você usa, caso esteja usando algum? A quem cabe essa responsabilidade? Há algum problema com o tipo de anticoncepcional que você está usando?
9. Você alguma vez teve dor durante o ato sexual? Infecções vaginais freqüentes? Infecções uretrais freqüentes?
10. Você alguma vez teve dificuldade com a penetração? Será que a penetração do pênis em sua vagina é difícil porque seus músculos vaginais são muito tensos?

OUTRAS EXPERIÊNCIAS
1. Você alguma vez teve fantasias sexuais com masturbação, carícias íntimas ou durante a penetração? Em caso positivo, há temas ou imagens recorrentes?

2. Você se lembra de quaisquer encontros sexuais com uma pessoa do mesmo sexo? Alguma vez já teve interesse sexual por mulheres? Como você se sentiu em relação a isso?
3. Alguma vez sentiu muita vontade de um romance sexual? Isso lhe aconteceu? De que modo contribuiu ou prejudicou seu relacionamento?
4. Você se lembra de alguma vez ter visto uma pessoa se despir ou se masturbar em público? Como você reagiu?
5. Você teve qualquer experiência desagradável de intimidade física indevida, com estranhos, familiares ou amigos?

COMPORTAMENTO PRÉ-CONJUGAL COM O MARIDO
1. Quais eram as atividades sexuais que você tinha com seu marido antes do casamento?
2. Descreva a qualidade dessas experiências sexuais; como você reagia sexualmente? Ficava excitada, tinha orgasmo, sentia-se desconfortável, zangada, tensa ou com medo?

ATITUDES E CRENÇAS ATUAIS
1. Qual é a sua atitude geral em relação ao sexo? Que atividades específicas lhe dão prazer? Você costuma se sentir inibida, constrangida ou culpada em relação a algum aspecto da sexualidade?
2. Se sua vida sexual é satisfatória, o que ela lhe comunica em termos de qualidade de seu relacionamento em geral? E se o sexo não é satisfatório? De onde vêm tais crenças?
3. Você tem sentimentos positivos/negativos/neutros em relação a
   a. Seus órgãos genitais?
   b. Masturbação?
   c. Sexo oro-genital?
   d. Jogos preliminares?
   e. Penetração?
   f. Orgasmo decorrente de qualquer outra prática afora a penetração?
   g. Literatura erótica?
   h. Filmes pornográficos?
   i. Fantasias sexuais?
4. Ao pensar retrospectivamente sobre sua história sexual, o que mudaria se pudesse? Por que faria isso? Por que não faria isso?

*Parte 2: reflexões pessoais*

Você não precisa tirar conclusões ao refletir sobre suas respostas. Trata-se basicamente de um breve esboço das influências que podem ter sido importantes em sua vida. E aquilo que aconteceu ou deixou de acontecer é menos importante do que seus sentimentos em relação a tais experiências. Por exemplo, se seus pais não eram carinhosos com você, isso a incomodava muito ou você simplesmente aceitava o fato? Quaisquer que sejam os sentimentos que você tenha acumulado na infância, na adolescência e nos primeiros tempos de namoro, eles ainda podem estar influenciando seus atuais sentimentos para consigo mesma, outras pessoas, relacionamentos e sexo em geral.

Em outras palavras, nossas experiências passadas são muito importantes para nossa sensibilidade e de nossas forças. Há, porém, um outro fator significativo para determinar o impacto das experiências passadas; refiro-me ao modo como as interpretamos, àquilo que decidimos que significam e em que grau achamos que foram boas, ruins ou indiferentes. Por exemplo, uma mulher pode acreditar que, durante sua fase

37

de crescimento, sua mãe foi fria e indiferente, e seu pai, caloroso e espontâneo. Mas em algum momento posterior da vida ela considera sua vida familiar por um outro prisma, e se dá conta de que avaliara parcialmente a situação. Aí constata que seu pai raramente estava em casa, que bebia com freqüência, que não era tão caloroso e espontâneo com seu irmão e que não era confiável, ao passo que a mãe estava sempre lá, era confiável; distante, mas justa com ambos os filhos. O que mudou? Nada, exceto os pensamentos e crenças dessa mulher. Todos somos capazes de rever alguns aspectos de nossa história pessoal, não para modificar o que aconteceu, mas para reavaliar nossas reações àquilo que aconteceu. Conforme esse programa for sendo seguido, você terá várias outras oportunidades de proceder a reexames desse tipo.

Não deve, portanto, ficar surpreendida que não exista um conjunto específico de experiências que determinam quem vai ter ou não orgasmo. Não há uma mulher típica que nunca ou raramente tem orgasmo. Mas há diversos tipos de experiências, de muitas mulheres, que usaremos como exemplo, para dar uma idéia de como algumas delas podem influenciar a capacidade para reagir sexualmente.

Muitas mulheres tiveram uma formação religiosa muito severa, ou pais com uma moral muito rígida concernente ao sexo. Às vezes, isso significa que o sexo é visto como algo sujo, que não deve ser discutido e nunca deve ocorrer fora do casamento. Pensamentos e atividades sexuais podem ter sido motivo de punição ou considerados "pecado". Por causa disso, muitas mulheres bastante religiosas evitam fazer ou até mesmo pensar algo sexual; outras, que são também religiosas e sensuais, ficam tensas durante a relação sexual e depois se sentem muito culpadas. Muitos desses conflitos, é claro, não acabam de repente, quando a pessoa se casa. É difícil se permitir ter prazer com o sexo e corresponder aos estímulos sexuais quando se vive muitos anos sentindo que a castidade era melhor, e que mulheres "decentes" não gostam de sexo. Se os valores religiosos são parte importante de sua vida, talvez a tranqüilize saber que muitas mulheres religiosas não apresentam queixas de natureza sexual. Aliás, numa pesquisa de âmbito nacional, abrangendo 100.000 mulheres, as mais religiosas declararam-se mais satisfeitas sexualmente. Portanto, as crenças religiosas, por si sós, não interferem necessariamente no padrão de satisfação sexual.

Para algumas mulheres, a capacidade de reagir sexualmente é influenciada pela natureza do relacionamento com o parceiro e pela resposta sexual dele. Por exemplo, algumas mulheres gostariam que o homem fosse mais carinhoso, não só de forma sexual, mas acham difícil dizer-lhe isso. Outras gostariam de ter uma relação sexual mais prolongada ou com mais jogos preliminares. Muitas vezes, os casais têm dificuldades para conversar sobre esses assuntos, e as tentativas de modificar padrões de conduta sexual costumam levar a brigas e mágoas. Discutiremos isso mais detalhadamente nos próximos capítulos.

## QUESTÕES DE PESQUISA E SURPRESAS

Ninguém sabe ao certo por que algumas pessoas oriundas de certos grupos têm dificuldades sexuais, enquanto outras, da mesma procedência, não as têm. Citam fatores religiosos — como fizeram outros terapeutas, inclusive Masters e Johnson — porque muitas mulheres que atendemos falam em religião. No entanto, uma pesquisa com 100.000 leitoras da revista *Redbook* contradiz a noção de que a religiosidade é obstáculo à satisfação sexual. As mulheres religiosas declararam-se apenas um pouco mais relutantes do que as não-religiosas em se masturbar e tentar o sexo oral. As esposas religiosas eram mais orgásticas, tinham intercursos sexuais freqüentes e sentiam-se mais felizes e satisfeitas com sua vida sexual do que as esposas não-religiosas da amostra. É bom ter em mente que uma leitora da revista *Redbook* não representa, necessariamente, uma pessoa como você — a mulher normal — ou as mulheres religiosas por demais inibidas para preencherem um questionário. Vale o mesmo comentário para as mulheres satisfeitas, mas não-religiosas. Os resultados dessa pesquisa, entretanto, nos dizem que, para certas mulheres — talvez para muitas delas —, é possível combinar uma forte religiosidade com felicidade sexual. (Tavris, C. e Sadd, S. *The Redbook Report on Female Sexuality*. Nova York, Delacorte Press, 1975.)

Uma outra pesquisa, publicada pelo *New England Journal of Medicine*, da autoria de Frank, Anderson e Rubenstein, também contém um bocado de surpresas. Nesse estudo, foram pesquisados 100 casais felizes no casamento e quanto a seu relacionamento sexual. Os resultados mostram que, mesmo em casamentos felizes, os problemas de ordem sexual eram surpreendentemente comuns. Embora 40% das mulheres dissesse que seu relacionamento sexual era "muito satisfatório", 58% classificou a própria vida sexual como apenas "moderadamente satisfatória" ou "não muito satisfatória". No geral, 48% das mulheres declarou que, às vezes, tinha dificuldade para ficar sexualmente excitada; 46% relatou dificuldades intermitentes para chegar ao orgasmo e 15% afirmou ser completamente incapaz de ter orgasmo. Essa última faixa porcentual é basicamente a mesma que os famosos relatórios Kinsey constataram quando avaliaram vários milhares de mulheres. Sem dúvida, numa cultura como a nossa, em que as mulheres costumam ser criadas para ter sentimentos bastante negativos em relação ao sexo, muitas delas sofrem de inibição de sua capacidade natural para reagir a estímulos sexuais. (Frank, E., Anderson, C. e Rubenstein, D. "Frequency of sexual dysfunction in normal couples", *New England Journal of Medicine*, 1978, *299*, 111-115.)

Inúmeras mulheres por nós atendidas em terapia vêm com uma história de primeiras experiências sexuais desagradáveis ou insatisfatórias, com dor, vergonha, constrangimento, medo de engravidar, medo de ser surpreendida. Todos esses fatores haviam contribuído para sua tensão e tinham prejudicado a intensidade de sua vivência de prazer. Para algumas delas, a primeira experiência fora até brutal. Uma de nossas clientes contou que, aos 18 anos, tinha um namorado que a perseguira durante meses, alegando que a amava e que queria fazer amor com ela. A situação prolongou-se por quase um ano; ela achava que estava apaixonada por ele e assim fizeram amor. Imediatamente depois, ele a chamou de cadela, foi embora e nunca mais falou com ela. Felizmente, essa espécie de situação é rara.

B  Você pode estar no grupo dos 15-35% de mulheres americanas estupradas quando adultas ou molestadas quando meninas. Alguma pessoa mais velha iniciou você em atividades sexuais quando era criança? Alguma vez, menina ainda, você foi forçada a manter atividades sexuais contra sua vontade, sofrendo alguma espécie de ameaça? Esses casos são considerados abuso sexual, porque uma das pessoas, a criança, é envolvida sem ter o conhecimento necessário para um consentimento inteiramente livre; em outras palavras, sofreram violação de seus direitos.

Por isso, se um adulto (ou uma pessoa com idade suficiente para saber comportar-se) tocou-a de um modo sensual — acariciando seus órgãos genitais, pedindo-lhe que fizesse o mesmo ou expondo-a à excitação sexual do outro —, essa conduta pode ser considerada abusiva ou coercitiva, mesmo que fosse uma pessoa querida e, na ocasião, você não tenha sentido nada desagradável.

As mulheres com histórico de abuso sexual registram uma ampla variedade de reações, dependendo do que aconteceu, e de há quanto tempo aconteceu. Algumas não apresentam seqüelas negativas, a longo prazo. A capacidade para ter orgasmo talvez não sofra danos, mas talvez se reduzam as condições nas quais podem vir a senti-lo com facilidade. A coerção sexual na infância pode também afetar a atitude geral da mulher diante do sexo e comprometer sua sexualidade interpessoal. A ligação entre sentir-se sensual e próxima de alguém, entre sexo e confiança, entre sexo e comprometimento emocional pode ficar enfraquecida ou alterar-se de maneira consistente. O sexo pode ser usado para comprar amor, sem nunca ser desfrutado por si, ou a escolha dos parceiros sexuais pode se restringir a pessoas não-íntimas em termos emocionais: conhecidos eventuais, homens casados ou não disponíveis. As mulheres com episódios de abuso sexual após a infância, por exemplo, num estupro, podem vivenciar conseqüências semelhantes. Algumas mulheres estupradas quando adultas ou molestadas na infância têm como que uma reação de estresse pós-traumática, na qual o sexo com parceiros reativa o medo e as recordações de sofrimento; estas costumam ser incapazes de tolerar, e menos ainda se excitar com o contato sexual com seus parceiros. Essas questões, e como lidar com as várias reações a elas, serão melhor discutidas no Capítulo 12.

Se houve coação sexual em sua história (ou, como algumas mulheres disseram-nos, é possível que sim, mas não têm certeza disso), é provável que o significado da sexualidade para você tenha sofrido danos. Nossa proposta de trabalho em prol do crescimento pretende sugerir noções que a ajudem a consolidar um senso de controle sobre sua sexualidade e sobre seu corpo. Sua tarefa é, especificamente, prosseguir no ritmo que lhe for mais confortável.

Ao refletir sobre suas experiências passadas e presentes, tenha em mente algumas coisas. Umas delas é que você não nasceu com sentimentos determinados ou com uma forma determinada de manifestar-se sexualmente. Você aprendeu essas condutas, entre as várias experiências da sua vida. Crescer é exatamente isso e por isso você pode aprender a desenvolver novos sentimentos e novas maneiras de reagir sexualmente; isso nos leva ao segundo aspecto. Mesmo que você ache que sabe com exatidão por que tem dificuldades sexuais, apenas esse conhecimento do que está errado não trará, necessariamente, mudanças. Pode ajudá-la a entender quem é, tranqüilizá-la a seu próprio respeito, motivá-la inclusive a fazer algo a respeito, mas mudar é um processo ativo. Tentamos fazer dos exercícios seguintes um programa significativo de ajuda para que você se descarte de idéias e padrões obsoletos de resposta e comece o processo de investigar e aplicar as novas dimensões de sua sexualidade.

## REALIDADES PRESUMIDAS: MITOS E EQUÍVOCOS SOBRE SEXUALIDADE FEMININA

Relacionamos a seguir algumas noções rotineiramente sustentadas como verdadeiras sobre sexo, por homens e mulheres. Essas idéias são mitos: na verdade, não se encaixam em pessoas reais. Não obstante, são mitos que dificilmente abandonamos. Têm quase que vida própria e surgem de repente, nos momentos mais inconvenientes. É possível que subsistam em nossas mentes porque, de formas mais ou menos sutis, nossa cultura (na qual se incluem nossos pais, nós mesmas, nossos filhos) ajuda a mantê-los vivos. Por quê? Por um lado, nossa cultura ainda desconfia da satisfação sexual e se preocupa muito com ela. Sendo assim, quando você estiver lendo nossa seleção de "mitos", poderá detectar muitas mensagens negativas quanto ao sexo. Essas perspectivas limitadas e oprimidas do sexo não deixam ninguém se sentindo muito adequado. Por outro lado, se é tão estreita a definição do sexo bom e difícil encontrá-lo, esta experiência deve ser, no mínimo, incomum e, por isso, incentivase nas pessoas seu desejo por "algo melhor".

Reflita sobre esses mitos e acrescente à lista aqueles que você tiver ouvido de suas amigas ou registrado em veículos de comunicação de massa.

*Mito n.º 1*: Sexo é só para menores de 30 anos.
*O outro lado da história*: É hoje fato indiscutível que a capacidade de reação das mulheres aos estímulos sexuais aumenta com a idade, e só atinge seu apogeu aos 30 e poucos anos, e se mantém por toda vida, com uma discreta diminuição do interesse e do desempenho, exceto em casos de doença. Psicologicamente falando, boa parte da cultura, e também das mulheres, acredita que o sexo é para os jovens e para os belos e, por isso, todos nós somos influenciados por essa idéia até certo ponto.

*Mito n.º 2*: As mulheres normais (reais, femininas, sensuais) têm orgasmo sempre que fazem amor.
*O outro lado da história*: Até mesmo no caso de mulheres que chegam facilmente ao orgasmo, ele não acontece sempre; é de 70 a 80% a média, para o grupo de mulheres orgásticas.

*Mito n.º 3*: Todas as mulheres podem ter orgasmos múltiplos.
*O outro lado da história*: A estimativa mais otimista das pesquisas é que cerca de 15 a 25% das mulheres podem ter orgasmos múltiplos. Não há relação entre satisfação ou ajustamento sexual e orgasmos múltiplos.

41

*Mito n.º 4*: A gestação e o parto reduzem a capacidade de resposta feminina aos estímulos sexuais.

*O outro lado da história*: São muitas as mulheres que declaram um *aumento* dessa capacidade e da freqüência de orgasmos após terem dado à luz, provavelmente em decorrência de mudanças fisiológicas decorrentes da gravidez (como um maior suprimento de sangue para a pelve).

*Mito n.º 5*: A vida sexual da mulher pára com a menopausa.

*O outro lado da história*: Estudos demonstraram que muitas mulheres têm sua responsividade sexual *aumentada* após a menopausa. Isso provavelmente resulta da inexistência do medo de engravidar e da necessidade de contraceptivos e do fim dos incômodos do ciclo menstrual. Algumas mulheres precisam de cremes ou pílulas de estrógeno para combater o ressecamento vaginal pós-menopausa. Atividade sexual regular ajuda a manter os tecidos vaginais e os mecanismos de lubrificação em bom estado.

*Mito n.º 6*: Há diferentes tipos de orgasmo, conforme a personalidade da mulher. Os orgasmos vaginais são mais femininos e maduros do que os clitorianos.

*O outro lado da história*: Um orgasmo é um orgasmo, não é um traço de personalidade. O tipo de personalidade não tem qualquer influência sobre o tipo de estímulo preferido, embora possam existir diferenças quanto à intensidade ou à qualidade do estímulo, dependendo da idade da mulher, de seu relacionamento, de seu estado emocional e de outros fatores físicos e emocionais.

*Mito n.º 7*: Uma mulher capaz de reagir sexualmente pode sempre ser excitada pelo parceiro.

*O outro lado da história* : Cansaço, distração, raiva, preocupações, além de muitas outras emoções, podem suprimir a excitação até mesmo em mulheres altamente capazes de reagir e de ter orgasmo, assim como problemas emocionais no relacionamento com o parceiro podem ter o mesmo efeito.

*Mito n.º 8*: Mulheres decentes (femininas) não ficam excitadas com produtos eróticos (livros, filmes e outros).

*O outro lado da história*: Todas as pesquisas recentes demonstram uma diferença mínima entre homens e mulheres quanto à capacidade de ficarem excitados com figuras, histórias e fantasias sexuais. A excitação de uma mulher com um produto erótico não está relacionada à sua feminilidade ou à sua moralidade, mas à sua receptividade a essas formas de estímulo sexual.

*Mito n.º 9*: Você é frígida se não gostar de formas mais exóticas de sexo.

*O outro lado da história*: Muitas mulheres muito sensuais não se interessam por certos tipos de atos sexuais, como sexo oral ou anal, uso de objetos eróticos, sexo em grupo, troca de casais e assim por diante. O tipo de atividade sexual que você prefere não determina seu grau de sexualidade.

*Mito n.º 10*: Se você não atingir o orgasmo rápida e facilmente, há algo de errado com você.

*O outro lado da história*: O limiar do orgasmo varia de mulher para mulher, de acordo com sua biologia básica, da mesma maneira que há algumas que correm mais depressa do que outras. Há aquelas que, mesmo na ausência de problemas psicológicos ou emocionais, sempre precisarão de muito e intenso estímulo físico para desencadearem o reflexo do orgasmo, ao passo que outras, com nível equivalente de ajustamento sexual e/ou psicológico, terão orgasmo com menos estímulo.

*Mito n.º 11*: As mulheres femininas não procuram sexo nem se tornam selvagens e desenfreadas durante o sexo.

*O outro lado da história*: Este é um estereótipo cultural vitoriano. Inúmeras pesquisas concluem que as mulheres têm um impulso sexual que acontece espontâneamente e que elas tomam a iniciativa do sexo quando o parceiro é receptivo. As mulheres que estudaram muito (e que, em geral, têm menos vínculo com os estereótipos tradicionais de papel sexual) iniciam mais vezes a atividade sexual de forma menos inibida e são mais expressivas durante seu desenrolar.

*Mito n.º 12*: Beco sem saída: você é frígida se não tiver fantasias sexuais e uma devassa se as tiver.

*O outro lado da história*: Embora nem todas, muitas mulheres com um bom nível de ajustamento sexual têm fantasias que incluem outros homens, além de seu parceiro oficial. Isso não tem qualquer relação com seu ajustamento sexual ou com seu padrão moral.

*Mito n.º 13*: A contracepção é responsabilidade da mulher e, de qualquer modo, quando ela diz que o método anticoncepcional está inibindo sua sexualidade, isso é apenas uma desculpa.

*O outro lado da história*: Muitas mulheres com um bom ajustamento sexual consideram as técnicas anticoncepcionais prejudiciais ao prazer sexual. Ambos os parceiros devem dividir essa responsabilidade. A melhor solução para casais que estão seguros de não quererem mais filhos é a vasectomia.

# EXERCÍCIO II: IMAGENS PESSOAIS
## Parte 1: imagens corporais

Conforme você descobriu no Exercício I, a maioria de nós se preocupa com o corpo, e essas preocupações, às vezes, influem em nosso modo de nos sentir, em geral, e também sexualmente. Esse exercício vai ajudá-la a tomar mais consciência de alguns desses sentimentos e sugerir algumas formas de lidar com eles.

Para fazer esse exercício reserve de 45 a 60 minutos, quando puder ficar sozinha. Ele tem duas partes, que podem ser feitas em separado ou numa só sessão. Tente desligar-se de suas preocupações e responsabilidades. Esta é uma hora só sua. Procure um lugar tranqüilo (seu quarto) para poder se despir e ficar à vontade. Sugerimos que comece tomando uma ducha ou banho de imersão para relaxar. Vai precisar de um espelho de mão e, se possível, de um outro, grande, para o corpo inteiro.

Enquanto estiver na banheira ou no chuveiro, pare um minuto; fique de olhos fechados e deixe a água correr pelo corpo. Procure descontrair-se e, agora, tente imaginar-se da cabeça aos pés. Você consegue se ver? Abra os olhos e olhe para suas mãos e braços, seus seios e ventre, pernas e pés. O que você vê? Como se sente em relação ao seu corpo? Você gosta do que está vendo? Como mudaria o que está vendo, se pudesse? O que está se dizendo pode ser mais ou menos assim: "Tenho braços bonitos. As minhas mãos parecem mais velhas. A pele está enrugada, mas são mãos fortes" etc. Depois de alguns minutos relaxe e termine o banho. Depois que estiver enxuta, passe algum tempo (de 10 a 15 minutos) olhando-se no espelho (no de corpo inteiro, se possí-

43

vel). Isso pode ser fácil ou difícil. Olhar para nós mesmas (como no banho) ou imaginar nosso corpo (como nos momentos em que esteve de olhos fechados), é muitas vezes mais fácil do que se olhar no espelho.

Em geral, nos aceitamos com mais facilidade quando nos olhamos diretamente do que quando encaramos nosso reflexo no espelho. Você poderá descobrir que tem evitado olhar o seu corpo inteiro; ou então, que se acostumou a dar uma olhadela rápida, procurando ver só as partes que lhe agradam mais. Se isso de fato está lhe acontecendo, talvez você queira ficar mais tempo enrolada na toalha. Dê a si mesma tempo para relaxar e ficar mais à vontade.

Quando estiver pronta para começar, comece observando sua cabeça: olhe seus cabelos, a forma de seu rosto, a textura de sua pele, seus olhos, nariz e orelhas. O que você vê? O que você mudaria se pudesse? Como tudo isso a faz se sentir sexualmente?

Depois, observe seu tronco. Tire a toalha para se familiarizar com esta parte. Olhe para seus ombros, braços, mãos e dedos, seios, cintura, quadris, pêlos pubianos e pergunte, outra vez: O que estou vendo? Como me sinto em relação ao que vejo? O que mudaria se pudesse? Como é que essas partes do meu corpo influenciam o modo como me sinto em relação a mim sexualmente? Quando tiver acabado, passe para as pernas, pés, dedos dos pés e faça as mesmas perguntas.

Se você tem um espelho de corpo inteiro, vire-se e olhe para a parte de trás de seu corpo. Você talvez queira ficar se observando um pouco, de um lado e de outro, na frente do espelho. Quando sentir que já se observou por um tempo suficiente, pare alguns minutos para pensar sobre essa experiência:

1. Olhar-se foi uma experiência positiva (agradável ou interessante) ou negativa (desagradável, entediante)?
2. Certas partes de seu corpo influenciam a maneira como você sente a sua própria sexualidade? São partes estritamente eróticas e sexuais, como os seios?
3. Como você ressalta as partes de seu corpo de que se orgulha? Como procura esconder o que não gosta?
4. Quais são as partes que não lhe agradam? São partes de seu corpo de que *você* mesma não gosta ou você acatou julgamento de terceiros? Neste caso, quais são as pessoas cuja opinião a respeito de seu corpo são importantes para você? Em geral são homens ou mulheres?
5. De onde você tirou suas idéias sobre o que é ou não atraente — de sua mãe, dos homens, da TV, das revistas?
6. Alguma vez você se sentiu satisfeita com a aparência de seu corpo? Qual a influência dessa sensação em sua sexualidade?

A maioria das mulheres se sente insatisfeita com alguma parte do seu corpo. Às vezes, esses sentimentos são construtivos, já que as levam a fazer algo bom para si mesmas, o que é importante para a saúde. Por exemplo, fazer dieta ou exercícios se estão gordas ou fora de forma. Excesso de peso ou más condições físicas podem influir no grau de liberdade que sentem para ter um papel sexual ativo e prazer no que fazem.

Na Bibliografia, sugerimos alguns livros que outras mulheres acharam úteis para melhorar sua condição física. Se você achou essa experiência desagradável porque não está contente com sua forma física, será importante esforçar-se para mudar isso, logo que tiver uma oportunidade, para o bem da sua saúde em geral assim como, até certo ponto, também para o de sua sexualidade.

É comum, porém, as mulheres não gostarem de seu corpo por razões que provavelmente nem deveriam tentar modificar. Vamos falar um pouco sobre algumas preocupações que muitas delas têm em relação a seu corpo.

Você pode achar que os seus seios têm tamanhos diferentes, são grandes ou pequenos demais. Talvez você tenha sofrido muito por ter sido a primeira ou a última de suas amigas cujos seios cresceram. Sutiãs com enchimento, exercícios para aumentar o busto, cremes, exercícios e até mesmo cirurgia plástica, tudo isso ajuda a perceber as preocupações das mulheres em relação ao tamanho dos seios. Na verdade, o tamanho do seu busto é em grande parte determinado antes de você nascer, assim como a cor de seu cabelo, sua constituição física e sua altura. Seus seios não dizem nada sobre você, como pessoa, e não influem em sua capacidade para reagir sexualmente, como também não é verdade que você precisa ter seios grandes para ser uma mulher sexualmente atraente. Há épocas em que seios grandes estão na moda; mas a versão social da mulher ideal muda de tempos em tempos. Há pouco tempo, as mulheres passaram a achatar o busto, com corpetes e cintas apertadas. Portanto, uma vez que os padrões culturais de beleza estão sempre mudando, você poupará muita frustração se conseguir aceitar o tamanho de seus seios. (Claro que há exceções. Algumas mulheres sentem que seios muito pesados são fisicamente incômodos e ficam aliviadas quando podem reduzir seu tamanho com cirurgia.)

As mulheres que tiveram que enfrentar câncer de mama e passaram por cirurgia com remoção total ou parcial de seio(s) sofrem de várias maneiras: devem encarar a perspectiva de uma doença que põe sua vida em risco, a perda de uma parte do corpo e a sensação de uma perda mais ou menos generalizada de feminilidade, de capacidade de sedução, de integridade corporal. Pode sobrevir um período de depressão e de vivência da deformação corporal, mas, com apoio e com o tempo, elas podem se concentrar mais em sua sobrevivência do que nas perdas. Resulta dessa integração da nova imagem uma sensação de integridade diferente. As várias mulheres que sofreram mastectomias atendidas por nós pareciam em melhores termos com seu corpo do que as que não precisaram confrontar uma enfermidade ou um acidente mutilador.

Outro fator que varia entre as mulheres é a quantidade de pêlos no corpo. Todas as mulheres caucasianas têm um pouco de pêlo, já que isso é importante para a proteção da pele e de áreas particularmente sensíveis do corpo. Todavia, algumas mulheres têm poucos pêlos ou pêlos claros, pouco visíveis, enquanto outras têm muito mais pêlos, escuros, muito mais visíveis. As mulheres não-caucasianas, especialmente as negras e asiáticas, em geral, têm muito pouco pêlos. Algumas têm pêlos em torno do bico dos seios (ao redor da auréola) e a quantidade de pêlos pubianos também varia. Em algumas mulheres, os pêlos pubianos sobem em linha reta dos genitais ao umbigo.

Pode ser importante o que você sente em relação a isso. Quer você remova ou não os pêlos das pernas e axilas, deve pensar bem antes de fazer o mesmo com as outras áreas de seu corpo, porque isso poderá causar irritação na pele. Por alguma razão, na cultura ocidental, ter menos pêlos no corpo é considerado mais feminino. Mas muitos homens consideram abundância de pêlos na região pubiana algo muito atraente. Os pêlos, muitas vezes, fazem da carícia uma experiência mais sensual. A quantidade, a cor, a textura dos pêlos do corpo fazem parte de você e variam de uma mulher para outra, assim como com os homens. Da mesma forma que o tamanho dos seios, os seus pêlos corporais podem influenciar na maneira como você se sente em relação à sua aparência, mas não interferem na sua capacidade de reagir sexualmente.

Muitas vezes, as mulheres ficam inibidas em relação a seu corpo porque têm vergonha de estrias e cicatrizes. Mas essas marcas são bastante comuns. Com freqüência, as mulheres têm estrias nos quadris, na barriga e nos seios, mesmo que não tenham tido filhos. Esses sinais em geral são notados apenas pela própria mulher.

Para nós, as coisas que podem ser mudadas têm tanta importância quanto aquelas que não podem, porque algumas mulheres de fato perdem noção do quanto estão magras ou gordas. As que são muito obcecadas com seu peso — as anoréxicas que se matam de fome e as bulímicas que vomitam para manter o peso sob controle — podem eventualmente estar com quinze quilos abaixo do peso e, ainda assim, se acham gordas. Problemas assim tão graves não são comuns, embora versões mais atenuadas façam parte do cotidiano das mulheres conscientes da questão do peso. Sempre há um pouco de peso a ser perdido em alguma parte do corpo, ou a possibilidade de que a próxima refeição engorde, ou perder o controle e nunca parar de comer. O problema é que as mulheres e seus corpos tornam-se inimigos na batalha pelo emagrecimento, e as mulheres que fazem do próprio corpo seu inimigo aumentam suas dificuldades para desfrutar da capacidade de sentir e dar prazer, inclusive sexual, que é natural ao corpo.

Talvez o Exercício 2 tenha feito você entrar em contato com certas preocupações em relação à sua aparência física. Você provavelmente tem outras, não mencionadas aqui. Se percebe que essas preocupações estão fazendo com que seja difícil você se sentir sexualmente bem em relação a si mesma, deve examiná-las com cuidado. Procure mudar as coisas possíveis de serem mudadas e que são potencialmente prejudiciais à saúde. Mas há partes de seu corpo que você não pode mudar; então, o que pode fazer é reexaminar seus próprios padrões de beleza. Preste atenção às fontes de onde provêm seus padrões e cuja imagem você possa estar comprando (revistas, perfumes, estilistas). É provável que os seus modelos tenham sido adotados da TV, de revistas e filmes, onde a mulher estereotipada tem, no máximo, 23 anos, seios grandes, é magra, tem um corpo escultural e está sempre bem vestida, além de ser moderadamente atlética. Esta é uma imagem tão fictícia quanto as novelas da tarde. Se você se sente pressionada a ter um corpo mais perfeito para agradar o seu parceiro sexual, lembre-se de que ele também foi influenciado por essa mesma construção artificial do que é considerado lindo. Dado que a definição de beleza feminina em nossa cultura é muito estreita, é um verdadeiro desafio para as mulheres aprenderem a se aceitar e aceitarem sua própria aparência. Esperamos que essa tomada de consciência daquilo que influencia suas idéias acerca de beleza física a ajude a começar a focalizar o que você acha que são suas qualidades positivas, não deixando que as coisas que você não aprecia em si a impeçam de sentir-se uma pessoa digna de valor. Mas lembre-se também de que você não precisa estar totalmente satisfeita consigo mesma para crescer sexualmente. Como disse uma mulher em tratamento conosco, "é bom saber que, mesmo que meu corpo não seja perfeito, ainda assim ele pode me dar prazer".

## Parte 2: imagens genitais

Como você está se sentindo agora? Se tem vontade de continuar, e ainda dispõe de uns 15 minutos, continue. Se estiver com pressa ou cansada, ou se quiser um tempo para refletir sobre a primeira parte do exercício, pare por enquanto e faça o resto numa próxima ocasião.

Se você decidiu continuar, tire alguns minutos para relaxar. Talvez queira simplesmente ficar deitada de olhos fechados. Ou você pode tentar controlar a respiração para relaxar.

Deite-se. Inspire lentamente pelo nariz, contando até cinco. Sinta o peito se expandindo e se enchendo de ar. Agora, separe os lábios e expire completamente, forçando todo o ar para fora dos pulmões. Faça isso algumas vezes, com a mão na barriga, de modo a poder sentir o ar entrando e saindo de seu corpo. Ou, então, inspire bem devagar erguendo os braços lateralmente (não pela frente), até ficarem sobre a cabeça, e deixe que eles voltem à posição inicial ao expirar. Isso ajudará seu peito a se expandir plenamente.

Quando se sentir relaxada, apóie as costas na cabeceira da cama, na parede ou em almofadas. Utilizando um espelho de mão, gostaríamos que você olhasse para seus órgãos genitais. Incluímos aqui um desenho, para ajudá-la a identificar as diferentes partes de sua área genital, e vários outros esboços, para lhe dar uma noção geral das diversas proporções genitais. Não se preocupe se os seus não tiverem exatamente

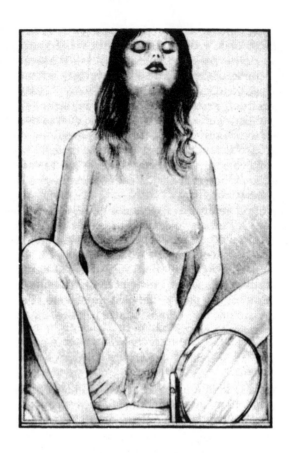

a mesma aparência que os desenhos. A aparência genital, assim como a facial, varia tremendamente de mulher para mulher.

Comece pelo osso recoberto de pêlos que cobre os seus órgãos genitais. Ele é chamado de *Monte de Vênus*. Sinta o osso curvo do monte, através de seus *pêlos pubianos*. Esses pêlos servem para proteger esta área sensível do corpo contra a irritação das roupas e a transpiração. Seus pêlos pubianos podem ser densos ou esparsos, e sua textura e cor também serão exclusivamente seus. Agora mova os dedos para baixo, até o centro dos lábios externos ou *grandes lábios*, que são duas dobras de pele também cobertas de pêlos pubianos. Esses ajudam a proteger os lábios internos ou *pequenos lábios*.

Descubra seus pequenos lábios. Eles podem ser grandes ou pequenos. Em algumas mulheres, estão completamente ocultos pelos grandes lábios. Em outras, os pequenos lábios são mais proeminentes e ficam pendurados entre os grandes lábios. Estas variações são normais. A cor e a textura dos lábios internos também varia. Os seus poderão ser basicamente rosados, ou mais escuros. Os pequenos lábios se juntam no *clitóris*, que é um pequeno órgão redondo, recoberto por uma prega de pele que serve, como o prepúcio em relação ao pênis, para proteger a região. Olhe para o seu clitóris; às vezes, a dobra de pele está bastante aderida ao clitóris, às vezes não, e sua retratibilidade é, portanto, bastante variável. Como não parece haver relação entre essa dobra de pele e a capacidade de reação da mulher aos estímulos sexuais, não é preciso removê-la cirurgicamente. O tamanho do clitóris e sua distância da vagina variam de uma mulher para outra. O clitóris é extremamente sensível ao estímulo sexual. Antigamente, acreditavam que a vagina era a principal fonte de estímulo sexual para as mulheres. Hoje, sabe-se que embora o corpo todo contribua para o estímulo sexual, o clitóris é a fonte mais importante de prazer sexual para a maioria das mulheres. A vagina produz um tipo diferente de estímulo, mais sensível à pressão, que as mulheres também consideram prazerosa.

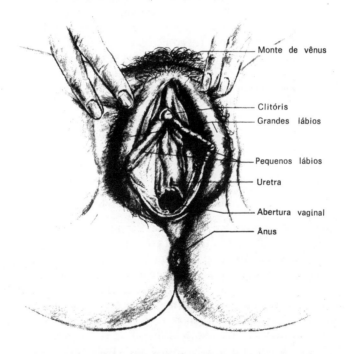

Quando você olhou seus pequenos lábios percebeu se eles estão ligados ao clitóris? Durante a penetração, o movimento do pênis na vagina fará com que eles se movam. Se os pequenos lábios estiverem ligados, isto fará com que a pele em torno do clitóris se mova e o estimule. Se não estiverem ligados, é possível que o estímulo do clitóris decorra do contato direto com o movimento do pênis ou do osso pélvico do homem em certas posições da penetração.

Às vezes, as mulheres que ainda não tiveram orgasmo consideram a possibilidade de modificar ou remover a dobra de pele que recobre o clitóris, pensando que assim chegarão ao orgasmo. Esse tipo de cirurgia não é aconselhável, porque cria mais problemas do que resolve.

Agora separe os pequenos lábios e olhe para a região em torno da vagina. Localize a *uretra*, o pequeno orifício pelo qual passa a urina. Ele está acima da abertura vaginal. Olhe bem para sua *vagina*. Note a forma da abertura, sua cor e textura. Enquanto estiver olhando, tente apertar ou contrair o músculo em torno dela. Esse músculo chama-se *músculo pubococcígeo*. Se você estiver contraindo o músculo certo, provavelmente conseguirá ver algum movimento dentro da abertura vaginal. Não se preocupe se não estiver vendo nada. No próximo capítulo falaremos mais sobre este importante músculo.

A área entre a base de sua abertura vaginal e o *ânus* é chamada de *períneo*. É aí que são dados os pontos após o parto. O *ânus* também é cercado de fortes músculos. Tal como outros orifícios do corpo, como as orelhas, a boca e a vagina, o ânus muitas vezes é sensível ao prazer erótico.

Quando tiver completado a sua descoberta, tire alguns minutos para relaxar. Feche os olhos e respire profundamente algumas vezes. Inspire lentamente e depois expire. Descanse um minuto e sintonize as sensações e os sentimentos que está tendo em relação ao que acabou de fazer.

1. Como você se sentiu enquanto estava olhando seus órgãos genitais?
2. Houve algum detalhe de que você tenha gostado mais? Ou menos?
3. Você ficou surpresa com alguma coisa que descobriu sobre sua região genital?

Não se preocupe se você se sentiu constrangida ou pouco à vontade ao fazer isso: é natural. Muitas mulheres nunca olharam atentamente para seus órgãos genitais ou só olharam quando foi preciso: após o nascimento de um bebê ou quando sentiram alguma dor ou coceira genital. E isso é realmente estranho, se você pensar na freqüência com que olha outras partes de seu corpo. Talvez nunca lhe tenha realmente ocorrido olhar seus órgãos genitais ou talvez você tenha sido educada ouvindo dizer que "moças decentes não fazem isso". Assim, não se preocupe se você se sentiu um pouco desconfortável. Você começará a se sentir melhor com essa importante parte do corpo à medida que for ficando mais familiarizada com ela.

Procure repetir o exercício mais uma vez daqui a alguns dias. E aproveite também as horas em que tiver oportunidade natural de olhar para si mesma: por exemplo, ao tomar banho, ao se vestir e tirar a roupa.

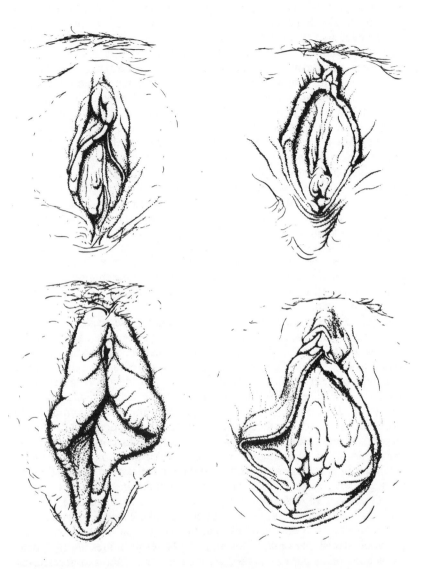

Primeiro, vamos falar de algumas coisas que você pode ter descoberto sobre si mesma. Algumas mulheres ficam surpresas quando descobrem que a uretra, que expele a urina de nosso corpo, é separada da vagina. Isto é assim mesmo, mas você, provavelmente, notou que os dois orifícios estão muito próximos um do outro. Por causa disso, a uretra é estimulada durante a excitação sexual, devido ao aumento do fluxo de sangue e da tensão vaginal; e também durante a penetração, pelos movimentos do pênis na vagina. Por isso, as mulheres muitas vezes sentem um desejo de urinar após o estímulo sexual ou mesmo durante a penetração. Às vezes, é bom urinar após o ato sexual, porque infecções vaginais podem passar para a uretra e para a bexiga, e vice-versa. Caso você sinta ardor, coceira ou dor na hora de urinar, consulte seu médico.

As mulheres muitas vezes ficam surpresas com o formato e o tamanho de sua abertura vaginal. Isto provavelmente acontece porque a vagina é muitas vezes descrita em livros e desenhos (bem como em piadas e na gíria) como uma área totalmente aberta. Como você pode ver, ela é na verdade um espaço "potencial", embora a abertura possa ser um pouco maior em mulheres que deram à luz vários filhos.

Em estado de excitação, as paredes da vagina quase se tocam. Todavia, os músculos vaginais são muito flexíveis e se abrem facilmente para acomodar o pênis. A excitação provoca um aumento do fluxo de sangue nos órgãos genitais aumentando o diâmetro e o comprimento da vagina. Por isso, não é preciso que você se preocupe com o tamanho real de sua vagina ou com o tamanho do pênis do homem, uma vez que os vários tamanhos tendem a se acomodar mutuamente. (Mais detalhes a respeito, no Capítulo 11.) Entretanto, é importante manter seus músculos vaginais fortes e saudáveis, e para isto incluímos alguns exercícios no próximo capítulo.

Talvez você tenha notado alguma umidade ou secreção ao explorar seus órgãos genitais. Isto é natural, uma vez que sempre há alguma lubrificação na vagina, embora a quantidade normal varie de uma mulher para outra. Essa lubrificação é mantida pelas paredes da vagina e ajuda a protegê-la de irritações e infecções. Uma boa idéia é você descobrir como é a sua secreção ou lubrificação normal e sadia. Alguns anticoncepcionais de uso oral podem aumentar ou diminuir a quantidade de lubrificação, e a idade ou certas doenças também podem influir. As infecções vaginais muitas vezes podem ser detectadas por mudanças, fáceis de notar, na quantidade, consistência, cor ou odor das secreções. Qualquer dessas mudanças, como também coceira ou irritação dos órgãos genitais devem ser imediatamente comunicadas ao médico.

Quando a vagina está normal (quando não há infecções) a maior parte da lubrificação tem um leve odor, que não é desagradável. Lavar regularmente os órgãos genitais externos com água e sabonete é tudo que você precisa para mantê-los limpos. Os desodorantes íntimos, produtos comerciais para os órgãos genitais externos, não são necessários e, além disso, descobriu-se que irritam a pele delicada de muitas mulheres. O seu odor vaginal natural, provavelmente, é suave, e as outras pessoas não o sentem, exceto talvez durante as relações sexuais. Nessas horas, o cheiro natural de órgãos genitais sadios e limpos pode ser uma fonte de estímulo erótico agradável para o seu parceiro.

A aplicação de duchas ou enxaguar a vagina com água ou outras soluções líqüidas, com o propósito de reduzir o odor, também são práticas que os médicos têm considerado desnecessárias, assim como a inserção de supositórios vaginais. Houve época em que as duchas foram usadas para evitar a gravidez, mas (em grande parte por serem um método ineficaz) não são mais recomendadas com este objetivo. A maioria das aplicações de duchas são aconselhadas pelos médicos para o tratamento de infecções vaginais que precisam da aplicação de soluções líqüidas no interior da vagina. A aplicação regular de duchas com produtos comerciais, para lavar ou eliminar preocupações relativas ao odor genital, provavelmente causará mais mal do que bem. Soluções fortes interferem, em geral, com a lubrificação, que é a proteção natural contra infecções.

Muitas vezes, as mulheres são surpreendidas ao descobrirem que seus órgãos genitais não são feios nem desagradáveis. Elas contam que sentem curiosidade por causa das diferentes cores e da aparência delicada da pele. Às vezes, porém, algumas mulheres chegam a achar esse exercício perturbador (principalmente se nunca se olharam com atenção antes).

Talvez você tenha se sentido incapaz até mesmo de completar o exercício. Tudo bem. Você precisa se dar mais um tempo até ficar à vontade. Comece olhando os desenhos de órgãos genitais femininos. Veja se consegue notar diferenças entre eles. A seguir, tente verificar se alguma das figuras deixa-a menos constrangida que as outras. O que há de especial nessa figura, para que você se sinta mais à vontade? Depois veja se alguma das figuras lembra seus próprios órgãos genitais. Quais são os detalhes que se assemelham?

Se você ainda está constrangida, retome sua história sexual e tente identificar a fonte dessa sensação. Será resquício de alguma experiência de infância, na qual lhe teriam dito que essa parte de seu corpo é feia? Há alguma relação entre essa sensação e as brincadeiras sexuais ou a masturbação da infância ou o início da menstruação? Se alguma dessas alternativas se aplica ao seu caso, pense na diferença entre você *agora*, como adulta, e a criança que já foi um dia.

Quando se sentir mais descontraída com as figuras, tente outra vez olhar para seus órgãos genitais. Você poderá ficar surpresa ao sentir que já está sendo um pouco mais fácil. Se não, sugerimos que você pule para o Capítulo 3, e faça os exercícios de relaxamento. Quando sentir que é de fato capaz de relaxar, tente mais uma vez fazer o exercício de olhar seus órgãos genitais.

Se você foi capaz disso, mas ficou perturbada, procure dar valor ao fato de ter conseguido fazer o exercício. E mesmo que você ainda não esteja se sentindo como gostaria, pelo menos já deu um passo adiante. Eis algumas sugestões que a ajudarão a se sentir melhor em relação aos seus órgãos genitais, com o passar do tempo:

1. Conforme já sugerimos, faça o exercício de novo e aproveite outras oportunidades para olhar os seus órgãos genitais.

53

2. Tente descrever seus órgãos genitais com palavras. Do que você não gostou neles? Uma mulher descreveu seus órgãos genitais como "feios e enrugados ... como uma ameixa seca". Com esse tipo de imagem na cabeça, era difícil ela sentir algo que não fosse negativo sobre seus órgãos genitais. Procure anotar sua descrição. Olhe as palavras que escolheu e a imagem que criam em sua mente. Agora tente criar outra imagem, que seja um pouco mais positiva. Por exemplo, tente olhar os seus órgãos genitais e comparar sua forma com as partes de uma flor, de uma concha, de um desenho. Por enquanto, pode parecer estranho pensar nessa parte de seu corpo dessa maneira, mas temos visto muitas mulheres aprenderem a apreciar seus órgãos genitais e considerá-los uma parte bonita de si mesmas.

3. Procure ler e fazer alguns exercícios de relaxamento (Capítulo 3), antes de "se olhar" novamente. Relaxada, talvez seja mais fácil começar a se sentir mais à vontade em relação aos seus órgãos genitais.

4. Se você ainda sente muita dificuldade, pode ser que queira passar para o próximo capítulo. Continuaremos ao longo deste livro a lidar com os sentimentos relativos a si própria, ao seu corpo e às experiências que teve. Então, não se sinta obrigada a mudar drasticamente agora. Lembre-se, mudar pode ser um processo lento, e é importante sentir-se bem consigo mesma pelas coisas que você consegue fazer *agora*.

# 3
# Descobrindo-se pelo toque

No capítulo anterior você começou a aprender mais sobre você mesma, examinando seu passado e como ele influenciou suas atitudes relativas ao sexo. E também começou a olhar seu corpo mais de perto e a descobrir-se visualmente.

Neste capítulo, você continuará esse processo de descoberta, de duas maneiras: ampliando sua experiência através do tato e através de exercícios para aumentar a consciência das suas sensações corporais. O tato desempenha um papel importante em nossa capacidade para sentir prazer sensual. Ele sempre nos permite sentir aquilo que não podemos ver ou ouvir: texturas e temperaturas do ambiente. Que diferenças há entre tocar uma orquídea de verdade, uma orquídea de plástico ou a foto em cores de uma orquídea? Suponha que você ouça um gatinho ronronando; qual é a diferença ao pegá-lo enquanto ele ronrona? Nosso sentido do tato e nossa capacidade de perceber sensações podem fornecer informação e nos dar prazer. Ao fazer os exercícios deste capítulo, procure pensar em seu corpo como um novo mundo a ser descoberto, cheio de texturas e formas.

Para tanto, o primeiro exercício consiste em escolher uma hora em que esteja se sentindo bem (não preocupada nem estressada) e possa se dedicar de 30 a 60 minutos. Tenha à mão alguma loção, óleo ou talco do qual você goste. Talvez queira começar tomando um banho de chuveiro ou de banheira para relaxar. Quando tiver terminado, escolha um lugar confortável para ficar nua e possa deitar-se, sentar-se ou reclinar-se contra algum apoio: sua cama, algumas almofadas no chão ou o sofá, se você puder ficar na sala de estar (talvez seja o caso de você estender uma toalha por baixo se for usar óleo ou loção). Agora passe um pouco de loção, talco ou óleo pelos braços e pernas. Devagar, comece a percorrer o corpo com as mãos — os braços, as mãos, os pés, as pernas, os seios, a barriga, a parte interna das coxas. Talvez você queira ficar de olhos fechados ou talvez lhe agrade a idéia de olhar-se no espelho. Veja se consegue realmente concentrar-se no que está sentindo. Desligue-se das outras coisas. Como é que suas mãos se sentem ao passar pelas partes do corpo? Experimente, com as mãos, diferentes tipos de toque; use um pouco as pontas dos dedos, e depois use as palmas ou os pulsos. Qual é a sensação que as diferentes partes de seu corpo lhe dão? Uma área é macia, outra musculosa, outra áspera? Procure notar pontos angulosos, curvas, lugares redondos. Se quiser, deite-se de barriga para baixo e sinta as nádegas e a parte detrás das pernas. Mude de posição sempre que quiser. Fique mais ou menos uns dez minutos tocando nestas partes do corpo e, depois, deixe que as mãos deslizem ao longo da parte interna das coxas até os órgãos genitais.

Vá bem devagar. Deixe que seus dedos percorram seus pêlos pubianos; perceba sua textura. O pêlo é áspero ou macio? Agora toque a pele macia dos grandes lábios e a área musculosa entre a vagina e o ânus (o períneo). Ande com os dedos de modo a encontrar a parte úmida dos pequenos lábios. Qual é a sensação que a pele daí lhe dá? É a mesma sensação que lhe dão outras partes de seu corpo? Não procure sensações especiais, apenas tenha consciência das formas e texturas.

Agora, veja se consegue sentir o clitóris. Se conseguiu, toque-o suavemente. Percorra a borda externa de sua vagina. Deixe os dedos entrarem na vagina, sentindo o seu calor e umidade. Você sente algum músculo dentro da vagina? Procure contrair o anel de músculos vaginais que você constatou no exercício anterior. Você pode sentir como ele se contrai em torno de seus dedos? Percorra as paredes de sua vagina. A textura é macia ou áspera, plana ou ondulada?

Enquanto você estiver descobrindo o interior de sua vagina, pode ter vontade de localizar uma estrutura que vem sendo chamada de ponto-G. Vários pesquisadores descreveram essa área, situada a cerca de 2,5 a 5 cm da entrada da vagina, em sua parede anterior (na direção do estômago); parece-se com um caroço pequeno e levemente saliente. Conforme a teoria, esta é uma área especialmente sensível dentro da vagina e sua estimulação pode levar a orgasmos bastante intensos. Neste momento, dado que você está apenas iniciando o processo de reconhecimento, mesmo que consiga localizar o ponto-G, não é o caso de esperar quaisquer sensações peculiares de prazer; e não se preocupe se não conseguir localizar uma área que corresponda a esta descrição. Há muita controvérsia, entre os pesquisadores da sexualidade, sobre o ponto-G. Nós o mencionamos porque tem sido muito falado em artigos de revistas femininas, programas de televisão e em outros meios de comunicação de massa.

Você poderá querer tocar de novo alguma parte do resto de seu corpo para terminar o exercício. Respire algumas vezes profundamente. Inspire devagar, contando até três. Expire devagar contando até três. Quando tiver acabado, pense nas seguintes perguntas:

1. Como você se sentiu tocando seus órgãos genitais? (à vontade, sem graça, envergonhada, constrangida ou enojada?)
2. Como você se sentiu tocando as outras partes de seu corpo? Descreva esses sentimentos.
3. Aprendeu alguma coisa nova sobre você mesma?

Talvez tenha se sentido à vontade fazendo este exercício ou tocando certas partes do corpo ou pode ser que tenha se sentido desconfortável o tempo todo ou em parte. Esses sentimentos são naturais. Em geral, nos tocamos por razões práticas: vestirmo-nos, lavarmo-nos, coçarmo-nos, tratarmos de uma contusão ou machucado. Talvez você ache difícil sentir que é certo tocar seu corpo, em particular os órgãos genitais, para aprender algo sobre si mesma. A repetição do exercício poderá ajudá-la a aliviar esses sentimentos desagradáveis. Talvez você se sinta menos desajeitada e constrangida e seu corpo lhe pareça mais familiar.

Se você ainda sente algum constrangimento em tocar os próprios órgãos genitais, pode ser útil voltar ao Capítulo 2 e tentar identificar os acontecimentos de sua história sexual que a tenham feito sentir-se incomodada com essa parte de seu corpo. Muitas vezes, parte dessas sensações desagradáveis são resquícios de experiências da infância. Seus pais lhe disseram que "meninas direitas não se tocam aí embaixo"? Se você reexaminar os fundamentos dessa sensação de constrangimento, e refletir a respeito dessas proibições da infância sobre os órgãos genitais, avaliando se ainda concorda com elas ou não, é possível que consiga se sentir mais confortável.

Aprender a relaxar também irá ajudá-la a sentir-se mais à vontade agora, assim como ao longo de todo este programa de crescimento sexual e pessoal.

## O PONTO-G

Nos últimos anos, muito se tem escrito e debatido a respeito de uma parte da vagina chamada de *ponto-G*, por causa do nome do ginecologista que a descobriu, Ernst Graffenburg. Sua teoria foi exaustivamente examinada no livro intitulado *The G-Spot* de Alice Ladas, John Perry e Beverly Whipple, publicado em 1983.

O ponto-G é descrito como um caroço, que pode ser palpado, na parede anterior da vagina, a uma distância de 2,5 a 5 cm da abertura vaginal. Na fase de excitação sexual, parece que o ponto-G incha e fica bem maior, como o clitóris e os lábios. A teoria sugere que este ponto seria o provável equivalente feminino da próstata masculina. Quer dizer: durante o desenvolvimento intra-uterino, os fetos de ambos os sexos começam num estado de indiferenciação genital; o bulbo original vai com o tempo diferenciando-se em estruturas masculinas e femininas. No entanto, dado que tanto os embriões de sexo masculino como os de sexo feminino começam com o mesmo bulbo genital, parece

57

vel que, pelo menos em algumas mulheres, haja o desenvolvimento parcial de uma glândula semelhante à próstata. Segundo a teoria do ponto-G, na fase de excitação sexual, essa glândula aumenta de volume em função do maior afluxo de sangue e do ingurgitamento causado por uma certa espécie de fluido que serve para lubrificação vaginal. A teoria também sugere que, para algumas mulheres, o orgasmo pode resultar numa "ejaculação feminina", em que haveria uma descarga em jorro deste fluido pela uretra.

Os primeiros trabalhos sobre o ponto-G relataram que algumas mulheres, embora provavelmente não todas, tinham, sem sombra de dúvida, essa "próstata feminina" e, durante o orgasmo, teriam uma ejaculação. Uma vez que esse fluido sai pela uretra, os pesquisadores logo ressaltaram que essas mulheres não estavam urinando e sim ejaculando. Houve muita preocupação pela possibilidade de o prazer sexual da mulher, sua capacidade de ficar excitada e chegar ao orgasmo, sofrer inibição pela idéia de tal fluido ser urina.

Não existem no momento conclusões taxativas acerca da validade da teoria do ponto-G. Algumas pesquisas têm indicado que existe um tecido prostático nas mulheres, e alguns resultados bioquímicos mostram que, em virtude das secreções (enzimas) presentes nesse líqüido ejaculado pela mulher, trata-se de um fluido prostático e não urinário. Outras pesquisas, porém, descobriram que se trata de urina e que não há secreção prostática no líqüido.

Embora, neste momento, não se possa dar respostas definitivas, parece provável que existam vários tipos diferentes de ejaculação feminina. Sem dúvida, nosso acervo atual de conhecimentos sobre o desenvolvimento embriônico torna possível e até mesmo provável que algumas mulheres tenham de fato alguma espécie de próstata feminina. Poder-se-ia esperar que, no orgasmo, elas tivessem a descarga de fluido liberada por essa região de sua vagina, líqüido esse que não é urina e que seria semelhante ao fluido ejaculado pelo homem. Existem, contudo, três outras possibilidades, no mínimo.

Uma delas é que, mesmo sem o desenvolvimento da próstata feminina, algumas mulheres ejacularão pela uretra algo fluido que não é urina. Existem outras glândulas ao longo da uretra feminina que, durante a fase de excitação sexual, preenchem-se de fluidos que têm a mesma composição que o fluido responsável pela lubrificação vaginal, e que é causado pela maior pressão do sangue nos vasos sangüíneos da pelve, concomitante à excitação sexual. Durante as contrações do orgasmo, este fluido é expelido das glândulas ao longo do trato urinário da mulher e aparece como ejaculação.

Uma segunda possibilidade é que algumas mulheres podem ter uma descarga em jorro de uma pequena quantidade de urina quando chegam ao orgasmo. Mesmo depois de terem esvaziado a bexiga, sempre resta um pouco de urina. Durante contrações orgásmicas muito fortes, os músculos que rodeiam a vagina e o colo da bexiga podem espremer para fora a pequena urina residual. Muitas pessoas não sabem que a urina é estéril, quando a pessoa está saudável. Ter uma pequena quantidade de líqüido estéril no orgasmo certamente não precisa ser um grande problema e não é forçoso que iniba o prazer sexual. Para as mulheres, neste caso, sugerimos simplesmente que ponham uma toalha na cama e que, depois de fazerem amor, coloquem-na para lavar.

A terceira possibilidade é que a lubrificação vaginal saia em jorro para as mulheres com bastante lubrificação vaginal, devido à contração dos músculos em volta da vagina durante o orgasmo; para a mulher, assim como para o homem, é muito difícil identificar se essa ejaculação origina-se da uretra ou da vagina.

Independente de o fluido ejaculado no orgasmo, por essa reduzida porcentagem de mulheres, ser urina, fluido prostático, fluido das glândulas uretrais ou lubrificação vaginal, o fato não precisa forçosamente ser considerado inibidor da sexualidade feminina. Aliás, alguns casais sentem que essa resposta da mulher faz parte da sensualidade do orgasmo. O único caso que precisa de fato preocupar a mulher é a presença de outros sintomas concomitantes à ejaculação: a incapacidade de esvaziar a bexiga quando o deseja; o vazamento de urina quando tosse, levanta-se de repente ou pratica outros movimentos enérgicos. Nessas circunstâncias, ela deve procurar seu médico para um exame. Contudo, uma mulher que não apresente outros problemas de controle urinário e que tem uma discreta descarga de líqüido no orgasmo não precisa necessariamente se considerar portadora de algum tipo de problema. Aliás, na realidade, essas mulheres costumam ter músculos pélvicos muito fortes e sentem intensas contrações orgásmicas que "esguicham" ou espremem um pouco de fluido.

Outra controvérsia diz respeito à noção de que o ponto-G é especialmente sensível e facilita um maior prazer sexual se for estimulado diretamente. Alguns teóricos chegaram inclusive a sugerir que a estimulação dessa zona pode ser muito eficaz no sentido de levar a mulher a ter orgasmos com a penetração. Mais uma vez, na época em que trabalhávamos neste livro, essa questão continuava em aberto.

Não há dúvida de que muitas mulheres descrevem sensações melhores em certas partes da vagina e não em outras. No entanto, segundo nossa experiência, varia de mulher para mulher a localização exata dessas zonas. Para algumas, está nos primeiros três centímetros, mais ou menos, da parede anterior da vagina. No entanto, isso pode ser por causa do clitóris e dos nervos envolvidos na estimulação clitoriana encontrados nessa parede, e não tanto por causa de um provável ponto-G.

A controvérsia em torno do ponto-G tem, sem dúvida, algo a nos ensinar. Os meios populares de divulgação e as revistas apresentaram a teoria do ponto-G como se fosse um fato científico indubitável e temos recebido em consulta mulheres preocupadas por não terem um ponto-G. Conforme afirmamos, existem várias explicações possíveis para a questão da ejaculação feminina e para a questão de áreas particulares da vagina que dão melhor sensação do que outras. Em sua proposta de crescimento e descoberta da própria sexualidade, é importante que você formule o que é realidade em seu caso, e não o que a mídia promulga como "fato" presumido.

## EXERCÍCIOS DE RELAXAMENTO

Talvez você ache que sabe relaxar bastante bem. A maioria das pessoas, porém, passa por momentos em que a tensão as domina, em que corpo e mente estão "totalmente tensos". Nessas ocasiões, é especialmente difícil soltar-se e ter sentimentos prazerosos. As páginas seguintes trazem alguns exercícios que vão ajudá-la a reconhecer a tensão em seu corpo e lhe mostrarão algumas formas de relaxar. Esses exercícios são valiosos por outra razão: ao utilizá-los você poderá desenvolver sua capacidade para concentrar-se e desfrutar todos os tipos de sensações por todo o seu corpo.

*Se você se sentiu à vontade* durante os exercícios dos Capítulos 2 e 3 (Conhecendo-se e Descobrindo-se Pelo Toque), faça o exercício de Relaxamento Muscular Profundo *de três a cinco vezes por semana*, durante duas semanas, ou até sentir que consegue relaxar com alguma facilidade. O exercício de Controle Muscular é opcional.

*Se você não se sentiu à vontade* durante os exercícios dos Capítulos 2 e 3, faça o exercício de Relaxamento Muscular Profundo uma a duas vezes por dia, durante duas semanas. Quando sentir que é o momento, poderá ter vontade de repetir os exercícios dos Capítulos 2 e 3, com os quais se sentiu mal ou não conseguiu fazer. Desta vez deverá sentir-se mais relaxada e desfrutar sua sessão. Se tiver dificuldade para fazer o exercício de Relaxamento Muscular Profundo, vá ao exercício 2, Controle Muscular. Pratique, e quando sentir que é o momento, volte e ten-

59

te fazer o Relaxamento Muscular Profundo. Quando puder fazê-lo sentindo-se bem, talvez queira repetir os que foram mais difíceis. Desta vez, sem dúvida sentir-se-á mais descontraída e confortável.

## Exercício 1: relaxamento muscular profundo

Essa é uma técnica eficaz, que lhe proporcionará um meio de relaxar sempre que sentir necessidade. Você não deve esperar ser capaz de fazê-lo perfeitamente nas primeiras vezes. Pense neste exercício como algo que se aprende com a prática.

Primeiro, certifique-se de que dispõe de 15 a 30 minutos sem interrupções. Talvez queira começar tomando uma ducha ou um banho morno, colocando alguma música suave de fundo ou fazendo qualquer coisa que tenha aprendido para relaxar. Se estiver vestida, certifique-se de que suas roupas são folgadas. Tire os sapatos e os óculos (ou lentes de contato).

Escolha um lugar para relaxar que seja relativamente sossegado e que a ajude a se concentrar em si mesma. Crie um ambiente no qual se sinta à vontade; algumas coisas a levar em consideração são a luz, a temperatura ambiente e a música.

Você deve encontrar um lugar para se sentar ou deitar que deixe seu corpo apoiado e o mais livre possível de tensões (uma cama, sofá, poltrona, almofadas dispostas para dar apoio para as costas e a cabeça).

Agora deixe os braços e as mãos ao longo do corpo, de forma solta e relaxada. Deixe sua cabeça apoiada. Feche os olhos. Procure relaxar profundamente. Sinta o seu corpo pesado. Comece contraindo a testa, franzindo totalmente o cenho. Sinta a tensão na testa, a forma como ela puxa o seu couro cabeludo, a sensação de pressão. Agora relaxe estes músculos. Sinta a testa descontrair, o couro cabeludo relaxar. Concentre-se nesta sensação de relaxamento.

Agora, contraia os músculos em torno dos olhos e do nariz, fechando os olhos o máximo possível. Não precisa enrijecer os músculos a ponto de ter câimbras. Aperte apenas o suficiente para sentir a contração, de modo a poder notar a diferença quando relaxar. Sinta a tensão nas sobrancelhas e na junção com o nariz. Focalize esta tensão. Agora relaxe. Sinta a tensão fluindo em torno dos olhos e do nariz, cada parte ficando relaxada e descontraída. Desfrute esta sensação de relaxamento. Procure tensionar os lábios e o maxilar cerrando os dentes. Sinta a pressão contra as gengivas. Mantenha essa tensão. Focalize-a. Agora relaxe. Sinta-se fluir com a descontração. Note as diferentes sensações que acompanham o relaxamento. Desfrute a sensação de estar relaxada, cada vez mais evidente em sua cabeça e em seu rosto.

Agora pressione a cabeça contra o apoio. Constate a tensão em seu pescoço. Agora relaxe. Deixe a cabeça pender descontraída e solta por um momento. Deixe-a ficar pesada, bem solta e relaxada, e então contraia novamente. Agora, relaxe. Sinta os músculos do pescoço ficando soltos e leves. Agora contraia a parte da frente do pescoço, encostando o queixo no peito. Sinta a tensão no pescoço e na garganta. Focalize a tensão. Perceba as sensações. Agora relaxe e respire profundamente. Permita-se desfrutar a sensação de ficar cada vez mais relaxada. Sua testa e seus olhos, seu nariz e seus maxilares, sua bochecha e seu pescoço, tudo deve estar descontraído e leve. Agora, da mesma maneira, relaxe e contraia as seguintes partes de seu corpo:

1. As mãos, fechando-as com força.
2. Os punhos e antebraços, esticando-os e dobrando as mãos para trás.
3. Os ombros, encolhendo-os.
4. O peito, respirando profundamente, contendo a respiração e a seguir expirando.
5. As costas, arqueando para trás e afastando-se da superfície de apoio.
6. A barriga, chupando-a para dentro e prendendo-a com força.
7. Os quadris e as nádegas, apertando as nádegas fortemente uma contra a outra.
8. As coxas, apertando-as uma contra a outra.
9. A parte inferior das pernas, esticando os artelhos e depois dobrando-os para baixo.

Quando acabar, continue por alguns minutos em contato com suas sensações. Quando estiver pronta para se levantar, respire algumas vezes profundamente, abra os olhos e levante-se devagar. Estique todo o corpo.

• Você foi capaz de distinguir áreas de tensão específicas das quais não tinha consciência antes? Descreva-as.
• Você sentiu alguma dificuldade para relaxar algum grupo muscular específico? Se sentiu, concentre-se nessas áreas quando voltar a praticar o exercício.

*Se você teve problemas*, talvez estivesse contraindo seu corpo inteiro, em vez de contrair um grupo específico de músculos por vez. Se acha que pode ter sido isso, passe para o próximo exercício e pratique-o. Quando conseguir fazer direito o exercício de Controle Muscular, volte para este exercício de relaxamento e faça-o de novo.

*Se você sentiu sono* e achou difícil continuar, verifique se não está cansada ao fazer o exercício ou justo antes de ir dormir. Se usou a cama ou o dormitório, procure repetir o exercício em alguma outra parte da casa.

*Se não conseguiu se concentrar* e sua mente ficou vagando ou os pensamentos interferiram, você precisa praticar como focalizar sua atenção. Tente fazê-lo, afaste da cabeça pensamentos que possam distraí-la. Se for difícil demais, talvez queira adiar suas sessões para outra ocasião. Outro exercício, Consciência Corporal, também ajudará a impedir a interferência de pensamentos que possam distraí-la.

## Exercício 2: controle muscular

Essas técnicas aumentam o seu controle sobre músculos específicos. Quando você aprende alguma prática física, está treinando certos grupos de músculos para algum desempenho. Com freqüência, o resultado depende de conseguir manter os outros músculos relaxados. Isto permite aproveitar melhor a energia.

1. Para adquirir controle sobre os diferentes músculos do seu corpo, você deve ser capaz de identificá-los e discerni-los. Deite-se de costas, com almofadas sob a cabeça e os joelhos. Agora, comece a contrair seu corpo, uma parte de cada vez. Comece pelos pés. Contraia os pés, depois as panturrilhas, coxas, nádegas, dedos, mãos, braços, ombros, pescoço e rosto. Concentre-se na sensação de tensão em cada parte do corpo. Agora, relaxe cada grupo muscular, um de cada vez. Faça esta seqüência três vezes.

2. O passo seguinte é aprender a contrair um músculo relaxando todos os outros. Deite-se da mesma maneira que antes. Contraia e tensione o braço direito, mas mantenha o resto do corpo relaxado. Conserve-se assim contando até dez. Relaxe o braço. Faça a próxima seqüência concentrando-se em tensionar *apenas* os músculos citados, mantendo o resto do corpo solto e relaxado:

- contraia o braço direito
- contraia o braço esquerdo
- contraia a perna direita
- contraia a perna esquerda
- contraia o braço direito *e* a perna direita
- contraia o braço esquerdo *e* a perna esquerda
- contraia ambos os braços

Lembre-se — mantenha o resto do corpo relaxado! Agora vá adiante e tente fazer o seguinte:

- contraia o braço direito e a perna esquerda
- contraia o braço esquerdo e a perna direita

É ainda mais fácil obter um bom resultado desse exercício se alguém a estiver ajudando. Após fazê-lo sozinha da primeira vez, talvez queira pedir a ajuda do seu companheiro ou de uma amiga; a função desta pessoa é dizer-lhe quais grupos de músculos contrair e verificar se o restante do corpo está relaxado. Isso pode ser feito erguendo ligeiramente a perna ou braço não tensionado, e vendo se está solto e relaxado. Mas você pode fazer isso sozinha, se preferir.

Pratique por alguns dias. Se teve dificuldade com o Relaxamento Muscular Profundo, tente outra vez. Agora, provavelmente, terá melhor controle sobre seus músculos, e, sem dúvida, será capaz de contrair grupos musculares específicos, mantendo o resto do corpo relaxado. Se fez os dois exercícios, provavelmente notou algumas diferenças. De qual dos dois você gostou mais? Como cada um deles fez você se sentir? Sente que algum deles funciona melhor com você?

Algumas pessoas acham que exercícios de relaxamento muscular parecem deixá-las mais tensas, em vez de descontraídas. Se este foi o seu caso, tente fazer o Exercício de Consciência Corporal a seguir. Leia antes todo o procedimento, e depois feche os olhos e visualize as várias cenas. Talvez você queira anotar cada uma delas em poucas palavras, consultando essas anotações se sentir necessidade. Você poderá também gravar a seqüência numa fita, e tocá-la enquanto faz o exercício. Outra possibilidade é pedir que alguém vá lendo enquanto você vai relaxando.

Comece escolhendo um lugar e uma posição confortáveis. Ao entrar em cada uma das cenas, permita-se mergulhar nelas completamente. Procure se concentrar durante alguns segundos (de 5 a 10, talvez) em cada imagem em particular.

## Exercício 3: consciência corporal

- Feche os olhos. Tenha presente o ponto no qual a parte de trás de sua cabeça está em contato com a cadeira.
- Imagine o espaço entre os seus olhos. Acompanhe até onde sua respiração se aproxima da parte de trás dos olhos toda vez que você inspira.
- Imagine que está olhando para algo que está muito longe.
- Sinta os pontos onde seus braços estão em contato com a cadeira. Onde seus braços perdem esse contato?
- O seu pé direito ou esquerdo está encostado no chão? E se um deles estiver, ou ambos, você consegue sentir o chão embaixo deles?
- Imagine uma linda flor suspensa a uma distância de mais ou menos um metro à sua frente.
- Feche as pálpebras da imaginação de modo a não ver mais a flor.
- Perceba o espaço dentro da boca. Qual a posição da língua aí?
- Imagine uma brisa muito suave contra seu rosto.
- Um de seus braços está mais pesado do que o outro?
- Há algum formigamento ou sensação de dormência numa de suas mãos?
- Um de seus braços está mais relaxado do que o outro?
- É possível para você notar alguma mudança de temperatura em seu corpo?
- Seu braço esquerdo está mais quente do que o direito?
- Você pode se imaginar como uma boneca de pano?
- Perceba seu antebraço esquerdo. Pode sentir alguma tensão nessa parte do corpo?
- Imagine alguma coisa muito agradável.

- Você consegue se sentir flutuando como se estivesse numa nuvem? Ou está se sentindo pesada demais para isso?
- Você pode sentir seus braços muito pesados, como se estivessem mergulhados num pântano?
- Imagine mais uma vez que está olhando para alguma coisa muito distante.
- Há uma sensação de peso tomando conta de suas pernas?
- Imagine-se flutuando em água morna.
- Sinta o peso de seu corpo na cadeira.
- Deixe-se simplesmente levar, bem solta.
- Imagine outra bela flor; qual é sua cor? Feche as pálpebras da imaginação para não vê-la mais.
- Um de seus braços está mais pesado do que o outro? Uma de suas pernas está mais pesada do que a outra?
- Abra os olhos.

Como você se sentiu fazendo isso? Você foi capaz de visualizar as cenas? Você foi ficando mais relaxada? Qualquer que seja o melhor método de relaxamento para você, pratique-o com regularidade até sentir que é capaz de relaxar depressa e com facilidade. Você descobrirá que não precisa passar pela seqüência inteira e que apenas alguns minutos de relaxamento em áreas específicas do seu corpo ou visualização de certas cenas bastarão.

## *Exercícios vaginais (Kegel)*

No último exercício, você tentou contrair seus músculos vaginais. Apenas a título de recordação, chamam-se músculos pubococcígeos. Além de importantes para a saúde, contribuem para aumentar as sensações vaginais.

    Seus músculos vaginais precisam de exercícios, assim como os outros. Em 1952, alguns exercícios foram desenvolvidos pelo médico Arnold Kegel, para mulheres que tinham incontinência urinária e problemas correlatos. Descobriu-se que, para elas, os músculos pubococcígeos estavam fora de forma e não funcionavam de maneira adequada. Exercitando esses músculos, o problema médico foi eliminado e, para surpresa de todos, os exercícios também pareceram aumentar o potencial dessas mulheres para sensações genitais e orgasmo. Em parte porque, provavelmente, o fluxo sangüíneo aumenta em músculos exercitados, e o aumento do fluxo de sangue está relacionado com a facilidade para excitação e orgasmo. Aprendendo os exercícios você estará ajudando a manter esses músculos em bom estado e aumentando, ao mesmo tempo, suas sensações de prazer genital.

    Ultimamente, tem aumentado o número de estudos e evidências clínicas em torno do uso dos exercícios de Kegel. Ficou assim constatado que a força muscular cada vez maior nessa área do corpo feminino favorecerá, para muitas mulheres, uma capacidade maior de chegar ao orgasmo e vivenciá-lo com mais intensidade. Quando se aumenta a força de um músculo, aumenta-se o seu suprimento de sangue. Um dos efeitos colaterais dos exercícios de Kegel, portanto, é aumentar o fluxo de sangue para a pelve, o que implica níveis mais elevados de excitação e orgasmos mais intensos. Também parece provável que, ao fazer esses exercícios, a mulher está aperfeiçoando sua sensibilidade e sua capacidade para diferenciar mais sensações em sua região genital. Pode ser que você note mudanças em sua capacidade de captar sensações em sua área genital, em parte como resultado de focalizar a atenção nessa porção do corpo durante a prática dos exercícios.

Contudo, como costuma acontecer quando aprendemos mais a nosso respeito, nem sempre as coisas são tão claras e simples quanto pensamos a princípio. Várias pesquisas têm demonstrado que não são todas as mulheres que não chegam ao orgasmo que têm músculos fracos na região genital. Por isso, não fique surpresa se, ao tentar realizar esses movimentos vaginais, você descobrir que tem músculos muito fortes e um bom nível de controle sobre eles. Embora isso não seja comum, há mulheres que têm de fato boa dose de força e controle nesses músculos, e, no entanto, têm dificuldades para chegar ao orgasmo. Kegel e seguidores sugeriram também que a força dessa musculatura auxilia de modo significativo a mulher que está aprendendo a ter orgasmo durante a penetração em si, uma vez que ela tem uma percepção mais aguda da presença do pênis em sua vagina. Pesquisas mais recentes, no entanto, não têm confirmado inteiramente essa idéia. Embora, de fato, pareça que a força dessa musculatura é importante para se chegar ao orgasmo, não parece que tenha uma relação específica com a capacidade de chegar ao orgasmo durante a penetração. No capítulo 11 trataremos com mais detalhes a questão do orgasmo durante a penetração.

Segundo nossa experiência, as mulheres se beneficiam quando chegam a ter algum controle de seus órgãos genitais. Por isso, insistimos na realização desses exercícios, mesmo que sua musculatura seja bem desenvolvida.

Lembre-se, no começo esses exercícios exigirão alguma concentração; mas em pouco tempo se tornarão uma rotina. Quando os fizer pela primeira vez, comece contraindo o músculo enquanto estiver urinando. Veja se consegue conter e soltar o fluxo de urina. Certifique-se de estar com as pernas abertas, para ter certeza de estar usando o conjunto certo de músculos. Depois de fazer isso algumas vezes, acabe de esvaziar a bexiga. Você *não deve* continuar a se exercitar enquanto urina porque o exercício às vezes não permite que a bexiga se esvazie como deve. Isso pode provocar uma infecção. Sugerimos que você *tente* fazê-lo durante a micção porque assim você terá certeza de estar tensionando os músculos corretos.

65

Agora que você localizou os músculos, procure fazer os exercícios de pé, sentada ou deitada. Eles podem ser feitos em qualquer lugar, a qualquer hora. Ninguém vai saber: só você. Uma boa idéia é escolher uma certa hora, todo dia, para praticar. De vez em quanto, verifique se não está usando também os músculos abdominais; para tanto, coloque a mão no ventre enquanto faz as contrações. Quando tiver aprendido a fazê-las com facilidade poderá praticá-las em qualquer situação, por exemplo, guiando, escovando os dentes etc.

Uma vez que os músculos podem estar fracos, no começo, talvez você não os sinta se apertando, se contraindo. Se você não tiver certeza de que alguma coisa está acontecendo, introduza um ou mais dedos na vagina. Dessa forma é provável que você possa sentir seus músculos se apertando, se estiver fazendo o exercício de forma correta. Contudo, não se preocupe se não conseguir perceber. Após ter praticado esses exercícios por algum tempo, você será capaz de sentir as contrações.

## Exercícios vaginais (Kegel)

1. Contraia o músculo, segure, e conte até 3. Depois relaxe. Respire regularmente.
2. Contraia o músculo enquanto estiver inspirando, puxando-o para cima enquanto toma ar. Isso poderá ser mais difícil, porque seus músculos da barriga também estão se contraindo. Com o tempo, você aprenderá a fazê-lo sem contrair a musculatura abdominal.
3. Contraia e relaxe o músculo o mais depressa possível, respirando regularmente.
4. Aperte o músculo para baixo, como se estivesse empurrando algo para fora da vagina ou tentando urinar com pressa. Você poderá descobrir que está retendo a respiração, mas procure respirar de modo normal.

Talvez você perceba uma sensação morna ou plena em seus órgãos genitais, enquanto estiver fazendo os exercícios. O importante é não tentar obrigar-se a sentir alguma coisa determinada. Apenas relaxe e concentre-se naquilo que você *está* sentindo. Lembre-se: o propósito destes exercícios é ajudá-la a ter um corpo mais sadio e se ligar em seus sentimentos e sensações da região genital, sejam agradáveis, desagradáveis ou indiferentes. Essa consciência é o primeiro passo para compreender seu corpo e ter algum controle sobre ele e suas reações.

## Com que freqüência fazer os exercícios?

Ache uma hora conveniente todos os dias. Esses exercícios ficam mais fáceis com o tempo, e requerem apenas alguns minutos diários. Na primeira semana, faça cada exercício 10 vezes, duas vezes ao dia.

Continue a fazê-los pelo menos uma vez por dia, durante o resto do programa de crescimento. Na verdade, continuar praticando-os regularmente pelo resto da vida é um meio de manter saudáveis seus músculos vaginais e urinários.

Quando você se sentir à vontade com o que tiver feito neste capítulo (isso pode levar mais ou menos duas semanas), vá para o Capítulo 4.

## *4*

## *Tocar por prazer:*
## *descobrir*

Em que você pensa quando houve a palavra *prazer*? Talvez pense em algo físico — uma massagem, um mergulho na água fria da piscina num dia de verão — ou em algo que envolva sentimentos — antever as férias que estão chegando, a companhia de uma boa amiga, a satisfação de fazer uma coisa bem feita.

Muitas vezes, o prazer pode ser uma combinação de sensações físicas e emoções; saborear uma refeição gostosa, jogar tênis, dar um passeio num dia bonito. O prazer sensual também resulta da interação entre sensações físicas e seus pensamentos, sentimentos e atitudes.

A combinação específica de coisas que evoca sentimentos de prazer em você é exclusivamente sua. Você aprende quais são essas coisas com muitas experiências e descobertas no decorrer de sua vida. Porém, como explicamos antes, não é incomum que as mulheres cresçam com pouco conhecimento sobre a capacidade de seu corpo para sentir prazer sensual e sexual. Sem esse conhecimento, você pode se sentir frustrada, não conseguir expressar suas preferências sexuais. Saber como dar prazer ao seu corpo, e aceitar o prazer que ele pode lhe dar podem ajudá-la a obter o que deseja para si mesma sexualmente.

Qual é sua reação ao pensar em descobrir em seu corpo áreas e formas de tocar que lhe dêem prazer? Para muitas mulheres, essa é uma idéia nova ou que foram ensinadas a ignorar ou inibir. Você pode pensar em seu corpo como algo que deve dar prazer a outra pessoa, e ter prazer com ele talvez lhe pareça um pouco errado ou antinatural. Agora valeria a pena lembrar seus objetivos com esta proposta de crescimento. O crescimento sexual e o desenvolvimento de uma forma mais prazerosa de expressão sexual, com ou sem parceiro, começam pelo autoconhecimento.

Bem, dediquemos alguns minutos àquilo que você já conseguiu até agora. Até o momento, você passou algum tempo pensando em suas atitudes e sentimentos relativos ao sexo. Olhou o seu corpo e descobriu seus contornos e texturas. É provável que você já se sinta à vontade com seu corpo, e mais consciente dele. O passo seguinte é familiarizar-se com regiões particulares de seu corpo e aprender como tocá-las para ter prazer sensual ou sexual. Aprender essas coisas, só suas, ajuda-la-á a ter satisfação sexual e a realizar-se, com um parceiro ou sozinha. Você será capaz de transmitir essas informações a ele (discutiremos isso nos Capítulos 9 e 10) e assim intensificará a qualidade das experiências sexuais para ambos.

Além disso, as pesquisas têm mostrado que, para muitas mulheres, os orgasmos mais fáceis e fortes ocorrem quando dão prazer a si próprias (na masturbação). Para aquelas que ainda não sentiram orgasmo, a masturbação muitas vezes é o tipo de estímulo mais capaz de provocar sentimentos de excitação e orgasmo.

Visto que com a masturbação podem ser obtidos orgasmos freqüentes, com o tempo, a resposta orgásmica passa a ser uma reação com chances de se fixar. O fluxo sangüíneo para os órgãos genitais aumenta à medida que seu corpo descobre essa nova capacidade. Isso significa que o orgasmo pode acontecer com crescente facilidade. Além disso, quanto mais orgasmos você tiver, mais à vontade se sentirá, confiando em si mesma e deixando fluir seus sentimentos.

Há um outro valor, menos óbvio, em se tentar a masturbação, que enfatiza um fato bastante básico e importante: *seu corpo pertence a você, antes de mais nada*. A menos que consiga desenvolver alguma noção de que seu corpo é seu território (que depois você pode escolher dar de presente, compartilhar ou manter para si mesma), você não pode ter uma liberdade de interação sexual genuína com outra pessoa. Parecerá que é outro que possui seu corpo e, quando isso acontece, você provavelmente não sentirá tanto que tem o direito de dizer sim ou não ao sexo, não conseguirá tanto participar do rumo da interação sexual, não tentará tanto atividades sexuais de sua preferência e terá uma chance ainda menor de saber o que quer sexualmente. Aliás, se seu corpo pertence ao parceiro, também seu prazer, sua dor, sua excitação, até mesmo seu orgasmo, são dele. Esse é um poder e uma responsabilidade grande demais para atribuir a outrem. Cria-se, assim, a situação mais favorável de todas para decepção de ambos. De certa forma, portanto, a masturbação é apenas um método para você se apropriar de seu corpo e de suas respostas.

Todavia, conhecer todos os "fatos" e todo proveito a obter não faz necessariamente com que seja fácil, para muitas mulheres, superar sentimentos sobre a masturbação que lhes foram incutidos desde a infância. Muitas vezes, esses sentimentos e atitudes resultam de informações errôneas e de mitos sobre supostas conseqüências nocivas da masturbação. Talvez lhe tenha sido ensinado que masturbação é sinal de imaturidade, algo que você fazia quando criança, mas não deve fazer quando adulta ou depois de casada. Na verdade, muita gente madura pratica a masturbação de tempos em tempos, casada ou não. A masturbação não é "anormal", é apenas uma outra expressão freqüente e natural da sexualidade. A maioria dos homens e mulheres se masturbam em alguma época de sua vida. Ao contrário do que sustentam as velhas crenças, a masturbação não acarreta danos psicológicos ou físicos, mas proporciona uma liberação saudável da tensão sexual e constitui uma boa oportunidade para conhecer (e manter-se em contato com) a sua sexualidade.

Uma preocupação comum é a de que a masturbação possa reduzir o desejo de ter relações sexuais com o parceiro. Não há evidências psicológicas para essa crença, uma vez que a maioria prefere o sexo com alguém por quem sinta atração, à prática da masturbação. Também não há base fisiológica para acreditar nisso, uma vez que não gasta mais energia num orgasmo obtido com masturbação do que com o ato sexual ou com qualquer outra atividade a dois. Aliás, os estudos têm demonstrado que a masturbação pode ter uma influência positiva sobre as relações sexuais com o parceiro. Descobriu-se que as mulheres que, antes de casar, chegam ao orgasmo com masturbação, muitas vezes têm menos dificuldade para ter orgasmo após o casamento. As mulheres que não têm experiências orgásmicas podem ter mais dificuldade em chegar ao clímax com o parceiro.

Por fim, às vezes as mulheres expressam o receio de ficarem dependentes da masturbação; que quererão masturbar-se demais ou que só chegarão ao orgasmo dessa maneira. Em nossa experiência terapêutica com mulheres, não há isso de "sexo demais". O prazer sexual tem limites próprios. Em geral, as mulheres são capazes de usar o que aprenderam com a masturbação para enriquecer suas relações sexuais com seu parceiro. (Formas de fazer isso são discutidas nos Capítulos 9 e 10.) Por terem mais consciência de seu corpo e de sua própria capacidade para responder sexualmente, essas mulheres costumam chegar ao orgasmo com outras formas de estímulo, tais como carícias manuais feitas pelo parceiro ou sexo oral-genital.

Procure deixar suas preocupações de lado por algum tempo, para poder continuar o processo de descoberta e crescimento que você iniciou no Capítulo 2. Com tempo e prática, muitas vezes, uma atividade que no início é difícil ou desconfortável torna-se mais fácil e passa a fazer parte de seu cotidiano. Lembre-se também de que você não é obrigada a adorar se masturbar. Dar-se prazer poderá ser algo que você faça apenas no contexto deste programa de descoberta e crescimento sexual. Ou você poderá optar também por continuar a masturbação após tê-lo completado. Isso cabe a você decidir. Esses exercícios são apenas meios para ajudá-la a chegar onde *você* quer, na dimensão sexual.

# DESCOBRINDO O PRAZER

Comece reservando de 30 a 60 minutos para si mesma. Relaxe da forma mais agradável e eficiente, talvez com um banho ou com exercícios de soltura e relaxamento. Crie uma atmosfera descontraída (luz agradável, incenso ou outros pequenos detalhes que sejam importantes para você). Trate bem de você mesma; deve sentir-se livre para arrumar seu quarto como o arrumaria se um amante real estivesse vindo ao seu encontro. Use alguma loção ou óleo, pode ser talco também, para se tocar. É fácil aquecer o líquido colocando o recipiente em água quente; assim, o lubrificante lhe dá uma sensação gostosa ao ser espalhado pelo corpo. Você pode começar pelas mãos e braços, ou pelos pés e pernas e depois percorrer o resto do corpo. Concentre sua atenção na sensação de suas mãos deslizando pela pele. Massageie-se e toque-se de diferentes maneiras. Procure ajudar seu corpo a se sentir bem, não forçando a sensação de excitação sexual. Deixe que suas mãos toquem os seios e o ventre, bem como a face interna das coxas. Experimente alguns dos diferentes tipos de carícias e formas de tocar que descobriu no capítulo anterior. Seja delicada consigo mesma e procure sintonizar quaisquer sentimentos de prazer que seu corpo esteja lhe dando. Com os olhos fechados, sua atenção pode ficar mais concentrada.

Deixe suas mãos encontrarem os lábios vaginais e o clitóris. Acaricie de leve os lábios e corra os dedos ao lado do clitóris. Massageie com suavidade o clitóris entre dois dedos, ou experimente fazer um movimento circular. Talvez você queira experimentar usar uma ou as duas mãos ao mesmo tempo. Ou, então, com uma mão toque uma parte do corpo e, com a outra, outra parte. Varie as carícias e o ritmo, e passe para novas áreas. Experimente fazer pressão forte e toques leves. Tente descobrir as diferentes partes de seu corpo que lhe dão sensações mais prazerosas, e veja o que acontece nos braços e na parte interior das pernas, nos seios e clitóris. Toque o interior da vagina para ver qual é a sensação. Focalize as sensações: se demore nas áreas que lhe dão sensações gostosas, melhores do que as outras. Compartilhe seu corpo com você mesma. Quando sentir que é hora de terminar, procure massagear suavemente qualquer área tensa, até sentir-se relaxada e com uma sensação geral de bem-estar. Feche os olhos e respire profundamente algumas vezes, inspirando pelo nariz e expirando pela boca.

Como você se sentiu com essa experiência? Você ficou mais à vontade ou menos à vontade do que esperava?

As mulheres têm formas diferentes de reagir ao exercício acima. Você pode ter ficado curiosa, com medo, culpada, enojada, excitada ou nervosa. Talvez tenha tomado consciência de diversos sentimentos. Estes, às vezes, resultam de ficar se observando, quase como se você fosse uma espectadora assistindo à distância o que se passa. Você pode ter pensado que parecia boba ou ridícula fazendo isso ou como reagiriam as outras pessoas se soubessem o que estava fazendo.

Essa tendência de assumir o papel de espectadora é uma conseqüência natural de sentimentos de ansiedade ou constrangimento, e muitas vezes ocorre no início de qualquer processo de mudança. Voltar a concentrar sua atenção no seu corpo e no que ele está sentindo ajudará a lidar com essa tendência de se tornar espectadora. No próximo capítulo você aprenderá outras formas específicas de melhorar sua capacidade para se envolver totalmente quando estiver dando prazer a você mesma.

Você estava esperando (ou estava se forçando a) ficar excitada? É muito fácil ser surpreendida procurando a excitação. Mas isso em geral não dá certo. Ir atrás da excitação sexual faz de você uma espectadora de suas próprias reações, em vez de participante do próprio prazer. Você poderá descobrir-se preocupada com o seu desempenho e obrigando-se a tentar com mais afinco. Isso interfere no prazer que possa sentir.

Por enquanto, procure relaxar e deixe que as sensações corporais se façam sentir. Se neste momento você não tiver consciência das sensações de prazer, tudo bem. Pode ser que leve algum tempo até você aprender a identificar suas diferentes sensações. Procure prestar atenção em qualquer área do seu corpo cujas sensações sejam diferentes das outras, e observe sua reação às diferentes maneiras de se tocar. Em vez de observar o prazer, permita-se reparar nas diversas pressões e sensibilidade.

Se você sentiu repulsa ou aflição muito fortes com essa atividade, deve ir mais devagar. Não se esqueça da razão pela qual é importante ter esse conhecimento sobre você mesma, e dos motivos que a levaram a se envolver com essa proposta de crescimento sexual.

Volte a este exercício quando sentir que quer tentar outra vez. Primeiro relaxe, fazendo um ou mais exercícios de relaxamento, conforme descrevemos no Capítulo 3. No começo, passe apenas alguns minutos dando prazer a você mesma e, aos poucos, vá aumentando o tempo à medida que começar a sentir-se mais à vontade.

Se tiver *sensações negativas repetidas* em suas sessões, examine-as por algum tempo. Os sentimentos negativos — como a raiva, a repugnância, o medo, por exemplo — estão aí por algum motivo. Talvez estejam tentando protegê-la de lembranças ou experiências dolorosas do passado, de alguma forma desencadeadas por essas práticas. Para dar conta da qualidade avassaladora e invasiva desses sentimentos, tente pôr em prática as seguintes medidas: primeiro nomeie os sentimentos (para trabalhar com um só deles por vez). Depois localize-o. Onde é que seu corpo registra essa sensação desagradável? Na boca? Na garganta? No estômago? Concentre sua atenção nessa localização. Você poderia fazer um desenho dessa vivência? Tente, seja mentalmente, seja com lápis e papel. Desenhe com todas as minúcias possíveis. Conforme você focalizar sua localização corporal, é provável que a recordação mude de tamanho e talvez também de forma. Aos poucos, se você continuar focalizando nela sua atenção, seu tamanho diminuirá e sua intensidade se enfraquecerá. Se você continuar tendo dificuldades nesse estágio, talvez seja o caso de tentar algumas técnicas de "reestruturação cognitiva".

## TÉCNICAS DE REESTRUTURAÇÃO COGNITIVA

Um sistema terapêutico chamado *terapia cognitiva* pode ajudá-la se você ainda estiver tendo sensações desagradáveis durante a descoberta e a exploração de seu corpo. Abaixo apresentamos algumas técnicas para seu crescimento e desenvolvimento nessa área:

1. Quando identificar emoções negativas, fique atenta em lhes dar o nome correto. Por exemplo, é realmente repugnância ou nojo o que você sente? Talvez a sensação possa ser descrita, com mais exatidão, como culpa ou vergonha. Esse passo é importante, pois é difícil mudar uma sensação geral como "nojo", ao passo que algo mais específico, como "sentir culpa por causa de um acontecimento em particular", pode ser reavaliado e modificado com mais facilidade.

2. Permita-se refletir sobre a origem dessas emoções. Como foi que você acabou tendo emoções negativas diante de algo tão natural quanto olhar e tocar o próprio corpo? Esses sentimentos costumam decorrer de acontecimentos específicos, da infância e da adolescência, e que determinaram uma espécie de "condicionamento cultural". Muitas mulheres ouviram, sem rodeios — de seus pais, professoras, instrutores religiosos —, que seus corpos não eram "limpos". A curiosidade normal das crianças pelos órgãos genitais pode aterrorizar os pais, que punem os filhos ou os levam a sentir vergonha de seus próprios órgãos genitais ou das brincadeiras corporais da infância.

3. Reavalie as bases de seus sentimentos negativos. Você ainda acredita, racional e intelectualmente, que é errado olhar e tocar seu próprio corpo? Ou essas sensações seriam resíduos irracionais, vegetativos, de experiências negativas muito antigas? Quais são *agora* suas crenças e valores sobre sua sexualidade adulta, em comparação com o que você aceitou sem contestação, quando criança?

4. Crie um conjunto de "afirmações de combate" para ajudá-la a superar emoções irracionais negativas. Uma "afirmação de combate" é uma sentença que você pode anotar e rever algumas vezes por dia, para enfrentar suas emoções negativas, quando elas a invadirem. Eis alguns exemplos:

• "Não há nada de errado ou antinatural em aprender a desfrutar de meu corpo."
• "Não sou mais uma criança. Posso resolver sozinha o que é certo ou errado para mim."
• "As coisas que me aconteceram foram muito fortes para a criança *que eu fui. Agora* sou uma mulher adulta. Posso fazer com que essas coi-

as pertençam mais ao passado do que ao presente. Posso optar por não ser mais controlada por elas."
- "Não tenho mais disposição para deixar que (qualquer um) continue interferindo em minha vida sexual e emocional. Já deixei que decidissem por mim por muito tempo."
- "Agora *eu* estou pronta para resolver sozinha as minhas coisas."
- "Estou olhando para meu rosto (cabelos, olhos etc.). O resto de meu corpo não é diferente. É tudo eu, e posso gostar de tudo."
- "Já sinto prazer com as sensações que percebo em meu corpo quando ando, danço, corro, jogo tênis etc. Sentir prazer corporal desse novo jeito não é assim tão diferente."
- "Meus seios e órgãos genitais são partes minhas que me fazem ser mulher e podem me dar muito prazer. Também são partes de meu corpo que dão prazer ao meu parceiro. O prazer de meu corpo é parte de meu relacionamento amoroso."
- "As mulheres que respeito e admiro valorizam seu corpo e o prazer que se dão e dão aos seus parceiros através dele."
- "As coisas que aprendi sobre meu corpo quando era criança não servem mais. Agora sou uma mulher adulta e posso ter sentimentos e sensações diferentes."

Tente inventar pelo menos dez afirmações de combate que lhe sirvam e digam respeito a questões importantes sobre seus sentimentos negativos. Volte a consultá-las e a refletir sobre elas várias vezes.
5. Pratique afirmações de "eficiência pessoal" e outras que contenham "imagens de domínio". Crie um conjunto de dez afirmações de "eficiência pessoal". Assim como as afirmações de combate, são sentenças que enfatizam suas forças e seus recursos para superar as emoções negativas. Alguns exemplos:

- "Posso fazê-lo. Estou progredindo."
- "Dei o primeiro passo, que é o mais difícil. Agora é só uma questão de tempo."
- "Muitas mulheres já enfrentaram esses sentimentos. Eu também posso."
- "Essa minha parte negativa está aos poucos sumindo, e aquela que quer crescer e mudar está ficando cada vez mais forte."

As "imagens de domínio" implicam em devaneios ou fantasias. Tente fechar os olhos, visualizando-se enquanto consegue olhar, tocar o corpo e ter prazer com essa experiência. Tente realmente "ver" essas imagens, como se estivesse assistindo um filme sobre você. Quando já tiver conseguido imaginar-se e visualizar-se, sem qualquer problema, na descoberta prazerosa de você mesma, tente passar à realidade; quer dizer, tente agir como se já tivesse superado bem todas as sensações e emoções negativas residuais. Repita os exercícios de autodescoberta, como se fosse uma atriz fazendo um filme de crescimento sexual. Muitas vezes, quando as pessoas se comportam "como se" não estivessem sentindo medo ou ansiedade, descobrem que a ansiedade e o medo acabam desaparecendo. Ao agir como se fosse capaz de desfrutar o autoconhecimento sexual, pode descobrir depois que realmente *está* gostando do que está fazendo e sentindo.

## ALGUMAS SUGESTÕES ADICIONAIS

Para fazer de cada exercício uma verdadeira descoberta de prazer, procure variar algumas coisas:

*O lugar.* Se você tiver privacidade em outros lugares, além do seu quarto, experimente-os. Talvez no banheiro, enquanto estiver tomando um banho morno.

*Sua posição.* Você poderá desejar ficar sentada, deitada de costas ou de lado. Talvez goste também de sentir um travesseiro embaixo de diferentes partes de seu corpo.

Algumas mulheres gostam da sensação de apertar fortemente uma perna contra a outra. De vez em quando, é possível chegar ao orgasmo dessa forma. O problema, com este tipo de estímulo, é que, muitas vezes, aquelas que o praticam têm dificuldade para chegar ao orgasmo com o estímulo proporcionado pelo parceiro. Isso faz sentido, uma vez que ele não tem como dar-lhe prazer dessa forma; o ato sexual, em particular, não combina muito com esse estímulo. Posteriormente, quando você conseguir chegar ao orgasmo de outras maneiras, poderá incluir esta. É importante ser capaz de ter sensações de prazer nos órgãos genitais de outras formas, não só apertando as coxas.

Se você tem usado esse tipo de estímulo e acha difícil obter prazer com outros tipos de toque, há várias coisas que você pode experimentar. Uma vez que a pressão das coxas oferece bastante estímulo indireto pelo tensionamento de certos músculos, você pode se concentrar em pressionar a região pubiana com vários dedos, ou com a palma da mão, em vez de estimular diretamente o clitóris e a área vaginal. Ao mesmo tempo, *sem* apertar as pernas uma contra a outra, você pode tensionar as nádegas e os músculos das pernas. Assim, é provável que tenha sensação de prazer e poderá aumentar as formas de ser estimulada. Pode ser que leve algum tempo até que aprenda a apreciar essas técnicas; de modo que seja paciente se as primeiras tentativas não forem tão satisfatórias quanto sua forma anterior de dar-se prazer.

*Use algum tipo de lubrificante suave.* As secreções de sua vagina ou a saliva podem ser agradáveis e contribuir para sua sensibilidade. Tome cuidado, porém, com qualquer produto que tenha perfume ou outros ingredientes fortes. A pele dos órgãos genitais é extremamente sensível, e o álcool ou outros aditivos em loções ou óleos poderão irritar ou arder. Quando estiver percorrendo o *interior* de sua vagina, deverá usar saliva ou suas secreções naturais, a não ser que consiga algum tipo de gelatina solúvel em água. *Não* é bom usar vaselina nem óleos para bebê, porque não são solúveis em água e tendem a interferir com a lubrificação vaginal, que é uma proteção natural contra infecções.

*Varie a quantidade de tempo.* Seja flexível em relação ao tempo. Use de 15 a 30 minutos, concentrando-se em diferentes áreas de seu corpo e dedicando o tempo que lhe parecer necessário para sentir-se bem.

*Procure descobrir outras texturas e outras sensações.* Por exemplo, tente esfregar uma toalha áspera ou uma peça de veludo ou seda pelo corpo. Use sua imaginação, seja o mais criativa possível. Descubra formas de despertar seu corpo — faça com que a "descoberta" seja algo constante — ela vai impedir que seus exercícios se tornem mecânicos ou se transformem num hábito.

*Varie a hora do dia.* Experimente de manhã, à tarde, no começo ou no fim da noite, se puder. Poderá descobrir que seu corpo reage melhor em determinados momentos do dia ou do mês. Muitas mulheres percebem mudanças em sua sensibilidade logo antes ou depois do fluxo menstrual. Descobrir essas informações a seu respeito permitirá que seja mais espontânea, tire proveito das horas boas, sempre que ocorram, e faça os exercícios quando tiver vontade (isso talvez não seja possível com muita freqüência, se você tiver muitas responsabilidades).

Procure repetir esse exercício de descoberta duas vezes na próxima semana. Dedique de 15 a 30 minutos de cada vez. Quando sentir que aprendeu o que desejava sobre as áreas sensíveis e prazerosas de seu corpo, e como tocá-las, passe para o Capítulo 5. Se não se sentir à vontade fazendo esse exercício, ou se não for capaz de distinguir quaisquer sentimentos de prazer, dê mais tempo a você mesma. Deixe passar mais uma semana aqui e depois vá para o Capítulo 5.

# 5
## Tocar por prazer: focalizar

No último capítulo, você aprendeu a ligação entre o toque e o prazer. Nesse ponto, é provável que já tenha avançado um pouco no conhecimento dos pontos de seu corpo que lhe dão mais prazer e dos tipos de toque que mais a atraiam. Mas pode também não ter encontrado qualquer novidade e, independente do que tenha feito, seu corpo simplesmente não dá sinal de sensação de prazer quando você o toca. As mudanças não acontecem de repente: o processo é lento e gradual. Em geral, porém, já tiveram início antes de as termos podido constatar, como acontece, por exemplo, quando emagrecemos ou engordamos antes de conseguirmos medir em quilos a diferença de peso. Sua mudança tem seus padrões próprios e peculiares. O segredo está em respeitar e valorizar as conquistas que você fez, tentando entender e ter paciência com os aspectos que, por enquanto, parece que a estão driblando. Lembre-se, as mudanças começam a acontecer antes mesmo que nos conscientizemos delas.

Este capítulo lhe dará a oportunidade para aumentar sua capacidade de dar prazer a você mesma. Conversaremos sobre como você poderá reduzir a incidência de pensamentos que a distraem ao se dar prazer, e ajudaremos a entrar no estado de espírito favorável às suas descobertas. Por exemplo, vamos falar sobre alguns exercícios corporais que você pode fazer para se sentir fisicamente mais solta e ágil e, também, para sentir-se mais à vontade com a excitação e o movimento, durante a relação sexual. Vamos também descrever outros exercícios que as mulheres vêm considerando valiosos para aumentar a capacidade para focalizar sensações sensuais-sexuais.

Continuando suas sessões de autodescoberta, você começará a se sentir mais à vontade para tocar seus órgãos genitais visando ter prazer. Os toques possibilitarão que entenda melhor como os diversos tipos de estímulo a afetam, em momentos diferentes. Claro que você não descobrirá tudo isso na primeira vez. Seu corpo poderá responder com alguma diferença a cada vez, mas sempre lhe dará a informação sobre o que gosta ou não de sentir. Permita-se pelo menos de três a quatro sessões para ficar à vontade e aprender as várias formas de se estimular.

Quando você sentir de fato que está sendo difícil entrar no clima de dar-se prazer, talvez fique um pouco desanimada. Mas ter dificuldades nesta fase é uma reação útil e significativa. Você está aprendendo uma coisa importante: nessas vezes, em que parece não estar conseguindo nada, procure descobrir *por que* está sendo difícil. Aconteceu alguma coisa nesse dia que a deixou aborrecida? Está sentindo que o tempo é pouco? Os seus pensamentos estão vagando? Enquanto você tenta identificar o ponto em que seu progresso parece se tornar mais lento, damos sugestões sobre os vários aspectos problemáticos mais freqüentes.

Algumas mulheres têm comentado que não têm certeza se estão sentindo prazer ou não, em particular quando estão tocando seus órgãos genitais. Uma delas disse: "É diferente, mas não tenho certeza se é agradável ou neutro". Uma outra comentou: "Apenas sinto uma espécie de nervosismo quando me toco aqui (no clitóris)". Se essas sensações e sentimentos forem novos para você, poderá achar difícil classificá-los de início. Quaisquer que sejam, no entanto, continue descobrindo-os (enquanto não forem dolorosos) e deixe que continuem; não importa que a diferença ou o prazer que você sente sejam muito pequenos. Dê a você mesma bastante tempo, e escolha várias ocasiões diferentes para desenvolver os estímulos de que gosta. Se chegar a sentir prazer ou excitação sexual por alguns segundos e depois a sensação desaparecer, não se preocupe; isto é um padrão natural, especialmente quando você está começando a ter novos sentimentos e sensações sexuais.

## COMEÇANDO

Veja se consegue reservar 30 minutos, agora ou um pouco mais tarde. Arrume tudo de modo a ter certeza de que terá algum tempo para si mesma, ainda hoje. Toque várias partes de seu corpo e, então, comece a focalizar as áreas mais prazerosas, inclusive seus órgãos genitais. A partir daí, continue, simplesmente deixando que os sentimentos e as sensações agradáveis fluam, com os toques que dão certo.

Quando terminar, pense nas seguintes perguntas:

*Quais foram as partes mais difíceis neste exercício?* Procure identificar o que aconteceu e aquilo que parece lhe causar problemas. Algumas dificuldades comuns são: a) entrar no clima de se dar prazer. Você está se proporcionando uma hora sem interrupções, cansaço ou pressão para fazer qualquer outra coisa? b) você acha difícil sentir-se sensual estimulando seus órgãos genitais. Talvez isso lhe pareça mecânico e não consiga identificar uma carícia que seja mais gostosa do que as outras. Pode ser que esteja esperando muito progresso em pouco tempo. Procure ter mais paciência consigo mesma e veja se consegue descobrir suas próprias formas de tornar a experiência mais sensual.

Pode ser também que você continue tendo alguns sentimentos negativos em relação à idéia de se masturbar e isso pode impedi-la de usufruir o prazer assim obtido. Também demora até você aprender a lidar com suas restrições relativas à masturbação. Ela continua parecendo artificial? Você teme que se passar a praticá-la, gostará mais dessa do que de outras formas de atividade sexual? Tente se lembrar de que a masturbação não é o objetivo de seu crescimento sexual; é só uma técnica segura para aprender mais sobre o corpo e seus mistérios, em termos de sensibilidade e prazer. Talvez, ao terminar esse trabalho de crescimento sexual e pessoal, você nunca volte a se masturbar de novo. Talvez passe a se masturbar com freqüência. Quem decide, porém, é *você*, não a masturbação. Mesmo que aqui estejamos focalizando a sexualidade como uma categoria independente de sua vida, ela não o é. A sexualidade é parte da sua forma de se expressar como pessoa e é improvável que, de repente, ela domine e controle todos os outros aspectos de sua vida.

Quaisquer que sejam, porém, as restrições que você tenha em relação a se masturbar, elas são importantes e reais; e você não precisa se livrar delas por completo para continuar descobrindo como dar prazer a você mesma. Em vez disso, sugerimos que, por enquanto, pense em todas as coisas positivas que pode estar conseguindo quando aprende a se masturbar; por exemplo, sentir-se relaxada, sentir prazer, ficar mais sensual. Focalize sua atenção nas vantagens potenciais.

*Quais estímulos foram mais eficazes em lhe proporcionar prazer?*
Quando é que você nota o máximo de sensibilidade ou sensação, durante quais carícias, pressões, ritmos, e em que parte de seus órgãos genitais o estímulo é mais agradável? As sensações boas, em geral, vão e vêm: assim sendo, se você notar um lugar entorpecido ou desconfortável, passe para outra parte do corpo.

*Você está preocupada se vai ou não sentir excitação?* Essa talvez seja uma das preocupações mais tentadoras e menos proveitosas durante a auto-estimulação. Quando você perceber que está "assistindo" mentalmente suas próprias reações físicas, procure interromper esses pensamentos e voltar a focalizar os sentimentos e sensações provenientes de seu corpo. Deixe sua atenção concentrar-se inteiramente nos pontos específicos, nos quais sua mão e seu corpo estão em contato, deixando que outros pensamentos ou sensações deslizem para longe do foco de sua percepção consciente.

Nem todas as suas sessões de autodescoberta serão iguais. Algumas vezes, você sentirá que nada está acontecendo; em outras, sentirá que progrediu. Esse é um processo natural de crescimento pelo qual todo mundo passa, de modo que não se force se as coisas parecerem lentas. É importante não comparar as sessões. Procure ver cada uma como uma oportunidade para aprender a se conhecer. Isso nem sempre é fácil, em especial se você sente que não está progredindo. Se, de fato, chegar a ter a sensação de que tudo está sendo difícil, ou que não está se sentindo recompensada, procure fazer o seguinte: a) pense nos pequenos detalhes, e tente ver "pequenas coisas" que correram um pouquinho melhor do que nas vezes anteriores — pode ser apenas a sensação de estar mais à vontade ao se tocar ou de apreciar um estímulo diferente, que não tinha percebido antes. Valorize-se por qualquer aspecto que revele algum crescimento, mesmo que pequeno; b) pense no que pode aprender com aquilo que a desapontou. Pense no que fez com que ficasse desapontada; será que suas expectativas não eram muito elevadas? Você se esforçou demais? Teve dificuldade em se concentrar ou em entrar no clima de se dar prazer? Estava aborrecida com alguma outra coisa quando começou? Identificar possíveis fontes de interferência já é um começo; fazer alguma coisa em relação a elas é algo que virá com tempo e paciência.

## COMO FOCALIZAR E DESFRUTAR O PRAZER DADO A SI MESMA

As sugestões seguintes foram incluídas para ajudá-la a se envolver mais com suas experiências — tanto mental quanto fisicamente — e a se sentir mais sintonizada com seu corpo. Em primeiro lugar, falaremos sobre alguns exercícios de "soltura" sensual. Depois, conversaremos sobre o foco sensorial, como meio de sintonizar mentalmente suas sensações físicas. E, por fim, falaremos um pouco sobre literatura erótica e fantasia.

### *Exercícios de "soltura"*

Os exercícios seguintes vão ajudá-la de várias maneiras. Em primeiro lugar, você estará usando os músculos envolvidos em atividades sexuais, de modo que os exercícios vão fortalecê-los, ajustando-os à tensão física que acompanha a excitação sexual. Além disso, alguns dos exercícios permitirão que pratique certos movimentos que ocorrem durante a atividade sexual. Sentir-se livre para se mover durante a relação sexual pode ser muito importante para ajudá-la a se soltar, tanto no plano emocional como no físico, e a desfrutar sua sexualidade. Além disso, os exercícios costumam ajudar as pessoas a se sentirem melhor em relação a elas mesmas. Por exemplo, algumas simplesmente se sentem mais "vivas"; isso talvez signifique que você venha a se sentir mais ágil ou vigorosa se continuar a praticá-los. Eles também têm uma vantagem psicológica: você sentirá ter mais controle sobre seu corpo. Se achar que esses aspectos dos exercícios são importantes, inclua os que lhe oferecemos aqui em seu programa diário. Na bibliografia, recomendamos alguns excelentes livros de exercícios.

Os exercícios de alongamento que vêm a seguir destinam-se a ajudá-la a se mover com mais liberdade e sentir-se mais descontraída. Todas temos músculos enrijecidos. Em alguns casos, eles podem de fato estar refletindo uma tensão psíquica mas, em outros, simplesmente nunca foram usados ou alongados. Certos exercícios são posturas comuns de ioga, enquanto outros são usados em propostas como a da bioenergética.

O melhor seria você usar roupas folgadas ou, se preferir, ficar totalmente despida. Para alguns exercícios, seria bom ter um espelho grande, encostado na parede ou numa cadeira perto de você, para poder observar como seu corpo se movimenta. Mas não fique olhando o espelho o tempo todo, enquanto praticar os exercícios. Sua atenção deve estar concentrada na sensação que o movimento lhe proporciona, não em seu aspecto estético. No começo, talvez você se sinta desajeitada ao fazer os exercícios; procure não se preocupar em fazê-los com perfeição. O mais importante é repeti-los diversas vezes e concentrar-se em suas sensações físicas, durante e após sua execução. Decida por si mesma quantos quer fazer e quanto esforço vai despender. Modifique o que for cansativo demais e, aos poucos, vá reintroduzindo as partes mais difíceis. Se tiver problemas físicos, como dor nas costas, por exemplo, tome cuidado especial com os movimentos que exigem esforço exagerado desses músculos problemáticos. Se ficar preocupada, consulte seu médico antes de começar a fazer os exercícios.

*Inspirar-Expirar* — Nossa forma de respirar varia com o nosso estado emocional. No início das sessões, você tenta manter uma respiração plena e equilibrada para ajudar seu corpo a ficar relaxado. Comece então: deixe a boca entreaberta. Ao inspirar, deixe que os pulmões e o estômago se encham totalmente, depois expire. Solte tudo. Faça uma pausa natural. Comece de novo agora. Periodicamente, verifique se não está retendo a respiração. Segurar o fôlego ou respirar de modo superficial pode ser um sinal de tensão ou de esforço exagerado, o que pode tornar difícil focalizar e desfrutar sensações físicas.

*Exercícios para o peito* — Para soltar esta zona de tensão, deite-se de costas. Ao inspirar profundamente, erga os braços até que fiquem sobre a cabeça, formando um grande arco. Ao expirar, volte os braços à posição inicial. Repita cinco vezes, inspirando (braços sobre a cabeça) e expirando (baixando os braços). Depois inverta: expire enquanto ergue os braços e inspire abaixando-os. Repita cinco vezes e, por fim, repita o exercício na primeira forma. Como você se sente? O que nota em relação ao seu corpo?

Você poderá sentir um ligeiro formigamento nas mãos e no rosto. É exatamente isso que se espera que você sinta. Deixe essas sensações acontecerem, são parecidas com o formigamento que pode ocorrer depois do orgasmo. Muitas vezes, o formigamento acontece depois de exercitarmos nosso corpo mas, em geral, ignoramos essa sensação. O que queremos é que você a sintonize, da mesma forma como mais tarde irá sintonizar as sensações de excitação sexual.

*Tensão no pescoço* — Coloque os dedos atrás do pescoço e procure sentir qualquer tensão nos músculos situados na borda inferior do crânio. Essa região, tanto como a testa, muitas vezes se combinam para causar mal-estar e até dor de cabeça.

Para aliviar esta tensão, você precisará de uma pequena bola dura. Deite-se no chão, ponha a bola sob a nuca e descanse o peso da cabeça sobre ela. Agora faça a cabeça rolar para a frente e para trás. Relaxe o máximo que puder. Continue respirando fundo.

Para a testa, faça o toque "dos óculos". Com o polegar ou o indicador acaricie as sobrancelhas, passando pelas têmporas até a parte de cima das orelhas. Continue acariciando de leve os olhos, imaginando toda a região que seria ocupada por um par de óculos. Faça o mesmo movimento dez vezes.

*Báscula da pelve* — Este exercício tem múltiplas finalidades. Ao fazê-lo, você talvez reconheça os movimentos do ato sexual ou o movimento que faz quando se dá prazer. Ele pode ser feito deitada ou sentada, e serve para ajudar a soltar a parte inferior das costas. Nesse exercício, combinam-se respiração profunda e movimentos pélvicos. Algumas mulheres também descobriram que serve para diminuir as cólicas menstruais.

Deite-se de costas. Ao inspirar, mova a pelve para trás arqueando a parte inferior das costas; ao expirar, deixe a pelve voltar para a frente, encostando bem essa parte das costas no chão. Tente realizar o movimento bem devagar, mantendo a pelve empinada e depois relaxando-a. Pôr as mãos nos quadris durante o exercício pode ajudar. Faça durante cinco minutos, sem pressa, e lembre de coordenar a respiração com os movimentos de báscula.

*Balanço da pelve* — Para tomar maior consciência de suas sensações pélvicas, deite-se de costas com os joelhos levantados. Tire os quadris do chão e balance a pelve. Tente fazer o mesmo deitada de bruços; pode ser interessante usar as mãos para erguer um pouco o corpo. Também ajuda apoiar os pés na parede enquanto realizar o movimento.

*Levantar a pelve* — Esse exercício comum do ioga lhe dá a oportunidade de praticar um pouco mais os movimentos pélvicos.

Deite-se de costas com as pernas dobradas e os joelhos para cima. Ao inspirar, leve a pelve para trás, arqueando a parte inferior das costas. Ao expelir o ar, erga a pelve ligeiramente, uma vértebra de cada vez, começando pelo cóccix, até que ela fique toda fora do chão. Continue até ficar apoiada nos ombros e nos pés. Volte desenrolando a coluna, de forma lenta e suave. Repita essa seqüência dez vezes. Vá com calma. Se sentir algum desconforto ou dor, pare.

Como você se sente com esses exercícios? Se não conseguiu fazer todos, não desanime. Dê um tempo. A maioria das mulheres se sente desajeitada no começo. Alguns exercícios podem ter sido difíceis para você e outros, fáceis. Agora, pare um momento e pense em como você se sentiu *durante* os exercícios. Sentiu-se bem? Sentiu-se emocionalmente incomodada com algum dos movimentos? Talvez porque movimentos ativos no sexo sejam uma experiência nova para você e esteja insegura, sem saber como quer se expressar e agir.

Se você achou esses exercícios proveitosos, se fizeram seu corpo se sentir bem, faça-os sempre que lhe parecer apropriado. Sua finalidade é colocá-la em contato com alguns prováveis sentimentos negativos e desconfortáveis em relação ao ato sexual. Por exemplo, pode ter lembrado que certas posições durante o ato sexual tornaram a relação desconfortável ou desagradável para você. Procure ver esses exercícios como uma forma suplementar para modificar padrões de conduta que não a satisfaziam no passado. Eles são uma forma de praticar movimentos específicos, que poderão prepará-la física e mentalmente, antes que você se envolva de fato numa atividade sexual.

## Foco sensorial

Esse exercício serve para lhe dar prática em acompanhar suas sensações corporais internas. Ajudará a lidar com pensamentos que a distraem e, também, pode ser usado para fazê-la relaxar e sentir-se mais disposta a prosseguir com a sessão de autodescoberta.

Comece deitando-se num quarto confortável e sem distrações. Feche os olhos e focalize os sons desse quarto. Procure distinguir todas as nuances possíveis e dedique alguns minutos a essa concentração, antes de continuar.

Quais foram os sons que você conseguiu focalizar? Talvez tenha reparado nos ruídos dos automóveis passando, no barulho do motor da geladeira, nos sons de sua respiração. Quando começou a se concentrar nesses sons, provavelmente passou a ter menos consciência de outras sensações, como, por exemplo, o que as suas mãos estavam sentindo. Isso acontece porque a atenção é como uma lanterna. Ao jogar luz sobre uma certa coisa, ela fica mais clara e as demais tendem a desaparecer no segundo plano. Ao fazer esse exercício, gostaríamos que você focalizasse partes específicas de seu corpo. Talvez você queira que alguém leia para você as instruções, desde que seja alguém com quem você se sente à vontade. Você também pode resolver gravar em fita a seqüência. Em ambos os casos, observe um ritmo lento entre cada etapa, para ter tempo de praticar a focalização.

*Exercício de foco sensorial* — Feche os olhos e relaxe. Você está de fato se sentindo confortável? Veja se consegue sentir-se mais confortável ainda, mudando um pouquinho a posição do corpo. Agora tome consciência de sua respiração. Sinta o ar entrando pelo nariz ou pela boca, descendo pela garganta até os pulmões. Perceba detalhadamente como o seu peito e sua barriga se mexem, à medida que o ar entra e sai dos pulmões. Se você notar que sua atenção está vagando por outros pensamentos, volte a focalizá-la na respiração.

Comece pelos pés. Concentre-se nas sensações dos artelhos e do arco dos pés. Mexa os dedos e todo o pé. Estão quentes, frios, tensos, soltos, formigando, pesados, leves? Passe para os tornozelos, barriga da perna, joelhos. Faça isso bem devagar dando a cada parte do corpo um minuto de sua atenção total.

Agora focalize seus órgãos genitais. Você tem consciência das sensações dos grandes e pequenos lábios, do clitóris e da vagina? Contraia os músculos vaginais. Focalize as sensações que isto produz em seus órgãos genitais.

Passe para as mãos. Elas estão tensas ou relaxadas? Concentre-se nos lugares onde as mãos e os braços estão em contato com o chão ou com a cama.

Passe para os ombros, o pescoço e a cabeça. Procure focalizar sua percepção sobre cada região de seu corpo em separado. Você está ciente de alguma sensação de peso ou tensão? O couro cabeludo está tenso ou relaxado? Quais são os cheiros que sente?

Agora volte à respiração. Focalize-a por alguns minutos. Inspire profundamente algumas vezes e fique apenas desfrutando a sensação de relaxamento.

Quando tiver terminado, pense nas seguintes perguntas: 1) Como se sentiu depois desse exercício: relaxada, sonolenta, calma, alerta? 2) Você achou que sua mente ficou vagando por outras coisas, que precisava ficar trazendo-a de volta para o corpo? 3) Foi mais difícil focalizar os seus órgãos genitais do que as outras partes do corpo?

Você pode fazer isso diversas vezes *antes* de seus exercícios de masturbação. Várias mulheres descobriram que esse pode ser um bom início para suas sessões de autodescoberta. Concentrar-se nas sensações e nos sentimentos de seu corpo, deixando o mundo externo do lado de fora por alguns minutos, é um começo importante para conseguir envolver-se com o prazer que pode se dar.

## Literatura Erótica

As duas partes anteriores deste capítulo apresentaram formas que podem ajudá-la a focalizar sentimentos e sensações sexuais e sensuais de seu corpo. Entretanto, ler ou olhar material erótico também pode ajudar, tanto a se colocar num estado de espírito favorável quanto intensificar suas sensações eróticas. Parte do crescimento sexual consiste em explorar diferentes formas de expressão sensual-sexual. Temas eróticos são expressos de muitas maneiras através da música, da arte, da literatura e da fotografia. A palavra *erótico* significa que algo sexual é sugerido ou retratado no conteúdo, o que pode evocar sensações sexuais na pessoa que está vendo ou lendo. Consideramos o erotismo uma forma positiva de aumentar a excitação sexual e informá-la sobre o que a deixa excitada ou não.

Assim como muitas outras mulheres, você pode se sentir excitada vendo figuras eróticas ou lendo histórias eróticas em certas revistas. Como é que você se sente quando isso acontece? Não será de surpreender se seus sentimentos estiverem misturados. Um dos motivos disso é que, por muito tempo, acreditou-se que o romance, e não o sexo, era o elemento desencadeador da excitação na mulher. Em outros termos, esperava-se das mulheres que se afastassem, sentissem repulsa ou incômodo diante de informações sexuais explícitas e, em lugar disso, preferissem histórias de sentimentos profundos e recíprocos e enredos amorosos. Na realidade, isso pode ser verdade para algumas mulheres (como veremos em certos relatos na próxima seção). Contudo, as pesquisas que vêm sendo feitas a partir de 1970 sem dúvida têm demonstrado que as mulheres podem ficar sexualmente muito excitadas com histórias, filmes e fantasias de conteúdo sexual explícito. Por exemplo, quando ouvem uma fita que mostra duas pessoas fazendo amor, elas em geral ficam excitadas, independentemente de haver ou não idéias românticas na cena. Isso não significa que temas românticos (tais como envolvimento profundo, paixão, declarações de amor) também não sejam atraentes para as mulheres. Significa, não obstante, que temas estritamente eróticos, que apenas descrevem duas pessoas tendo prazer numa relação sexual, são tão excitantes sexualmente para as mulheres quanto to para os homens. Assim, se no passado você ficou excitada com cenas sexuais em filmes e livros ou se tentou impedir que isso ocorresse porque acha que as mulheres não devem ficar excitadas, tenha em mente que não há nada de errado com você. Faz sentido você sentir uma espécie de ligação com os sentimentos e sensações dos personagens. Ao longo de seu crescimento você pode ter incutido sentimentos de culpa, constrangimento e vergonha em relação a material erótico, com medo de não ser considerada feminina ou por achar que tinha uma sexualidade exagerada. Você até mesmo pode ter evitado qualquer contato com o erotismo. Ou pode ser que você tenha visto alguns exemplos de temas eróticos que a fizeram sentir-se mal e até mesmo repugnada. É verdade que há muito material pornográfico que pode provocar esse tipo de reação e, a partir dessas experiências, você pode ter concluído que todo material erótico causa aversão. Mas nem todo tipo de informação erótica atrai indistintamente a todos. Não espere, por isso, ficar automaticamente excitada diante de um primeiro nu. É bom saber selecionar. Apesar disso, tente encarar o uso de material erótico como uma forma ocasional de intensificar seu prazer sexual e aceite o fato de que recorrer a esse tipo de material é normal e sadio. Mantendo-se aberta e disposta à autodescoberta, você poderá modificar algumas de suas antigas atitudes e descobrir um pouco mais a respeito da própria sexualidade.

Embora isso talvez a surpreenda, pode levar algum tempo até você conseguir reconhecer que reage com excitação às informações eróticas. As mulheres são muitas vezes ensinadas a ignorar ou, no mínimo, a não admitir suas sensações sexuais. Na realidade, as pesquisas vêm demonstrando que algumas delas parecem desconhecer inteiramente as respostas sexuais de seu corpo. Outras costumam confundir a excitação sexual com sentimentos neutros, de latejamento genital ou com sensações incômodas de tensão corporal. Uma mulher que estava em terapia sexual interpretou a ereção do bico de seu seio como sinal de que estava com frio (e não excitada), embora estivéssemos no verão.

Quando a mulher lê material erótico ou é visualmente estimulada nesse sentido, há uma variedade de fatores que pode reduzir sua percepção consciente da excitação física. O primeiro deles é que, em geral, a atenção está menos no corpo do que no material observado; por isso, a mulher simplesmente só se dá conta da excitação quando ela fica bem forte. Em segundo lugar, pode ser que você não saiba o que é que há para sentir; algumas mulheres descreveram as mais variadas sensações, entre as quais é comum alguma forma de pressão, latejamento, pulsação, aquecimento da região genital. Em terceiro lugar, como já mencionamos, outros sentimentos — como preocupação, constrangimento, culpa — podem tornar-se fortes o bastante para mascarar a sensação de excitação sexual ou então para retardar o ritmo corporal da excitação, ou ainda para fazer a mente ignorar a excitação física, mesmo que ela exista. Talvez você precise lembrar-se de que não sofrerá danos se ler ou olhar material de natureza erótica: seu uso, nesse momento, é apenas instrumental. Trata-se de um agente de focalização, para que sua mente se concentre em pensamentos e imagens sexuais que estarão cooperando de maneira significativa com suas sensações sexuais físicas.

Incluímos aqui uma lista de livros e revistas que compilamos, perguntando a opinião de várias mulheres sobre que tipo de leitura era para elas sexualmente excitante. Embora os chamemos de "eróticos", nem todos são explicitamente sexuais. Alguns (como *A Mulher do Tenente Francês* e *Suave é a Noite*) são peças românticas e sugestivas, mas não explícitas. Outros (como *O Chefão*) incluem agressão, violência e sexo. Algumas dessas leituras podem atraí-la, outras não. Da mesma forma, algumas das figuras nas revistas podem dar-lhe prazer, outras serão neutras e outras ainda serão desagradáveis. A maioria dos livros, filmes e revistas se dirige ao público masculino, de modo que você provavelmente terá que procurar um pouco para achar algo que de fato a atraia. Muitos dos livros no gênero são anunciados em revistas ou é fácil encontrá-los em livrarias, bancas de jornal, supermercados ou adquiri-los pelo reembolso postal. Outros só podem ser encomendados ou comprados em livrarias especiais. Se você tiver oportunidade, e se sentir à vontade para ir comprar, faça-o. Se não, há muitas outras formas de consegui-los.

Livros*
*Boys and Girls Together*, de William Goldman
*Candy*, de Maxwell Kenton
*Os Insaciáveis*, de Harold Robbins
*Casais*, de John Updike
*Diário de Anaïs Nin*, de Anaïs Nin
*O Doutor Jivago*, Boris Pasternak
*Fanny Hill*, de John Cleand
*As Flores do Mal*, de Charles Baudelaire
*Forbidden Flowers*, de Nancy Friday
*The Fountainhead*, de Ayn Rand
*The Four-Gated City*, de Doris Lessing
*The Fox*, de D. H. Lawrence
*A Mulher do Tenente Francês*, de John Fowles
*O Chefão*, de Mario Puzo
*O Grupo*, de Mary McCarthy
*The Happy Hooker*, de Xaviera Hollander
*Os Prazeres do Sexo*, de Alex Comfort
*O Kama Sutra*, de Vatsayana
*O Amante de Lady Chatterley*, de D. H. Lawrence
*Little Birds*, de Anaïs Nin
*Love Poems*, de Anne Sexton
*Madame Bovary*, de Gustave Flaubert
*Mais Prazeres do Sexo*, de Alex Comfort
*My Life and Loves*, de Frank Harris
*My Secret Garden*, de Nancy Friday
*Myra Breckinridge*, de Gore Vidal
*The Pearl*, Anônimo
*The Perfumed Garden of the Sheikh Nefzaoui*, Anônimo
*A Caldeira do Diabo*, de Grace Metalious
*Romeu e Julieta*, de William Shakespeare
*O Casal Sensual*, de Robert Chartham
*A Mulher Sensual*, de "J"
*Filhos e Amantes*, de D. H. Lawrence
*The Story of O*, de Pauline Reage
*Suave é a Noite*, de F. Scott Fitzgerald
*Trópico de Câncer*, de Henry Miller
*O Vale das Bonecas*, de Jacqueline Susann

* Procuramos indicar os títulos das obras em português, quando possível.

*A Virgem e o Cigano*, de D. H. Lawrence
*Mulheres Apaixonadas*, de D. H. Lawrence

Revistas
"Oui"
"Penthouse"
"Penthouse Forum"
"Playboy"
"Playgirl"
"Viva"

*Sessões de autodescoberta* — Procure passar cerca de 30 a 45 minutos se exercitando pelo menos três vezes por semana. Folheie literatura erótica ou qualquer revista que tenha figuras que possam despertar seu interesse sexual. Você pode começar estimulando-se enquanto lê ou olha as figuras, esperar até que surjam algumas sensações boas (por exemplo, palpitação ou formigamento) nos órgãos genitais ou, simplesmente, até que tenha vontade de se tocar. Se achar que a leitura ou as figuras a estão distraindo, atrapalhando seu prazer, deixe-a de lado e focalize toda a sua atenção em suas sensações físicas.

Você também pode ler um texto erótico durante o dia e só ficar excitada mais tarde, quando pensar no que leu. Veja então se consegue encontrar um lugar onde possa ter privacidade e procure se auto-estimular.

Mais uma vez, repetimos que a literatura erótica é um estimulante. Procure usá-la algumas vezes; se gostar, continue usando com a freqüência que quiser. Poderá ficar preocupada com a possibilidade de vir a gostar demais ou até ficar dependente. Procure encarar isso como algo especial, que está fazendo para si mesma, neste momento. Enquanto está aprendendo o que a excita, pode ser que queira ler passagens de livros eróticos ou olhar figuras eróticas mais vezes do que desejará depois. Tudo bem. Isso também constitui uma descoberta de sentimentos, sensações e experiências novas.

## Fantasia

Outra coisa que pode ajudá-la a focalizar seu corpo e suas sensações corporais é a fantasia. Às vezes, você pode achar que seu corpo não está respondendo ao estímulo porque sua cabeça está em outro lugar. Como dissemos antes, o prazer sexual significa envolver seu corpo e sua mente. A fantasia é um meio para conseguir isso.

Todas nós já fantasiamos muitas vezes. Podemos estar sentadas, lendo ou trabalhando, quando, de repente, percebemos que a mente ficou vagando e estamos devaneando. Sonhos e devaneios são uma forma de fantasia. A diferença é que, quando estamos sonhando, temos pouco controle consciente sobre o conteúdo do sonho, mas, nos devaneios, temos a oportunidade agradável de criar ou recriar uma cena conscientemente.

Como você se sente quando elabora uma fantasia de conteúdo sexual? Você acha isso fácil ou difícil ou nunca tentou fazê-lo deliberadamente? Algumas mulheres acham que é mais fácil fantasiar, mas isso se aprende. Assim como você acaba se sentindo à vontade com sensações e sentimentos sexuais, fantasiar significa aprender a descontrair quando tem pensamentos sexuais que a levam realmente a se soltar. Isso quer dizer que você precisa se sentir basicamente bem consigo mesma e ter vontade de confiar em si mesma.

Às vezes podemos ter medo *daquilo* que fantasiamos. O que significará fantasiarmos sobre outra pessoa que não seja nosso marido ou companheiro, ou termos fantasias sobre uma coisa que, na vida real, não gostaríamos de fazer nem faríamos? Você poderá sentir (ou talvez tenha sido ensinada) que pensar em fazer uma coisa é tão ruim quanto fazê-la de fato. Se você tem esses receios e deseja enfrentá-los, talvez ajude saber que a fantasia sexual é uma atividade normal e natural. Fantasiar não significa necessariamente que você fará o que fantasiou. Na realidade, o bonito da fantasia é que ela dá liberdade para experimentar várias situações sexuais, além dos limites da realidade.

Se suas fantasias envolvem fazer algo sexual com outra mulher, isso não significa, automaticamente, que no recesso do seu ser você prefere a mulher como parceira sexual. Ou, se suas fantasias incluem orgias, pessoas forçando-a a atividades sexuais contra sua vontade (enquanto está amarrada, por exemplo), isso não significa que haja algo errado com você. Essas fantasias são bem comuns entre as mulheres, e gostar delas não significa que você seja imatura, pervertida ou que, necessariamente, faria essas coisas se se apresentasse uma oportunidade real. Na verdade, as fantasias são uma forma de reviver situações, comportamentos e experiências prazerosas e agradáveis; servem para expressar nossa criatividade e para satisfazer nossos desejos naturais de variedade, novidade e excitação.

Os livros *My Secret Garden* ou *Forbidden Flowers*, de Nancy Friday, são coletâneas de fantasias femininas. Você provavelmente terá uma porção de reações diferentes ao lê-las. Algumas fantasias irão surpreendê-la, outras a farão rir, algumas a deixarão excitada e outras, decididamente, não servirão para você. Mas gostaríamos que você tivesse uma idéia da imensa quantidade de fantasias femininas. Esperamos com isso que você se sinta mais à vontade explorando suas próprias fantasias, vendo como elas se desenvolvem e se modificam com o tempo.

Por serem fantasias de mulheres, elas têm um significado especial para você. Se você tem um parceiro, talvez queira que ele leia esses livros; mas não fique surpresa se as reações dele forem diferentes das suas. Compartilhar pode ser uma experiência boa, na medida em que você não julga, nem avalia ou impõe expectativas ao outro (veremos mais sobre isso nos Capítulos 9 e 10). Por outro lado, você poderá não ter vontade de compartilhar com ele suas fantasias ou suas reações a estas

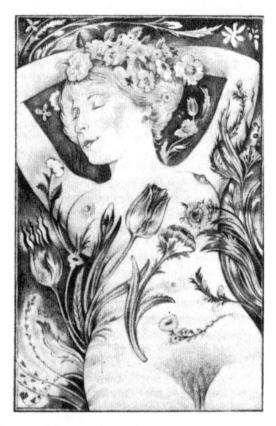

fantasias. Isso também não é problema. Você pode ter o seu próprio "jardim secreto".

Durante o restante deste programa de crescimento, gostaríamos que você tentasse desenvolver e usar a fantasia sempre que estiver dando prazer a si mesma. Depois que estiver relaxada e confortável, brinque com algumas idéias que possam se tranformar em fantasias agradáveis.

Se atualmente você tem um parceiro sexual, talvez queira imaginá-lo em sua fantasia. Feche os olhos e finja que ele está acariciando todos os seus pontos favoritos e que está disposto a lhe dar prazer da forma como você quiser. Deixe sua imaginação voar.

Você pode fantasiar uma ocasião real, em que fez amor com alguém. Deixe sua mente levá-la de volta; deixe-se ficar nas coisas sexualmente gostosas que vocês fizeram. Talvez seja bom recordar o maior número possível de detalhes; onde vocês estavam, como tiraram a roupa, o que disseram um ao outro, como você sentiu a pele e o cabelo dele, como vocês dois se movimentaram, e assim por diante.

Há muitos temas comuns nas fantasias, em geral, apreciados pelas mulheres. Um deles é ser forçada a uma relação sexual. A idéia de ser forçada pode ser expressa de muitas maneiras. Às vezes, esse tema não envolve cooperação alguma por parte da mulher; por exemplo, algumas mulheres imaginam que estão sendo violentadas. Esse mesmo tema também pode incorporar alguma cooperação por parte delas. Um bom exemplo seria uma cena em que a mulher está sentada num restaurante. Um homem a aborda, eles se sentem atraídos um pelo outro, vão a um lugar onde podem ficar a sós, e o homem força a mulher a ter uma relação sexual, enquanto ela manifesta uma paixão recíproca, mas bastante contida.

Por que a idéia de ser forçada é atraente para tantas mulheres? Ninguém sabe ao certo, mas há diversas explicações. Uma delas é o fato de as mulheres receberem mensagens contraditórias sobre sua sexualidade. Em geral, são ensinadas que é importante serem sexualmente atraentes, mas também são ensinadas que devem a certa altura dizer não. Em outras palavras, as mulheres devem parecer sexuais, mas não devem *ser* de fato sexuais. A fantasia oferece uma boa solução para esse dilema; a mulher que é forçada a ter uma relação sexual não tem quase escolha ou qualquer responsabilidade pelo que acontece. Ser forçada elimina o sentimento de culpa relacionado a demonstrações ativas da própria sexualidade.

Outra explicação para a popularidade do tema da imposição da força é que "ser possuída" sexualmente pressupõe que a mulher é desejável. A mensagem cultural, tanto para a sexualidade masculina quanto para a feminina, é que ser desejável e/ou sexualmente irresistível são coisas muito importantes. O ato de forçar poderia indiretamente significar que a mulher é tão atraente sexualmente que o homem não pôde se controlar. (É claro que sentir-se irresistível não significa que a força deva, necessariamente, aparecer em suas fantasias. Você pode se imaginar provocando ou estimulando vários homens numa situação em que *você* controla o que acontece.)

Outro tema comum incorpora elementos mais "românticos" a uma cena sexual. Freqüentemente, as mulheres se imaginam tendo um caso clandestino com uma pessoa famosa ou importante. A pessoa fantasiada pode ser alguém que você conhece ou viu no teatro ou no cinema. Imaginar que está fazendo amor com alguém do cinema pode ser especialmente fácil, uma vez que a maioria dos filmes inclui alguma cena sexual.

Outro tema que muitas mulheres consideram excitante é ter um papel sexualmente ativo. Você poderá descobrir que gosta de se imaginar controlando um encontro sexual, escolhendo um parceiro de sua preferência, tomando a iniciativa de uma atividade sexual com ele, deixando-o excitado, provocando-o a ponto de quase atingir o orgasmo várias vezes antes de deixá-lo chegar ao clímax, fazendo-o pedir mais, sendo capaz de levá-lo a fazer qualquer coisa por você. Você pode expandir isso para vários homens diferentes, controlando a todos conforme seus desejos. O papel ativo durante uma fantasia dá às mulheres a oportunidade de expressar o que não é culturalmente aprovado: tomar a iniciativa e dirigir (até mesmo dominar) um encontro sexual.

Nas suas tentativas de desenvolver fantasias, você pode começar lembrando uma cena de um filme de que tenha gostado muito, e acrescentar suas próprias preferências a essa cena. Ou, se for melhor para você, pode começar lendo sobre fantasias de outra pessoa, ou trechos eróticos ou, talvez, olhando algumas figuras que considere sexualmente atraentes. Ao entrar mais na fantasia, conseguindo visualizá-la com clareza de detalhes, comece a se tocar. A certa altura, pode deixar de lado o livro e continuar sozinha a fantasia.

## O contexto da fantasia e do material erótico

Nesse ponto das explorações pessoais de sua sexualidade, esperamos que você já possa discernir materiais eróticos de fantasia. No entanto, como as mulheres têm dificuldades ocasionais com estímulos eróticos necessários para ficarem excitadas, debateremos algumas das questões mais comuns já levantadas.

*Erotismo e pornografia não são a mesma coisa? Pornografia não diz respeito a sexo sujo, mulheres que não prestam, homens pervertidos?* Pornografia tornou-se um termo de ordem legal e, portanto, muda conforme o sistema legal. *Erotismo* diz respeito mais a materiais pertinentes ao amor e ao sexo, com alguma qualidade literária e artística, ao passo que *pornografia* abrange os conteúdos mais pesados, nos quais o sexo é enfatizado como algo independente de outras coisas. Na realidade, as duas palavras têm sido usadas como sinônimas, uma vez que ambas incluem descrições sexuais explícitas que têm como meta aumentar o nível de excitação ou de desejo do observador. Preferimos o termo erotismo porque a maioria das mulheres que conhecemos têm usado essa expressão e mostrado preferência pelo tipo de material que se encaixa nessa definição.

Toda pornografia diz respeito a sexo. Uma parte desses materiais (como a maioria das outras obras de ficção) também se refere à degradação humana, à hostilidade contra as mulheres, à destrutividade e à humilhação. Talvez você deseje evitar esses materiais, porque é inevitável que dêem alguma espécie de apoio a sentimentos negativos que você talvez alimente a seu próprio respeito enquanto ser sexual.

Há materiais eróticos em que o sexo não significa violência, hostilidade ou degradação das mulheres.

*Pode haver o risco de alguém abusar do erotismo?* O problema está, é claro, em definir o que se entende por *abuso*. Se a pessoa utilizar esses estímulos a ponto de eles interferirem no resto de sua vida (como provocar faltas no trabalho, na escola ou prejudicar as oportunidades de contato sexual interpessoal recíproco), é provável que então estejam senso usados em demasia. Nunca registramos um caso como esse dentre as centenas de mulheres com as quais trabalhamos para seu crescimento sexual.

*Quais problemas poderiam sobrevir para a mulher que usa o erotismo ou se vale de determinados temas para fantasiar?* Certa mulher que atendíamos estava particularmente perturbada porque só conseguia ficar excitada se seu marido lesse para ela certo trecho do livro *The Story of O* quando faziam amor. Tinha medo de mudar esse ritual, porque já faziam uso dele há dez anos e sempre tinha dado certo. Sentia-se prisioneira de suas imagens eróticas e precisava delas para tornar sua imaginação mais flexível e aumentar a confiança em sua capacidade de responder ao estímulo sexual. Nesse caso, também o marido precisou mudar a abordagem sexual da esposa.

Outra possibilidade é a mulher atormentar-se quando se dá conta de que só fica excitada quando tem a imagem mental de algo que é intelectualmente repugnante para ela, por exemplo, uma fantasia em que é humilhada.

Essa combinação, de devoção viciada ou *exclusiva* e uma fantasia muito *destrutiva*, é sinal de que a tensão sexual associou-se a sentimentos muito negativos relativos ao sexo e à própria mulher. Pode ser proveitoso o exame minucioso dessa questão com um terapeuta experiente.

Ainda outra possibilidade é a familiaridade que se tenha com as figuras das fantasias. Em suas tentativas de efetuar mudanças na prática de sua sexualidade com o parceiro, algumas mulheres conseguem integrá-lo às fantasias, mas outras não, pelo menos no começo. Nesses casos, costumamos recomendar atores, atletas ou outras figuras públicas que acham atraentes. Várias pesquisas indicam que Robert Redford, Paul Newman e Tom Selleck são os personagens mais freqüentes nas fantasias femininas. Embora seja muito normal sentir alguma atração sexual por outros homens além do parceiro atual, as fantasias que incluem esses homens podem gerar conflitos ou culpa que podem inibir o crescimento sexual. Em outras palavras, é improvável que você sinta culpa por ter uma fantasia sexual envolvendo Robert Redford, mas permitir-se devanear com o marido de sua melhor amiga ou até com o vizinho do lado, pode fazê-la sentir-se desconfortável ou vulnerável, em vez de ajudá-la a aprender mais a respeito de sua capacidade de reagir ao estímulo sexual. Uma outra vantagem do uso de um amante imaginário na fantasia é que você tem a liberdade de imaginá-lo ou de imaginar-se fazendo coisas que não realizaria na "vida real". Se você descobrir que só tem fantasias freqüentes e insistentes com um conhecido, pelo qual já se sente bastante atraída e interessada, então isso pode significar que está na hora de reavaliar alguns aspectos gerais de seu atual relacionamento, seja com o companheiro seja com um terapeuta.

Um último comentário sobre o "contexto" do erotismo e da fantasia erótica. A fantasia romântica e sexual é praticamente incessante quando a pessoa é novata em questões amorosas. Pensar o tempo todo no namorado e imaginar toda espécie de atividades conjuntas são estados normais da mente quando as pessoas estão nos primeiros estágios da paixão.

## Sugestões para expandir sua capacidade de fantasiar

1. Uma fantasia não precisa ser uma história elaborada e coerente. Ela pode ser apenas uma série de imagens breves (uma cena específica, um olhar, um rosto, um toque) que tenham algum significado para você.
2. O que a excita não precisa ser algo explicitamente sexual. Pode ser algo mais romântico e sensual, tal como a idéia de alguém acariciando de leve seu rosto ou segurando-a forte, ou a surpresa provocada pelo toque de alguém.
3. Pequenos detalhes, muitas vezes, podem ser importantes para a criação de uma fantasia. Procure descobrir que elementos são importantes para você. As mulheres que descreveram as partes excitantes de suas fantasias citam a idéia de seu parceiro ficar muito excitado quando estão fazendo amor; a imagem dele chegando ao orgasmo; ele fazendo tudo, durante quanto tempo for preciso, para lhe dar prazer (por exemplo, meia hora de estimulação oro-genital ou uma hora inteira de penetração); fingir que está fazendo amor em outro lugar: no meio do mato, debaixo d'água, na neve, numa praia; ou imaginar sexo espontâneo, como, por exemplo, ter uma relação no instante em que você entra pela porta, sem sequer tirar a roupa (você pode fazer com que isso seja gostoso, mantendo algumas peças de roupa enquanto se estimula).
4. Procure também associar seu exercício de foco sensorial com uma fantasia. Por exemplo, ao se concentrar nas sensações das coxas, toque-as nessa região e imagine que o seu parceiro de fantasia está fazendo as carícias.

Depois de ter tentado algumas vezes pôr em prática as sugestões acima, você provavelmente achará mais fácil e gostoso fantasiar durante suas sessões de autodescoberta.

## ANTES DE CONTINUAR

Procure praticar cinco ou seis vezes nas próximas duas semanas, usando fantasia, literatura erótica, foco sensorial e exercícios de soltura. Você pode tentar uma ou duas dessas técnicas de focalização de cada vez, e dessa maneira começar a ter uma idéia daquelas que são mais agradáveis.

# 6
# Prosseguindo

Ao chegar nesse ponto de nosso programa, você já aprendeu a passar mais ou menos meia hora por dia se dando prazer. Embora talvez já tenha conseguido ficar muito excitada, é provável que ainda não tenha tido um orgasmo. Não se assuste. Você já aprendeu muita coisa sobre o seu corpo e como ele reage, e precisa apenas de um pouco mais de tempo para descobrir outras coisas. Porém, vamos nos certificar de que não há outros problemas ou sentimentos interferindo.

Você acha difícil entrar no clima adequado para suas sessões? Você sente que, às vezes, preferiria não despender esse tempo consigo mesma? A maioria das mulheres vivencia reações como essas de vez em quando; mas se você acha que isso está acontecendo com muita freqüência em seu caso, precisa parar para pensar nas prováveis causas. Pense na diferença entre as vezes em que você gosta de sentir a sua sensualidade e sexualidade e as vezes em que não gosta. Será que a diferença está em como você passou o dia? Isso muitas vezes afeta a maneira de nos relacionarmos com os outros e como nos sentimos em relação a nós mesmas. Se você teve um dia agitado, sentiu-se pressionada ou brigou com alguém, não é de surpreender que possa ter dificuldades em focalizar sua atenção em si mesma de forma prazerosa. Uma coisa que pode fazer é deixar sua sessão para outro dia. Ou então pode tentar arranjar algum tempo para relaxar. Procure fazer isso à noite, pois esta é uma hora em que você pode ficar sozinha se quiser e pode se descontrair. Um banho de imersão, um lanchinho, ler alguma coisa ou dar uma passada nos exercícios de relaxamento, são coisas que, juntas ou em turnos, podem ajudá-la a esquecer o dia que teve.

Exemplo: Uma de nossas clientes, Evelyn, estava tendo bastante dificuldade em se motivar para suas sessões. É casada, tem dois filhos pequenos e está com 31 anos. Parou de trabalhar como artista comercial quando teve as crianças. Tentou começar suas sessões à tarde, enquanto as crianças dormiam, mas descobriu que sua mente não se concentrava o suficiente. Em outros momentos, percebia-se evitando sua sessão, preferindo pintar ou ler. Quando conversamos com Evelyn, ficou clara sua dificuldade em sair do papel assexuado de mãe, pensar em sua sexualidade e sintonizar seu desejo e seu prazer sexual. Depois de identificado o cerne do obstáculo, Evelyn reestruturou suas sessões. Passou a distribuí-las por momentos do dia em que estava mais consciente de si como ser sexual e não tanto como mãe. Para ela, tais ocasiões ocorriam, por exemplo, depois de ter feito um programa com o marido, ter saído para comprar perfume ou lingerie ou até mesmo após ter jogado tênis.

*A hora do dia que você escolhe para suas sessões influi na qualidade de suas descobertas?* Se você estiver reservando uma hora no fim do dia, é provável que esteja se sentindo física ou mentalmente esgotada. Você até pode chegar a sentir que se dar prazer nessa hora é apenas uma coisa a mais a fazer antes de poder relaxar. Se você estiver encarando sua hora de descobertas sob este ponto de vista, nada do que você fizer será muito agradável; ficará se apressando, querendo terminar logo e, depois, talvez se sinta culpada ou acabe lamentando o tempo perdido.

Se você acha que isso está acontecendo, procure mudar a hora de suas sessões de autodescoberta. Talvez durante o dia, se você estiver em casa sozinha, ou no fim da tarde, se você arranjar uma hora livre, podem ser momentos propícios. As manhãs também podem ser ocasiões oportunas: por isso veja se consegue reservar-se duas vezes por semana e veja se isso lhe convém.

Exemplo: Sharon era uma mulher casada, de 26 anos, e um filho. Trabalhava muitas horas como gerente de vendas e também se empenhava bastante em seu crescimento sexual. Tinha elaborado um programa bastante rígido de sessões de masturbação, que cumpria todas as noites e, apesar disso, não estava conseguindo sentir-se muito excitada nessas oportunidades. Estava com raiva por não estar mudando sexualmente, apesar de todo o esforço. Muito devagar, foi conseguindo perceber que as sensações sexuais não podem ser forçadas; a mudança de padrões sexuais deve acontecer gradativamente, em acordo com as demais exigências da vida. Sharon parou de agendar suas sessões para a noite, porque nessa parte do dia em geral estava cansada, irritada e estressada. Em lugar da lição obrigatória, começou a deixar que suas sessões acontecessem de forma espontânea, quando tivesse vontade. A partir de então, as sessões começaram a ser mais nos fins-de-semana, quando se sentia mais descontraída e descansada. Obedecendo seu ritmo natural, começou a progredir de fato e a valorizar as reações de seu corpo, conseguindo sintonizar cada vez mais sua excitação sexual.

*Você tem mais prazer em suas descobertas quando está se sentindo bem consigo mesma?* Ter sentimentos positivos para consigo mesma provavelmente facilita o lidar com suas prováveis restricões em dedicar algum tempo só para se dar prazer. Fica mais fácil sentir que você merece esse tempo e que tem o direito de gastá-lo consigo.
Quando se sente mal consigo mesma, tudo fica mais difícil. Você fica pensando nas outras coisas que deveria estar fazendo ou se pergunta por que está mal consigo mesma; ou ainda, suas velhas dúvidas em relação a si própria e a sua sexualidade poderão voltar a perturbá-la.
Infelizmente, a maioria passa a vida lutando para se sentir melhor consigo mesma. Temos tendência a nos comparar com as outras ao julgar nosso próprio valor. O exemplo mais óbvio é a preocupação da maioria das mulheres com a aparência física. Mas há muitos outros aspectos em que podemos sentir que as nossas próprias expectativas não estão sendo correspondidas; por exemplo, no nosso emprego ou no esforço que fazemos para criar bem nossos filhos. Pode ser que você ache difícil aceitar-se como é. Pode ser que você seja mais crítica consigo mesma do que qualquer outra pessoa. Será que você tem uma "voz interior" que vive lhe dizendo "Não faça isso, não pense aquilo" ou "Você não deve fazer assim" ou, ainda, "Como foi capaz de uma coisa dessas?"?
Uma vez que todas temos alguma coisa que gostaríamos de mudar ou melhorar, a maioria carrega seus críticos interiores para toda parte. Mas se você *nunca* consegue corresponder às suas próprias expectativas, é preciso reexaminá-las; é também preciso aprender o que fazer para se sentir melhor consigo mesma. Na Bibliografia, indicamos alguns livros que outras mulheres acharam úteis. Se a autocrítica está lhe causando muita preocupação nesse momento de sua vida, isso poderá estar contribuindo para suas dificuldades em conseguir se envolver em suas autodescobertas.

Exemplo: Madeline, uma mulher de 47 anos, estava tendo problemas com sua autocrítica, que inibia sua excitação nas sessões. O problema era seu peso que, na ocasião, estava mais ou menos 12 a 13 quilos acima do ideal. Durante as sessões, percebia-se focalizando sua aparência, e não sua sensação de prazer e excitação. Várias coisas cooperaram para que Madeline superasse esse obstáculo. Começou a participar de um programa de dieta e exercícios: o simples fato de ter começado a trabalhar em seu peso fez uma grande diferença para sua auto-estima. Mais importante ainda, ela começou a questionar a noção de que precisava ser uma mulher "nota 10" para desfrutar o sexo. Os pais de Madeline tinham sido pessoas muito críticas e exigentes e, sem percebê-lo, ela havia adotado a mesma atitude para consigo mesma. Acabou descobrindo que era uma mulher atraente, sensual, um pouco gorda como tantas outras, e que seu valor como pessoa estava mais vinculado a outras coisas, não tanto a seu peso. Devemos mencionar que, para ela, era mais difícil mudar o que sentia e pensava a seu respeito do que emagrecer (ela acabou perdendo cinco quilos apesar de ter interrompido a tentativa de emagrecer).

*Outra coisa que pode estar interferindo em suas sessões é o que você acha sobre estar reservando um tempo só para si.* Talvez você esteja fazendo os exercícios às pressas porque se sente culpada, acha que está sendo egoísta e roubando tempo que deveria dedicar à sua família e a outras obrigações.

Talvez você não sinta que é justo dedicar-se algum tempo porque está muito mais acostumada a dá-lo aos outros. Isso é verdade para a maioria das mulheres. Somos criadas com a idéia de que ser uma boa pessoa significa fazer coisas para os outros e que a satisfação de nossa família, marido, filhos e amigos é muito mais importante do que a nossa própria. Entretanto, às vezes, nós todas sentimos a necessidade de descobrir algumas coisas que *nos* dêem prazer, e isto faz parte de nosso desejo de realização e auto-expressão. Essas coisas contribuem para um crescente senso de identidade feminina e pessoal; se não tivermos chance de nos desenvolver, o mais provável é alimentarmos ressentimentos. Se está fazendo coisas para você, haverá maior possibilidade de que o tempo dedicado aos outros seja agradável e recompensador.

O que isso significa para você? Sua expressão sexual é, sem dúvida, uma parte de sua identidade e você precisa e merece ter tempo para desenvolvê-la. Qual é a razão que você está se dando quando sente que não pode, que não merece esse tempo? Está superatarefada servindo os outros? Ou porque simplesmente não se sente à vontade? Procure pensar de novo nos motivos, considerando quais são, de fato, suas prioridades de crescimento e mudança. Pode ser que você às vezes tenha que se recordar que merece esse tempo para poder se desenvolver (tanto sexualmente quanto sob outros pontos de vista) e se tornar a pessoa que deseja ser.

Talvez você não se sinta à vontade para reservar algum tempo para suas sessões individuais porque sente que seu parceiro, marido, filhos se ressentem da hora que você passa sozinha. Se você tem filhos com idade suficiente para compreender sua necessidade de privacidade, pode ajudar ensinar-lhes que *todo mundo* tem direito a ficar um pouco sozinho. Eles não precisam saber o que você está fazendo nessa hora. Você pode estar lendo, descansando, tomando um banho para relaxar ou permitindo-se uma sessão de prazer. Veja se consegue arranjar algum tempo para si mesma, durante o dia, algumas vezes por semana, em que as crianças respeitem sua necessidade de ficar só.

Se você sente que seu marido ou parceiro não está à vontade com suas sessões, procure conversar com ele. Veja se consegue entender seus receios e preocupações e procure tranqüilizá-lo. Essas horas que você passa sozinha são importantes para ambos, uma vez que o que você está aprendendo irá melhorar suas relações sexuais com ele.

Talvez uma de suas preocupações seja que a masturbação faça você perder a vontade de ter relações sexuais com seu parceiro. Na verdade, a masturbação não reduz o desejo de ter relações sexuais com outra pessoa. De fato, como dissemos antes, as mulheres que chegam ao orgasmo através da masturbação têm maior probabilidade de chegar ao orgasmo com o parceiro. Assim, aprender a desfrutar sensações sexuais e sensuais fará com que a relação sexual com outra pessoa seja mais gostosa. A maioria das mulheres descreve a experiência do orgasmo durante a masturbação como diferente do orgasmo obtido na relação amorosa com o parceiro. Ambos são gostosos e diferentes. Chegar ao orgasmo através da masturbação pode enriquecer a qualidade do relacionamento sexual que você tem com ele.

Exemplo: Antes de iniciar este programa de crescimento, Kim, uma mulher de 24 anos, achava que sexo era desagradável. Só fazia amor com Robert, com quem estava vivendo e a quem amava muito, quando ele estava quase no ponto da frustração. Em outros momentos, recusava-se ou, simplesmente, não correspondia às iniciativas dele. Depois de ter realizado algumas etapas deste programa, descobriu — para sua surpresa — que estava apreciando suas sessões de masturbação. Aí começou a se sentir culpada: o coitado do Robert tinha suportado toda sua falta de interesse sexual e, agora, ela estava gostando de suas práticas de prazer solitário; ela se permitia vários desses momentos e continuava desinteressada pelo sexo com o parceiro. Depois, percebeu que suas sessões individuais eram apenas os passos preliminares de um processo de mudança que, em última instância, seriam a oportunidade de uma boa vida sexual para ambos. Mas ainda precisava de mais um pouco de trabalho individual, com um tempo dedicado somente a si. Quando discutiu a questão com Robert, surpreendeu-se de novo ouvindo-o dizer: "Tudo bem. Esperei muito tempo. Posso esperar mais um pouco". Nem todos os homens reagiriam dessa forma. Alguns se sentem isolados da parceira e se preocupam. Sua sensibilidade pode ser sinal de seu envolvimento e de sua preocupação, e demonstrações de apoio e incentivo podem ser muito valiosas para a mulher se manter no programa.

*Como é que você se sente atualmente em relação ao seu parceiro sexual?* De vez em quando, a mulher diz que evita suas sessões porque, quando as realiza, sente-se invadida por sentimentos negativos e críticos para com o parceiro sexual. Se isso estiver acontecendo com você, pode haver vários motivos: o mais evidente é que as diferenças entre vocês dois não estão sendo resolvidas e ficam remoendo em seu pensamento. Outra razão é que a raiva que você possa ter dele, ou de outros homens, e pensou já ter sido superada, não está recebendo o devido reconhecimento e, por isso, não está sendo bem trabalhada. Por outro lado, é possível também que seus sentimentos negativos para com o sexo, em geral, estejam sendo focalizados e transmitidos ao parceiro.

Se houver raiva e conflitos não-resolvidos em seu relacionamento, talvez você precise dedicar algum tempo à mudança da relação (propomos algumas diretrizes gerais para conflitos no Capítulo 9, mas elas têm uma relação direta com questões de natureza sexual; talvez não sejam adequadas a conflitos mais graves). No entanto, não é obrigatório que você primeiro tenha que resolver as questões da relação; você pode colocá-las em segundo plano, enquanto desenvolve suas próprias sensações sexuais. Se achar que não pode fazer isso, pergunte-se por quê. Talvez esteja alimentando o pressuposto de que, sejam quais forem as mudanças sexuais que ocorrerem, você terá que partilhá-las — e de alguma forma, será forçada a ser sensual. Ninguém quer fazer as coisas, sexuais ou não, sentindo que se espera uma certa atuação e um determinado tipo de reação afetiva. Portanto, faz sentido que essa pressão interna interfira com a atitude exploratória que preside suas sessões. De fato, não há obrigatoriedade de aprendizagem em termos de sentir-se mais sensual. Você não *tem* que fazer nada a respeito. Por algum tempo, isso pode significar a estipulação de um limite imaginário entre suas sensações sexuais quando está sozinha, e quando está com outra pessoa. Por outro lado, talvez você queira reduzir o ritmo das experiências e exercícios que estamos sugerindo, até que se sinta mais à vontade com as diferenças entre "suas" sensações e sentimentos e os "dele".

Anne, uma de nossas clientes, veio apenas a quatro sessões de terapia. No início, disse que estava tendo dificuldade para encontrar tempo para suas sessões (ela trabalhava numa equipe de construção civil de estruturas leves). Vivia com seu namorado, Ron, há três anos, numa casa com outras pessoas. Ambos trabalhavam bastante, e não passavam muito tempo conversando (ele também estudava engenharia de computação, depois de trabalhar o dia todo). Quando, finalmente, começaram a conversar e Anne progrediu um pouco, ambos descobriram que eram pessoas muito diferentes e que nunca tinham pensado juntos numa forma de resolver os problemas e as diferenças de relacionamento que havia entre eles. Isso assustou Anne e ela decidiu interromper a terapia. Levou o livro, no entanto, e disse: "Acho melhor não ter que falar a respeito; só quero ir em meu próprio ritmo". Provavelmente esse foi um passo acertado, pois a vinda às consultas terapêuticas impunha, de modo indireto, uma pressão para que ela mudasse. Ela também sentiu que era cedo demais, para ela e Ron, darem conta de todos os outros problemas de relação que tinham permanecido ocultos enquanto trabalhavam para transformar a parte sexual de sua relação.

*O que você está sentindo em relação à sessão, ainda antes de começar, também influi naquilo que vai acontecer. Você tem algum sentimento especial antes de começar? Você espera pelo momento de ter sua hora de descobertas, ou sente alguma relutância, desejo de acabar logo com isso?* Sentir relutância não é fora do comum nessa fase do crescimento sexual. Já mencionamos que uma parte de sua pessoa está insegura a respeito do que significará tornar-se orgásmica, e quais mudanças poderão eventualmente ocorrer em sua vida. Talvez você tema que o orgasmo seja tão poderoso que não consiga controlá-lo, ou que, ao se soltar, se entregar totalmente à sensação, esteja dando ao parceiro algum poder ou controle sobre você.

Uma vez que a maioria de nós foi ensinada a manter o controle (em particular a respeito de qualquer coisa relacionada a sexo), é difícil para nós pensarmos em expressar ou soltar nossas emoções mais intensas. Quando você era criança, alguma vez lhe disseram: "Não chore", "Fique quieta", "Não seja tão infantil", "Comporte-se como um adulto"? Todas essas mensagens são uma coisa só: "Controle-se!". Após tantos anos controlando-nos exageradamente, é possível entender por que nos sentimos tão sem contato com nossas emoções e sentimentos, e por que chegamos a considerá-los vergonhosos ou perigosos, passando a ignorá-los ou negá-los. Por exemplo, o medo que as pessoas têm de expressar coisas consideradas negativas. Se nos disseram, quando éramos ainda crianças, "Não diga isso", "Isso é horrível!" ou "Como você pode dizer isso para sua mãe (pai, irmão)!", começamos a encarar nossos sentimentos, em particular os negativos, como armas poderosas.

As mulheres descrevem esse medo do sexo de muitas maneiras. Uma mulher descreveu esse sentimento como uma sensação de estar à beira de um precipício. Se ficasse um pouco mais excitada, temia cair. Talvez você sinta que está se interrompendo toda vez que chega a um determinado ponto de excitação. Você percebe que há momentos em que quase diz para si mesma: "Esfria, esfria"?

O primeiro passo para superar esses medos é aprender a confiar em si mesma. Talvez você tenha notado que, ao ficar excitada, ocorrem mudanças em seu corpo. Por exemplo, um aumento de tensão muscular, respiração mais intensa, o desejo de fazer movimentos seguidos com os quadris. Essas mudanças parecem tomar conta de você. À medida que o orgasmo se aproxima, as mudanças se intensificam, bem como o desejo de continuar a estimulação. A sensação é que o seu desejo físico está se apoderando de sua pessoa. O orgasmo de fato envolve respostas físicas incontroláveis, mas nem todas as mulheres mostram suas reações da mesma forma. Algumas apenas suspiram e têm pequenos tremores durante o orgasmo, outras gemem ou gritam e remexem o corpo todo; há também aquelas mulheres cujo corpo fica tenso com a excitação e a tensão sexual. Até numa mesma mulher, as reações corporais variam de um orgasmo a outro. O próximo exercício destina-se a ajudá-la a enfrentar seus receios quanto à sua forma de expressar o orgasmo. *Gostaríamos que você o fizesse, mesmo que atualmente não sinta esses receios.*

101

## ORGASMO ENCENADO

Chamamos esse exercício de *Orgasmo Encenado*. Gostaríamos que você elaborasse a fantasia de um orgasmo bem intenso e a encenasse. Reserve de 30 a 60 minutos para fazer o exercício. Comece dando-se prazer, como costuma fazer. Na primeira vez, comece encenando o orgasmo após ter-se dado prazer mas *antes* de ficar muito excitada. Mova-se, contraia os músculos, fique deitada bem rígida, faça movimentos pélvicos, emita ruídos, tudo que lhe pareça realmente exagerado. Solte gemidos, arranhe, dê socos na cama, grite, quanto mais exagerado melhor. Se quiser, pare de se masturbar; ou pode também continuar, enquanto finge seu "orgasmo". Nas primeiras vezes, é provável que você se sinta desajeitada, mas ficará cada vez mais fácil com a prática. Lembre-se, a sua forma de atuar não é a que apareceria numa situação natural, nem a que deveria ser. Nesse exercício, finja que você é a estrela de sua própria fantasia orgásmica. Faça o exercício duas ou três vezes na próxima semana (pelo menos uma vez por sessão de autodescoberta). No

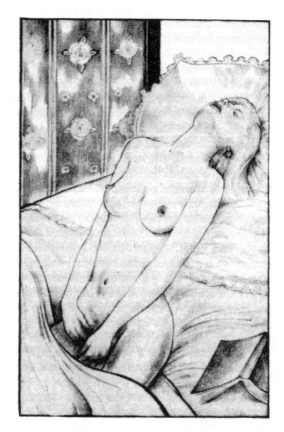

final da semana, acreditamos que você já vai estar cansada desse exercício, mas um pouco mais segura de si. Você também poderá ter descoberto onde tinha medo de se soltar, que movimentos ou sentimentos temia deixar acontecer. Após ter feito o exercício, responda essas perguntas: Você teve consciência de quaisquer pensamentos ou sentimentos que a perturbaram em relação ao exercício? Talvez você associe a idéia de ser orgásmica à de ser promíscua. Quando você pensa em ser desinibida e capaz de reagir sexualmente, o que lhe vem à cabeça? Você tem medo de que ocorram mudanças enormes em sua vida? Que você pensará todo tempo em sexo e desejará ter relações sexuais muito constantes? Esses medos decorrem de antigas experiências, que nos levaram a acreditar que o sexo era ruim e que as sensações sexuais podiam facilmente fugir ao nosso controle. Sentir a própria sexualidade significava, em geral, guardar segredo e sentir-se culpada. Ao crescer, a maioria de nós provavelmente recebeu advertências contra as relações sexuais; fomos ensinadas a nos preocupar com a nossa reputação e com a perda do respeito próprio. Ser uma pessoa sexual ficou associado a ser leviana ou promíscua, a não ser respeitada pelos outros. Não ser sexual ficou associado a boa moça, com aquela que os outros respeitariam e valorizariam.

Você não é mais uma menina, mas pode ser que ainda sinta alguns conflitos quanto a "crescer" sexualmente. Dado o tipo de educação que a maioria de nós recebeu, é natural sentir-se um tanto ambivalente sobre as mudanças. É provável que, em algum lugar de seu coração, você esteja preocupada com o que vai sentir a respeito de você mesma, com o que o parceiro vai pensar de você, com o que os outros sentirão a seu respeito. Algo que pode ajudar é rever o passado, o tempo em que estava crescendo e começando a namorar, e então perceber que a maneira como se sentia a respeito do sexo não precisa mais ser o que você sente hoje. Quantas de nós não disseram "Eu vou fazer isto de maneira diferente com a minha vida, com meu marido, meus filhos, meu trabalho, minhas amigas", e assim por diante? Nós aprendemos com a experiência de nossos pais e colegas; quando ficamos adultas, podemos escolher se queremos guardar ou descartar os hábitos, as atitudes e as crenças que nos foram ensinados. É possível decidir por si mesma como quer se sentir em relação ao sexo na vida adulta. Se você quiser vê-lo como algo positivo, que a faz sentir-se bem consigo, poderá aprender a se sentir assim. As coisas que tem feito ao seguir esse programa servem para isso. Dê a você mesma a chance de mudar.

## SUAS RESPOSTAS FÍSICAS

Mesmo que já tenha aprendido bastante sobre seu corpo, pode ser que ainda esteja se sentindo um pouco ansiosa quanto a ter seu primeiro orgasmo. Será que conseguirá tê-lo? Quando acontecerá? Qual será a sensação?

Nesse estágio, é natural ficar com o orgasmo constantemente na cabeça; mas preocupar-se com ele ou tentá-lo exageradamente de fato poderá impedi-la de senti-lo. Preocupação e ansiedade interferem nas respostas naturais do corpo, e podem impedi-la de concentrar-se nas sensações de prazer e excitação. O orgasmo é, na verdade, um reflexo que ocorre se o seu corpo for estimulado por tempo suficiente e do jeito que lhe agradar. Da mesma forma como você, às vezes, consegue controlar o espirro ou a tosse, também é possível reprimir a ocorrência de um orgasmo. Às vezes, você poderá perceber que está tão preocupada pensando se vai ou não sentir um orgasmo que passa ao papel de espectadora. Nessas ocasiões, perceberá que se observa procurando descobrir qualquer sinal de excitação; claro que, quanto mais você ficar se observando, menor é a probabilidade de se sentir excitada. A melhor coisa a fazer nessas ocasiões é voltar a focalizar sua atenção naquilo que está sentindo; em outras palavras, tentar restabelecer contato com o corpo e com o que ele está lhe dizendo. Os exercícios de focalização sensorial do capítulo anterior ajudarão a fazê-lo. Lembre-se que sentirá o orgasmo quando não houver pressão para que o sinta. Você não pode se obrigar a ter uma ereção. O que você está aprendendo agora são formas de deixar seu corpo sentir o orgasmo. É só uma questão de tempo.

Pensar em vivenciar um orgasmo, provavelmente, fez com que você ficasse mais consciente de algumas preocupações. Porém, mais uma vez, é normal que você esteja um pouco ansiosa quanto a esta experiência. A maioria de nós não tem idéia do que esperar, exceto o que lemos em livros e revistas ou vemos em filmes. Infelizmente, às vezes esses são fontes de informações imprecisas. Sentimos que é importante para você ter alguma compreensão de como seu corpo responde ao estímulo e à excitação. As fases de resposta sexual descritas aqui baseiam-se na pesquisa de Masters e Johnson sobre a sexualidade humana. É provável que você já tenha notado algumas das reações que vamos descrever; no entanto, várias mudanças se dão internamente.

Olhe para o desenho dos órgãos genitais femininos na fase anterior à excitação. Nesse estado, a vagina não é um canal aberto. Ao contrário, as paredes vaginais quase se tocam. Elas são incrivelmente elásticas e se moldam de forma a acomodar o pênis ereto. Por isso, exceto em casos excepcionais, na verdade, não há isso de vagina ou pênis pequeno ou grande demais.

Antes de descrever os estágios físicos do ciclo da resposta sexual, devemos mencionar seu "combustível" psicológico: o desejo sexual. Ele é uma experiência complexa, que vem sendo estudada pelos terapeutas sexuais há apenas poucos anos. Não entendemos ainda de modo satisfatório por que existem diferenças tão grandes no nível básico de desejo sexual das pessoas; há mulheres que sentem necessidade de expressão sexual muito mais freqüente do que outras. Se antes de começar este programa você gostava de sexo, pode apenas ter reprimido o orgasmo. Mas

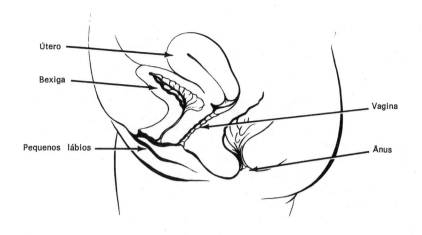

## FASE DE NÃO-EXCITAMENTO

se não ficava excitada, não gostava das atividades sexuais, nem tinha orgasmo, é provável que não tenha percebido a presença do desejo sexual. Isso porém é normal. Afinal de contas, por que sentir desejo por algo que não lhe interessa nem agrada pessoalmente? É possível que você perceba um certo aumento no nível de seu desejo conforme for avançando pelas etapas deste programa. Mas, se continuar incomodada com seu baixo nível de desejo sexual, teremos algumas sugestões específicas para lhe dar, no Capítulo 9. Nesse momento, evite pressionar-se para ter um nível elevado de impulso sexual. Lembre-se que, para a maioria, esse estado não é sempre alto. Vários fatores presentes e passados influenciam o nível de desejo sexual, entre os quais estão o estado físico de saúde, de fadiga, de estresse e o relacionamento emocional com seu parceiro sexual. Também teremos mais elementos a acrescentar sobre esses tópicos nos Capítulos 9 e 12.

*A primeira fase da resposta sexual (Fase de Excitação)* começa quando você registra sensações eróticas. Isso leva as paredes vaginais a produzirem gotinhas de umidade e ocorre a chamada *lubrificação vaginal*. A quantidade de lubrificação que você produz depende de diversos fatores.

Certas pílulas anticoncepcionais, a gestação e a idade podem aumentar ou diminuir a sua lubrificação natural. Falaremos mais sobre essas questões em outro momento deste capítulo. Uma vez que a vagina é um lugar morno e úmido, bactérias e outros organismos podem proliferar dentro dela. A acidez natural da vagina, em geral, controla isso. No entanto, às vezes podem ocorrer infecções que causam desconforto e também aumentam suas secreções vaginais. Alguns dos sinais de in-

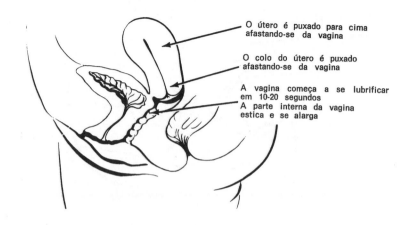

## FASE DE EXCITAMENTO

fecção vaginal são ardor, coceira, corrimento ou lubrificação excessiva ou um odor diferente, desagradável. As infecções vaginais podem às vezes ser difíceis de controlar por completo. Uma das razões é que os anticoncepcionais e os antibióticos predispõem a mulher a infecções vaginais. Essas duas drogas, em particular, destroem o equilíbrio natural dos organismos em sua vagina, permitindo que alguns se multipliquem mais que outros. Se você sente algum desconforto ou percebeu uma mudança na quantidade, na textura, no odor de sua secreção vaginal, consulte seu médico.

Além das variações da lubrificação, há muitas outras, que podem ser consideradas *normais*. Se a penetração ou a relação sexual forem desconfortáveis, experimente usar um creme lubrificante. Você não precisa ficar embaraçada por usar um lubrificante vaginal durante o ato sexual. Isso não significa que você seja anormal, frígida, incapaz de se excitar ou que você e seu parceiro estão fazendo algo errado. Muitas mulheres põem um pouco de lubrificante em seus órgãos genitais ou no pênis do parceiro *toda* vez que vão ter uma relação. Assim, em vez de se preocuparem se estão tendo ou não lubrificação, ficam à vontade para realmente apreciar aquilo que estão sentindo.

Você poderá perceber essa primeira fase de resposta sexual como uma sensação de aperto ou de preenchimento nos órgãos genitais. Isso ocorre porque eles estão se enchendo de sangue, fazendo com que seus lábios inchem e o clitóris fique mais firme ou ereto, exatamente como o pênis masculino. Você poderá ou não perceber alguma lubrificação ou umidade escorrendo pela vagina. Se prosseguir no toque genital provavelmente (se ainda não notou) notará que o clitóris parece sumir. Isso se dá porque, à medida que você se excita, o clitóris se retrai. Isso acontece *de forma automática* porque, nas etapas finais da excitação, ele se torna extremamente sensível ao toque. Essa retração não diminui a excitação, no entanto, e ele continua bastante sensível.

Você poderá também notar mudanças em seus seios. Os bicos podem ficar eretos ou os seios podem dar impressão de estarem inchados. Algumas mulheres sentem extrema sensibilidade nos seios nessa fase e gostam apenas de carícias muito delicadas. Essa sensibilidade às vezes diminui à medida que a excitação aumenta, mas a maioria das mulheres tem preferências definidas sobre como gostam que seus seios sejam estimulados.

Além dessas mudanças visíveis, há outras que ocorrem dentro de seu corpo. Na fase de excitação, seu útero se alarga e levanta, saindo de sua posição de "descanso". A vagina se alarga para acomodar o pênis durante a penetração.

*Na segunda fase (Fase do Platô)*, você poderá perceber algumas "manchas" ou áreas avermelhadas em sua pele. Isso se deve às mudanças em seu fluxo sangüíneo durante a excitação, e pode ocorrer ou não. É mais facilmente observável em pessoas de pele clara, tanto homens como mulheres. Você poderá notar que sua respiração e seus batimentos cardíacos ficam mais acelerados. A cor dos pequenos lábios fica mais escura e o útero completa sua mudança de posição, ao passo que a vagina se alarga.

Nessa fase, você poderá experimentar sensações de tensão ou peso nos órgãos genitais, pernas, estômago ou braços. Essas sensações não são agradáveis, nem desagradáveis. Se você não estiver acostumada, poderá achar que são um pouco incômodas ou assustadoras. Você poderá sentir que seu corpo está "arrastando você" e que está fora de controle.

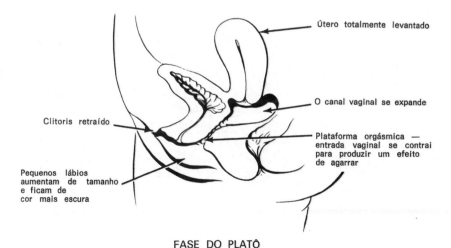

FASE DO PLATÔ

Esses sentimentos são normais. Com o tempo, à medida que for ficando à vontade com as sensações e as emoções da excitação, você aprenderá a relaxar e a confiar em seu corpo, e se descobrirá cada vez mais sintonizada com ele, usufruindo de sua capacidade de reagir sexualmente. Essa fase em geral conduz à fase seguinte, onde costuma ocorrer o orgasmo, embora às vezes você sinta uma grande excitação sem orgasmo. Isso não constitui problema, a menos que aconteça com freqüência. Alguma doença, drogas e álcool podem afetar sua forma de reagir. Às vezes, você pode não sentir vontade de continuar até o orgasmo. Em algumas ocasiões, tudo que você deseja é uma experiência de intimidade, de afeto, com o parceiro. Também os homens, à medida que amadurecem, sentem menos necessidade de ejacular e chegar ao orgasmo em cada situação sexual.

Entretanto, se você é capaz apenas de chegar a esse platô, e nunca ao orgasmo, provavelmente fica frustrada e fisicamente mal, por sentir falta da liberação que o orgasmo proporciona. Depois de repetidas frustrações, você deve ter aprendido a "se desligar" ao primeiro sinal de excitação. Os sinais físicos de excitação (tensão, entre outros) provavelmente lhe provocam uma sensação de desconforto, deixando-a ansiosa e preocupada com o que vai acontecer. Esses capítulos lhe darão a oportunidade de sentir essas sensações de excitação e, esperamos, começar a apreciá-las como sinais de capacidade de seu corpo para responder ao prazer.

A *Fase Orgásmica* traz uma série de contrações rítmicas nos músculos que circundam a vagina e o próprio útero. Você pode ou não ter consciência dessas contrações, dependendo de sua forma particular de reagir.

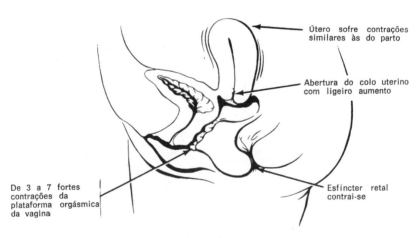

FASE ORGÁSMICA

Durante o orgasmo, você pode reagir de diferentes maneiras. É bom lembrar que a sua resposta ao estímulo e ao orgasmo, numa ocasião específica, pode não ser igual à outra. O importante é soltar-se e gozar a experiência. Sentir-se bem consigo mesma, como pessoa, significa sentir-se livre o bastante para fazer o que lhe dá prazer na ocasião. Você poderá ter vontade de virar seu corpo de um lado para o outro, durante o orgasmo, ou poderá preferir ficar totalmente parada, concentrando-se em seus sentimentos. Você poderá descobrir-se fazendo algum ruído, querendo chorar, dizendo palavras eróticas. Poderá ficar com medo de realmente se soltar, parecer feia ou afastar o parceiro. Quaisquer que sejam as suas preocupações, elas sem dúvida estão interferindo no prazer que você obtém de seu corpo em *todas* as fases do ciclo sexual. Se você tem um conjunto rígido de regras ou certas expectativas em relação ao sexo, estará propensa a desperdiçar a espontaneidade, o prazer e a sensação de excitação que a descoberta sexual pode lhe proporcionar.

Embora algumas mulheres prefiram o estímulo da penetração, não é sempre necessário que um pênis ereto esteja dentro da vagina para a mulher sentir orgasmo. Este resulta da tensão que se acumula no corpo, através do estímulo direto ou indireto do clitóris. Durante a relação, o movimento de entrada e saída do pênis na vagina puxa consigo os grandes e os pequenos lábios. Isso provoca uma fricção entre os pequenos lábios e o clitóris. Outras sensações — dos seios (se estiverem sendo tocados), do interior da vagina (com o pênis batendo no colo do útero) e do estímulo do primeiro terço do canal vaginal — contribuem para provocar essa tensão e esta excitação corporal. Porém, com estímulo suficiente, o orgasmo pode ocorrer também de outras formas. Algumas mulheres são capazes de chegar ao orgasmo só com um intenso estímulo dos seios. O estímulo do clitóris, quando a mulher se dá prazer, o toque do parceiro, o estímulo oro-genital, o uso do vibrador elétrico ou jato d'água na direção dos órgãos genitais: tudo isso pode provocar o orgasmo.

Algumas mulheres acham difícil ou impossível chegar ao orgasmo durante a penetração, embora sejam capazes de atingi-lo por meio de outras formas de estímulo. Às vezes, o orgasmo na relação sexual se desenvolve com o tempo, quando o casal fica mutuamente familiarizado com as preferências e respostas sexuais do parceiro. Algumas mulheres nunca sentem o orgasmo apenas com a relação sexual, o que provavelmente ocorre porque seu modo particular de se encaixar com o parceiro, simplesmente, não provê estímulo clitoriano suficiente para resultar em orgasmo. Nesses casos, o acréscimo de algum toque direto no clitóris (com o dedo ou o vibrador) durante a relação geralmente possibilita o orgasmo.

Após o orgasmo, seu corpo retorna aos poucos ao estado de não-excitação. O aumento dos seios, do clitóris e dos pequenos e grandes lábios diminui pouco a pouco. Os batimentos cardíacos se tornam mais lentos. O útero abaixa e a vagina volta ao tamanho e à forma anteriores. O rubor sexual e as mudanças de tonalidade dos grandes lábios desaparecem. Essas mudanças requerem algum tempo, mas os órgãos genitais podem se manter inchados durante 30 minutos ou mais.

Algumas mulheres descobriram que um estímulo imediatamente subseqüente ao primeiro orgasmo pode resultar num segundo orgasmo (ou em mais alguns). Isso se chama orgasmo múltiplo. Nem todas as mulheres gostam de ser estimuladas imediatamente depois do primeiro, e tampouco se julgam capazes de atingir um novo orgasmo. Quando você se tornar orgásmica, deixe que seu corpo lhe diga.

## FATORES FÍSICOS QUE INTERFEREM NA RESPOSTA SEXUAL

O ciclo da resposta sexual foi descrito como um conjunto dado e quase predeterminado de reações. Na realidade, há muitos fatores que influem na capacidade para reagir aos estímulos sexuais. Sem dúvida, a constituição psicológica, o modo como se considera o sexo, os sentimentos pelo parceiro e pela relação, e uma ampla diversidade de outras questões emocionais influem na resposta sexual. Esta última também pode se modificar em função de diversas condições físicas, como os níveis hormonais, os métodos contraceptivos, a idade e as drogas. Uma discussão completa dessas questões está além do alcance deste livro e, na bibliografia, você poderá encontrar sugestões de leitura para aprofundar esses temas. Apresentaremos a seguir uma visão geral dos fatores físicos que interferem na resposta sexual.

### *Hormônios*

Nos animais, o impulso sexual e a capacidade orgânica para reagir à sexualidade têm uma íntima relação com os níveis de hormônios no macho (testosterona) e na fêmea (estrógeno). No caso dos seres humanos, os efeitos dos hormônios são muito mais diluídos e, em geral, só afetam a resposta sexual quando há um problema médico, no caso de níveis hormonais anormais.

Foram feitas muitas pesquisas sobre os efeitos do ciclo menstrual na resposta sexual das mulheres. Em geral, o impacto do ciclo menstrual sobre o comportamento sexual das mulheres não é muito significativo; as questões psicológicas (se está se sentindo bem, como se sente a respeito do parceiro) superam, em geral, o pequeno efeito das variações hormonais durante o ciclo menstrual. Outras pesquisas tendem a mostrar *pequenos* aumentos de desejo e reação sexual, por volta do 6º ao 8º dias, por volta da ovulação (15º dia) e um aumento menor, novamente, em torno do 22º ao 26º dias do ciclo menstrual (quando o sangramento é contado como dias 1 a 4). Contudo, o aumento do final do ciclo (entre o 22º e 26º dias) *não* acontece com mulheres que sentem incômodos pré-menstruais na parte final do ciclo. Novamente, a sensação geral de bem-estar — ou de ausência de bem-estar, no caso — tem prioridade em relação aos efeitos cíclicos estritamente hormonais (para maiores detalhes sobre o ciclo menstrual, veja o Capítulo 8).

Para você, mulher a caminho de ser sexualmente mais completa, pode ser útil e proveitoso observar se seu interesse e sua capacidade de resposta à sexualidade varia de acordo com a época do ciclo menstrual. Se você efetivamente constata uma parte do mês em que se torna mais interessada por atividades sexuais ou se excita com mais facilidade, não hesite em marcar suas sessões de autodescoberta para tirar o melhor proveito possível do apoio fisiológico.

Um outro fator hormonal que diz respeito ao assunto é o efeito dos contraceptivos orais — a pílula anticoncepcional — sobre a capacidade de resposta sexual das mulheres. Há alguns anos, os contraceptivos orais tinham doses muito mais elevadas de hormônios do que hoje em dia, e muitas mulheres achavam que seu desejo sexual diminuía quando tomavam a pílula. Algumas também sentiam que a sensibilidade nos seios reduzia o prazer sexual e que tinham mais dificuldade para atingir o orgasmo. Atualmente, com a disponibilidade comercial das pílulas de baixo teor hormonal, esses problemas são raros e a maioria das mulheres acha que esse agente anticoncepcional não influi em sua resposta sexual, embora, é claro, existam algumas para quem são sem dúvida intensos os efeitos da pílula, acarretando uma acentuada diminuição de seu desejo e de sua capacidade de reação sexual. Elas costumam perceber que têm mais interesse por sexo, sentem-se mais excitadas e chegam com mais facilidade ao orgasmo nas semanas que não tomam pílula. Se for esse o seu caso, consulte um ginecologista a respeito de um outro método de controle da natalidade. Talvez você também queira experimentar outra marca de anticoncepcional por via oral, pois cada laboratório tem uma fórmula diferente.

## Contracepção

Além das pílulas, nenhum dos outros métodos de controle da natalidade exerce efeitos estritamente físicos sobre a resposta sexual, embora, no início, alguns possam inibir o prazer sexual devido à sua natureza mecânica ou invasiva. Uma plena discussão sobre a segurança e a eficácia dos vários métodos de controle da natalidade pode ser encontrada nos livros citados na Bibliografia. Apresentamos a seguir uma série de comentários sobre as questões sexuais envolvidas em cada estratégia anticoncepcional.

*DIUs (dispositivos intra-uterinos)* — De 10 a 20% das mulheres que usam DIU registram cólicas uterinas desagradáveis, dores abdominais e aumento do sangramento menstrual. Outras citam dores e cólicas uterinas durante o orgasmo, que desaparecem quando o DIU é removido.

A vantagem desse dispositivo é que não interfere com a espontaneidade do sexo e, para a maioria das mulheres, não prejudica a excitação, o prazer e o orgasmo.

*Diafragma com espermicida* — Muitos casais usam o diafragma junto com um creme ou gel espermicida. Algumas mulheres sentem irritação ou incômodo vaginal durante a penetração, quando estão com o diafragma. Alguns homens também se queixam de bater o pênis ou raspá-lo nas bordas desse dispositivo. Alguns casais mencionam que, como o diafragma ocupa espaço e alarga as paredes vaginais, nem o homem nem a mulher sentem tanto fisicamente a penetração. Os diafragmas devem ser sempre usados com o creme ou gel espermicida, e alguns casais relatam que o produto queima ou irrita seus órgãos genitais. Há os que se queixam de excesso de lubrificação vaginal, de modo que a sensação fica reduzida. Claro, o diafragma inibe até certo ponto a espontaneidade do sexo, pois é preciso pegar o gel, o dispositivo, lubrificá-lo com o espermicida, inseri-lo e, para tudo isso, é preciso interromper a atividade sexual. Com a cooperação do parceiro, no entanto, seu uso pode ser incorporado sem grandes transtornos. Para muitos casais, sua margem de segurança e baixo custo tornam-no um método inteiramente satisfatório.

Um outro dispositivo semelhante ao diafragma, o tampão do cérvix, é mais difícil de ser obtido. Firma-se no colo uterino por sucção. Tal como o diafragma, é usado com um espermicida.

*Condoms ("camisinha")* — Alguns casais dizem que o condom diminui a percepção das sensações da penetração tanto para o homem quanto para a mulher (por isso, dizem que é a mesma coisa que chupar bala com papel). As marcas mais caras, "naturais", "finas como a pele" são sem dúvida capazes de proporcionar melhor transmissão de calor e sensações, em comparação com as de látex. Claro que inibem a espontaneidade, assim como o diafragma. Uma das vantagens muito importantes, para a mulher, é a proteção contra doenças sexualmente transmissíveis, como herpes e AIDS. No entanto, o condom natural, mais fino, não dá essa proteção contra doenças de forma tão eficiente quanto to os de látex.

*Espermicidas (espuma, creme, gel, supositório)* — Todos os espermicidas são menos eficientes, quanto à contracepção, do que os outros métodos já apresentados, e só devem ser empregados em conjunto com algum deles, como o condom, por exemplo; a menos que o casal não se incomode com um risco considerável de uma gravidez ou considere o aborto uma alternativa aceitável. O problema mais comum (e bastante freqüente) com o uso desses produtos é a sensação de ardor da vagina e do pênis. Os espermicidas também prejudicam a espontaneidade, como o diafragma ou a "camisinha", e muitas mulheres ficam constrangidas com o escoamento do produto pela vagina ainda por algum tempo após o término da relação sexual. Além disso, todos têm um inconfundível sabor medicinal e, por isso, comprometem o sexo oral.

*Esponja* — A esponja anticoncepcional bloqueia a entrada do colo do útero como o diafragma, mas também contém um espermicida. Tem a vantagem sexual de ser menor e mais macio, de modo que o pênis não bate em qualquer borda; ao mesmo tempo, não alarga tanto as paredes vaginais. Contudo, algumas mulheres (e alguns homens) sentem uma queimação durante a penetração, causada pelos espermicidas. Há aquelas que ainda mencionam uma possível interferência da esponja na lubrificação vaginal natural, absorvendo-a em parte. A segurança e a eficácia dessa alternativa estão sendo atualmente questionadas e, se você pensa em adotar esse método, deve consultar seu ginecologista para obter informações mais atualizadas.

*Métodos ineficazes* — Duchas internas não é um método contraceptivo eficiente, pois o esperma ultrapassa o colo do útero (e por isso fica fora do alcance da ducha) apenas 30 segundos após a ejaculação. Da mesma forma, o *coito interrompido* não é eficiente porque, antes que o orgasmo masculino aconteça, sempre há um pequeno vazamento de sêmen com esperma ativo. O método do *calendário* (evitar a penetração nos dias "férteis" da mulher) tem reduzida eficiência como anticoncepcional. Se o ciclo da mulher for excepcionalmente regular, e se o casal mostrar um alto nível de conscientização, o método do calendário pode dar certo. Se seu interesse por essa estratégia tem motivos religiosos, é bom analisar a situação com o ginecologista e ler os livros sobre cuidados que devem ser tomados com a saúde, para se familiarizar com as informações mais recentes a respeito. Uma vez que todos esses métodos marginais interferem de forma significativa na espontaneidade sexual, e não são sequer de fato seguros, tornam-se bastante menos recomendáveis do que os outros.

*Esterilização* — Para quem não quer filhos, a esterilização do homem e da mulher é o contraceptivo ideal, do ponto de vista sexual. Não há efeitos colaterais; o desejo, a excitação e o orgasmo não sofrem interferências e o sexo pode ser inteiramente espontâneo. Se você tem certeza de que não quer mais engravidar, seria o caso de pensar seriamente na possibilidade de esterilização. Algumas técnicas são reversíveis, mas não oferecem 100% de segurança. Em geral, recomendamos a esterilização do homem (vasectomia) para os casais com quem trabalhamos, porque é mais econômica, menos arriscada e mais simples do que a da mulher.

As questões essenciais são decidir se você quer ou não engravidar e ter certeza de que o parceiro concorda com sua atitude. A preocupação de engravidar pode reduzir de forma significativa seu desejo sexual e sua possibilidade de desfrutar o sexo. Portanto, é muito importante que você e seu parceiro tentem chegar a um acordo sobre o método de contracepção a adotar, para que seja confortável e tranqüilizador para ambos. Se, no momento, você está sem parceiro, encontre a alternativa que você preferir, e tenha certeza de que o futuro parceiro cooperará com sua escolha se o método adotado implicar a participação dele. Queremos ainda dizer que não é preciso desanimar com as informações que demos até aqui. Assim que as pessoas escolhem seu método anticoncepcional, efeitos colaterais negativos são relatados só por uma reduzida porcentagem de mulheres, para cada tipo de contraceptivo; a maioria não tem qualquer problema e encontra uma forma de adaptar o método à sua vida sexual.

## Idade

O efeito da idade sobre a capacidade de resposta sexual depende de fatores tanto psicológicos quanto físicos. Se uma mulher acredita que é menos sensual porque está ficando mais velha, irá de fato sentir-se menos sensual e, provavelmente, constatará uma diminuição em sua capacidade de reagir com sensualidade, por motivos de ordem apenas psicológica. Boa parte dessa perda da capacidade de reagir sexualmente decorre de um mito cultural porque, como demonstraram pesquisadores, desde Alfred Kinsey, décadas atrás, a sexualidade feminina na realidade atinge seu apogeu perto dos 40 anos, e só muito lenta e discretamente vai declinando daí em diante. Existem, contudo, algumas mudanças que acompanham a idade e de fato interferem na sexualidade, mas não implicam uma necessária redução de seu prazer sexual, desde que você saiba de sua existência e se adapte a elas de modo consciente.

As mudanças que a idade acarreta na sexualidade da mulher abrangem redução da produção de hormônio feminino pelos ovários (estrógeno). Tipicamente, essa redução começa em torno dos 45 anos, e continua até a menopausa, por volta dos 55 anos, em média. Nesse ponto, os hormônios em seus níveis mais baixos permanecem relativamente estáveis. Falaremos mais sobre os fatores psicológicos da menopausa no Capítulo 8. Apresentaremos agora apenas seus efeitos físicos.

Conforme diminui a produção de estrógeno, acontecem várias coisas que podem interferir na resposta sexual. O revestimento vaginal pode ficar mais seco, mais fino e mais propenso à irritação durante a penetração. A lubrificação vaginal que, em época anterior da vida, começa entre 10 e 30 segundos depois de iniciada a atividade sexual, pode levar de 3 a 5 minutos quando a mulher já está mais velha e, talvez, não atinja níveis suficientes para uma penetração satisfatória. A pele pode ficar menos sensível e perder sua capacidade de reação, por isso os abraços e movimentos de aconchego talvez já não dêem tanto prazer quanto antes. A sensibilidade clitoriana pode diminuir e o clitóris modificar de tamanho, conforme a idade avança. As contrações orgásmicas podem começar e incluir contraturas espasmódicas do útero (semelhantes a cólicas menstruais), dolorosas em vez de agradáveis. Uma vez que o tônus muscular do trato urinário também sofre a influência do estrógeno, a maioria das mulheres mais idosas começa também a liberar um pouco de urina durante o orgasmo. A menos que você julgue essas modificações arrasadoras, saiba que a maioria das mulheres não sente nada disso e que muitas as têm somente em escala reduzida, numa medida que não chega de fato a interferir em seu prazer sexual. Além disso, há uma forte evidência de que uma vida sexual ativa previne ou minimiza boa parte dessas mudanças: a atividade sexual em si é uma espécie de tônico que promove a saúde sexual.

Nos casos em que a mulher fica abalada com essas modificações orgânicas, o ginecologista pode prescrever um estrógeno de compensação, na forma de creme (para inserção vaginal), pílula, chumaço para pele ou implante muscular. O estrógeno reverte todas as alterações causadas pela idade, na maioria dos casos, com pleno êxito. Para aliviar as cólicas uterinas durante o orgasmo, pode ser também prescrita a antiprostaglandina, que é um tipo de droga igualmente usada para o tratamento de cólicas menstruais.

Há anos havia a preocupação de as mulheres que tomavam estrógeno correrem um alto risco de desenvolver câncer de seio ou de colo uterino. Hoje, as mulheres em menopausa tomam estrógeno em baixa concentração, junto com outro hormônio — progesterona (ou progestina) — e as duas drogas são retiradas periodicamente, para que ela tenha um ciclo menstrual completo. Essa dosagem periódica tem-se mostrado inócua em termos de risco de câncer. O uso de estrógeno em baixa dosagem, combinado com progestina, tem sido a prática médica habitual no caso de mulheres com queixa de problemas sexuais decorrentes da menopausa ou do envelhecimento. Descobriu-se que a progesterona reduz a probabilidade de câncer de seio e útero e que, quando combinada com o estrógeno, reduz o risco de doenças cardíacas e minimiza a perda de massa óssea (chamada osteoporose), que costumam acompanhar o avanço da idade.

## Histerectomia

A remoção do útero (histerectomia) inclui às vezes também a remoção dos ovários. Essas cirurgias radicais são feitas por muitos motivos de ordem médica e criam uma espécie de "menopausa cirúrgica", com os mesmos efeitos potenciais sobre a sexualidade do que os decorrentes da menopausa natural. Novamente, a terapia de compensação à base de estrógeno-progestina, no mais das vezes, poderá resolver a contento esses problemas.

Se você está percebendo algum declínio em sua capacidade de reação sexual e está passando pela menopausa, ou acabou de sofrer uma histerectomia, deve consultar seu ginecologista a respeito de uma terapia hormonal de compensação. Essa abordagem pode beneficiar sua saúde geral e também alguns aspectos de sua vida sexual.

## Efeitos de outras drogas sobre a sexualidade feminina

Existem vários medicamentos que podem prejudicar a resposta sexual da mulher. Drogas ansiolíticas ou tranqüilizantes como Valium, os antidepressivos, os psicotrópicos, os medicamentos para dormir, podem todos surtir efeitos colaterais negativos, diminuindo o impulso sexual e interferindo com o orgasmo. Efeitos colaterais semelhantes podem aparecer com a maioria das drogas usadas para tratamento de cardiopatias ou elevação da pressão sangüínea. Alguns remédios para alergia e tratamento de úlceras também podem surtir os mesmos efeitos. Se você está ingerindo alguma dessas medicações, deve consultar seu médico a respeito de possíveis efeitos sobre a sexualidade. Repetimos, esses efeitos não se verificam em todas as mulheres, mas se você vem reparando numa mudança de sua sexualidade desde que começou a tomar esses remédios, deve procurar seu médico.

A substância que costuma causar maior interferência negativa na resposta sexual e que, com o tempo, acaba também afastando o desejo é o álcool. Embora *acreditem* que o álcool reduza a inibição sexual e intensifique a capacidade para reagir sexualmente, seu efeito na realidade é oposto. Claro que se você bebe um copo de vinho pode perceber que está se sentindo mais descontraída e não registra nenhuma diferença em sua excitação (talvez um certo aumento). Esse é um efeito psicológico. Pesquisas têm demonstrado que, se uma mulher consome vários copos de bebida alcoólica, a cada copo seu nível de excitação diminui, e leva mais tempo para ela ficar muito excitada ou chegar ao orgasmo. Beber não acelera nada.

## FORMAS DE FACILITAR O ORGASMO

Agora você já aprendeu a compreender um pouco melhor o seu corpo. Nos dias em que sente que tudo está correndo bem durante a sessão de autodescoberta, você fica contente, descontraída. Acha mais fácil ter fantasias, concentrar sua atenção e mergulhar naquilo que está fazendo com seu corpo. Você sente que já é capaz de controlar o que está acontecendo e sua forma de reagir. Provavelmente, você é capaz de perceber suas sensações crescentes de excitação, mas, por algum motivo, parece que não é capaz de ter um orgasmo.

Em ocasiões assim, é possível ajudar um pouco o ritmo da natureza e dar-se aquela "cutucada" a mais que o corpo parece estar precisando. Por isso, a seguir, vamos apresentar uma lista de sugestões que aprendemos com outras mulheres. Nem todas servirão para você. Mais uma vez, deixe que seu corpo guie você.

1. Durante a excitação sexual, procure contrair de propósito as pernas, a barriga e os pés, ou exagere essa tensão se perceber que ela já está ocorrendo. A tensão corporal (tal como esticar os artelhos ou fechar os punhos) às vezes é uma resposta automática, e aumentar essa tensão muitas vezes provoca o orgasmo.

2. Faça algumas contrações musculares vaginais, como os exercícios Kegel. Os movimentos de apertar e soltar muitas vezes os músculos vaginais proporcionam excitação e ajudarão você a manter a sua atenção focalizada em suas sensações genitais.

3. Ao ficar excitada, mude de posição, para que sua cabeça penda para trás sobre a beirada da cama ou do sofá. Isso aumenta o fluxo sangüíneo para a cabeça e altera sua respiração; estas duas coisas parecem contribuir para intensificar as sensações de tensão e excitação, em algumas mulheres.

4. Procure realmente se soltar. Comece a encenar um orgasmo. Mexa os quadris. Diga algumas palavras excitantes, como se estivesse encorajando o seu corpo ("goze", "mais" etc., qualquer coisa que lhe pareça apropriada no momento).

5. Quando sentir alguma excitação, procure se provocar; deixe de estimular a parte do corpo que está estimulando, e depois volte a ela. Passe os dedos sobre os seios, sobre os bicos, sobre a barriga; passe os dedos sobre o clitóris. Ou mude a pressão e o ritmo do toque ao encostar no clitóris.

6. Você poderia tentar arranjar um espelho, de modo a poder observar-se enquanto está se dando prazer.

7. Leia um trecho de que goste de seu livro erótico preferido, depois de ter passado algum tempo se estimulando. Ou procure imaginar que está realmente *participando* de sua fantasia mais intensa. Entre de fato na fantasia. Solte-se.

8. Pegue uma camisola provocante ou sensual, ou um sutiã, combinação ou calcinha. Comece a estimular-se com ela no corpo. Sinta a textura com os dedos. Qual é a sensação de tocar os seus seios ou órgãos genitais através desse tecido? Dispa-se após algum tempo ou continue parcialmente vestida se estiver gostando da sensação.

9. Procure tocar-se numa posição diferente. Se você sempre costuma se dar prazer deitada de costas, vire de bruços. Você poderia simplesmente levantar um pouco as nádegas, deixando a cabeça e o peito repousando no travesseiro. Deite-se de lado ou de costas, com as pernas levantadas, se você costuma deixá-las esticadas na cama. Tente fazer alguns movimentos corporais, tais como mexer a pelve, assim como você fez durante os exercícios pélvicos que praticou.

10. Procure segurar a respiração durante algum tempo, ou respire fortemente (resfolegar).

Como você se sente depois de ler essas sugestões? Se ficou entusiasmada e quer experimentar tudo de uma só vez, lembre-se de que elas

117

são apenas uma pequena parte do que você faz. Não são mágicas. Fazer isso quando você não está se sentindo predisposta ao sexo, quando está distraída ou cansada, não trará um orgasmo instantâneo. Reservar tempo, criar um ambiente sensual, gostoso, apreciar seu corpo são condições essenciais para você ser capaz de reagir. Assim, escolha uma ou duas coisas da lista de que você tenha gostado. Procure explorar essas possibilidades pelo menos uma três vezes.

Se estiver se sentindo um pouco ansiosa ou sufocada, depois de ler a lista, provavelmente é porque ainda está preocupada com o resultado. Você poderá estar pensando: se alguns ou todos os exercícios não derem certo, então deve haver algo de *errado* comigo. Esse tipo de preocupação realmente interfere com o seu prazer. Você pode ficar pensando no seu progresso: tudo bem, isso é natural. Entretanto, à medida que continuar praticando os exercícios de focalizar a atenção e fizer uso das sugestões dessa lista, aos poucos irá se sentir mais à vontade e notará seus progressos. Algumas coisas não vão dar certo, mas, com o tempo, você vai descobrir que de fato a ajudam e são boas para você.

Algumas vezes, o simples fato de aumentar o tempo que passar se estimulando ajudará a atingir o orgasmo. Por isso, pedimos que passe de 30 a 45 minutos dando-se prazer. É muito importante o que você pensa a respeito desse tempo. Se se sentir desanimada porque lhe parece estar custando tempo demais para ficar excitada e atingir o orgasmo, procure ter paciência. Mais adiante não será necessário tanto tempo assim. Mencionamos que ter um orgasmo faz com que seja mais fácil e mais provável ter outros. Quanto mais orgasmos você tiver, menos tempo levará para se sentir excitada. Esse é o momento exato de se dar o tempo de que necessita. Você não deve levar em conta as necessidades ou vontades de mais ninguém, além das suas próprias. Você merece esse tempo. Lembre-se, você está recuperando os anos durante os quais esteve fora de contato com seu corpo e com sua capacidade de reagir.

## DURANTE AS SESSÕES DE AUTODESCOBERTA

Nessa semana, gostaríamos que você repassasse as coisas que discutimos neste capítulo. As suas sessões de autodescoberta e prazer pessoal devem durar de 30 a 45 minutos. Tente o orgasmo encenado e experimente algumas das sugestões daquela lista, quando sentir que está ficando excitada. Use a fantasia e focalize as sensações boas que o seu corpo está lhe dando. Faça tudo isso umas duas vezes e depois responda as seguintes perguntas: 1) como você se sentiu? 2) você está achando mais fácil usar a fantasia e se soltar, ou está fugindo e se desligando ao sentir que está ficando excitada? Se for assim, faça mais uma vez o exercício da fantasia (Capítulo 5), o do orgasmo encenado (Capítulo 6) e, novamente, os exercícios de focalização da atenção nas sensações (Capítulo 5). Pense em algumas formas de se concentrar de novo quando notar que está se desligando. Use fantasia, figuras eróticas, histórias, música. Você pode até mesmo pensar numa cena agradável enquanto se dá prazer. Se você tem orgasmos, sinta-os com prazer! Continue reservando uma hora para descobrir ainda mais nuances dessa nova experiência. Quando sentir que chegou o momento, passe para o Capítulo 7.

Se você não teve orgasmo, procure não concentrar sua atenção nisso em sua hora de prazer. Continue fazendo esses exercícios, pelo menos de quatro a seis vezes nas próximas duas semanas, se sentir que estão dando certo. Não é incomum levar duas, até mesmo três semanas nesse estágio, antes de ocorrer o orgasmo. Se você perceber que está ficando muito excitada, talvez apenas precise de mais um bocadinho de tempo. Você não está fazendo nada errado, não fracassou. Pode ser que seja apenas uma das muitas mulheres que precisam de estímulo adicional. Se depois de mais ou menos duas ou três semanas você não tiver chegado ao orgasmo, passe para o Capítulo 7.

# 7

## Usando o vibrador:
## um pouco de tecnologia

Como começou o seu dia hoje? Vamos ver se conseguimos adivinhar a cena: o despertador tocou, você estendeu o braço para desligá-lo. Aproveitou mais um pouquinho a cama, deu uma cochilada, depois se levantou, foi até o banheiro, acendeu a luz, tomou seu banho. Depois de vestir-se, foi até a cozinha, ligou a cafeteira, pôs um pão na torradeira e, enquanto isso, aproveitou para secar o cabelo com o secador. Em poucos minutos entrou no carro e ligou o rádio, a caminho do trabalho ou de algumas providências matinais.

Talvez algumas dessas coisas tenham parecido familiares. Se você parar um pouco, vai perceber o quanto dependemos de aparelhos elétricos para melhorar ou manter a qualidade de nosso dia-a-dia. Quanto maior a família, mais importante é a eletricidade para poupar tempo e diminuir o cansaço. A maioria das pessoas já nem presta mais atenção nisso. Com exceção dos gastos excessivos de energia elétrica, em geral não questionamos o fato de que tais aparelhos costumam nos ajudar muito em nossa vida diária, e que na realidade temos que usá-los. Por exemplo, ninguém acha que uma pessoa é preguiçosa quando prefere usar uma batedeira elétrica em vez de uma colher de pau. E também não achamos que carro é desnecessário para alguém que mora a menos de 2 quilômetros de seu trabalho porque as pessoas deveriam mesmo é andar a pé.

Entretanto, muita gente acha que não pode usar um aparelho elétrico em sua vida sexual. Nessa fase do programa de crescimento que você está iniciando agora, gostaríamos que se sentisse suficientemente à vontade para descobrir que os vibradores são outra forma de aprender mais sobre você mesma.

Qual é sua reação à idéia de usar um vibrador elétrico em suas sessões de auto-estímulo? Talvez você sinta que não é preciso — ou que isso não é natural — ou, talvez, tenha medo de que o vibrador possa tornar-se um apoio sexual e você acabe ficando dependente dele para sempre, que não conseguirá ter prazer de nenhuma outra forma. Muitas vezes, nossas idéias sobre o que é certo e natural em termos de sexo provêm de coisas que aprendemos quando éramos bem jovens. Talvez você já tenha modificado algumas de suas idéias simplesmente por causa deste programa. Por exemplo, você provavelmente já sente algo diferente quanto à masturbação ou auto-estímulo. Esperamos que você esteja descobrindo o que é sexualmente certo e natural para você, sem restrições e expectativas. Por exemplo, você pode ter descoberto que os exercícios de relaxamento, certas fantasias ou a leitura de livros e revistas eróticas contribuem para você conseguir entrar num clima sensual. E talvez você esteja sentindo que a experiência de se tocar lhe dá mais prazer e se torna mais sensível com o uso de um lubrificante. Procure encarar o uso do vibrador como um meio a mais para descobrir o que é bom e natural.

É muito comum que as mulheres se preocupem em ter orgasmo com a ajuda de um vibrador. Podem sentir que o orgasmo é artificial, uma coisa que não depende delas, e que por isso não têm motivo para se sentirem bem. Na verdade, ficar excitada e ter orgasmo usando um vibrador é a mesma experiência física básica (e natural) que ficar excitada e ter orgasmo com outras formas de auto-estímulo. E, lembre-se, também há uma pessoa por trás do aparelhinho! *Você* é quem controla o vibrador. Você vai descobrir que tem que experimentar e ajustar a pressão e os pontos de contato do vibrador, assim como teve que conhecer os diversos tipos de toques e carícias para descobrir aqueles que eram mais gostosos. Embora o vibrador seja uma fonte de estímulo constante, é *você* quem escolhe as formas mais agradáveis de sentir esse estímulo.

Se você tem um parceiro e está preocupada com o que ele eventualmente sinta em relação ao fato de você usar um vibrador, quem sabe gostaria de pedir-lhe que lesse este capítulo, para depois conversarem sobre os aspectos positivos e negativos da experiência. Muitas vezes, sugerimos que o parceiro experimente, ele mesmo, a sensação do vibrador em todo o corpo (ver exercícios seguintes). Alguns homens gostam do estímulo que o vibrador proporciona aos órgãos genitais; outros sentem que esse estímulo é intenso demais. De qualquer forma, quase todos os casais podem descobrir um jeito de usar o vibrador que dê prazer a ambos. No Capítulo 9, falaremos das diversas formas de o casal usar o vibrador. Agora talvez queiram tentar descobrir os prazeres não-sexuais, e sim sensuais e relaxantes que o vibrador pode proporcionar, quando estiverem juntos. Comecem usando-o em diferentes regiões do corpo, massageando-se mutuamente; excluam os órgãos genitais nessa fase. Concentrem-se nos músculos das costas, do pescoço, dos braços e das pernas. Experimentem coisas diferentes e vejam se conseguem descobrir formas de o vibrador ajudá-los a relaxar um pouco mais e terem mais prazer.

É natural que você faça algumas restrições, antes de experimentar uma coisa nova. Mas achamos que é possível você encarar o uso do vibrador da mesma maneira que encara o uso de outros aparelhos elétricos: como uma conveniência, algo que você usa para tornar sua vida mais fácil, mais agradável e mais interessante.

O que é exatamente um vibrador? De forma geral, é um aparelho relativamente pequeno, que se segura com uma das mãos, e vibra num ritmo constante e rápido. O vibrador pode ser ligado na tomada ou movido a pilha. Os vibradores têm formas e tamanhos diferentes; alguns têm regulagem para vibrar em alta e baixa velocidades, acessórios para massagear as diversas partes do corpo, e até mesmo (os modelos mais caros) aquecimento para massagear músculos contundidos. Alguns são feitos para segurar com a mão (veja desenhos B e C, na página seguinte). Outros são feitos para introduzir a mão, fazendo-a vibrar até os dedos (desenho A).

Os vibradores são ótimos para massagear o corpo, de modo a ajudar a relaxar e tratar de músculos doloridos. E podem também proporcionar sensações muito gostosas nos órgãos genitais. Se você pensar bem, isso não é de surpreender. Quando você estimula seus órgãos genitais com os dedos, na verdade, está delicadamente esfregando, acariciando e massageando. É isso que os vibradores fazem, num ritmo mais rápido, mais constante e mais intenso do que a maioria das pessoas consegue com estímulo manual. Algumas mulheres precisam desse tipo de estímulo genital, em especial quando estão aprendendo a ter orgasmo.

Talvez sua maior preocupação quanto a experimentar um vibrador seja poder vir a gostar, sentir orgasmo e ficar acostumada, querendo então usá-lo para sempre. Esse medo de ficar viciada tornará mais difícil você relaxar e sentir-se à vontade, impedindo-a de desfrutar as sensações gostosas que o vibrador pode oferecer.

Agora procure descontrair-se e permita-se a oportunidade de experimentá-lo. A maioria das mulheres consegue aprender outras formas de chegar ao orgasmo depois que o experimentam com a ajuda de um vibrador. No final deste capítulo, conversaremos sobre algumas coisas que você (e, até certo ponto, também seu parceiro) pode fazer para aumentar a sua capacidade de responder sexualmente depois de já ter conseguido alguns orgasmos. Por enquanto, dê a você mesma a chance de descobrir se essa forma de estímulo é gostosa e lhe serve.

## ACHANDO O VIBRADOR CERTO

Tente descobrir o que há nas lojas. Os vibradores (também chamados de massageadores) são encontrados na maioria das lojas, farmácias e drogarias e podem ser também conseguidos pelo reembolso postal. São aparelhos bem conhecidos, porque servem para muitas coisas — mas-

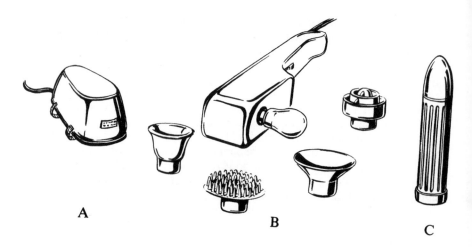

A  B  C

sageiam, ajudam a relaxar, estimulam o corpo todo —, de modo que não há motivo para sentir-se constrangida ao comprar um. Procure comparar os diversos modelos. Eles são confortáveis de segurar, cabem direito em sua mão? Como você sente seu peso? Será que sua mão ou seu braço vão se cansar? Se puder, ligue cada um dos modelos examinados, para poder sentir as vibrações. Alguns modelos simplesmente lhe darão uma sensação melhor. Tome o cuidado para comprar um vibrador que seja bem feito, seguro, leve e não grande demais, para não ser desajeitado. Nessa fase, não recomendamos vibradores a pilha (desenho C), embora talvez mais tarde você possa vir a querer um. Descobrimos dois tipos que as mulheres acham particularmente agradáveis. Um deles é feito para se colocar a mão dentro (desenho A). O outros é feito para se segurar com a mão (desenho B). Há várias marcas anunciadas em diversas revistas, se você preferir comprar o seu pelo reembolso postal. Talvez você prefira que o seu parceiro vá junto comprar o vibrador porque os dois irão usá-lo num estágio posterior.

## USANDO O VIBRADOR

Prepare o ambiente como você costuma fazer sempre que vai se dar prazer. Se quiser, passe um pouco de óleo ou loção sobre o corpo. *Nunca use o vibrador na água.* Comece a percorrer seu corpo com o vibrador. Comece pelo rosto, depois o couro cabeludo, o pescoço, os ombros, os braços, as mãos, os seios e assim por diante, até percorrer o corpo inteiro. Após alguns instantes, encoste o vibrador nos órgãos genitais. Você poderá ficar surpresa com a intensidade das vibrações, em especial em torno do clitóris. Procure agora variar a pressão, os movimentos e a posição do vibrador. Se ele vier com vários acessórios, experimente cada um deles. Se o seu vibrador for do modelo a ser colocado sobre a mão, experimente introduzir um ou dois dedos na vagina. Faça tudo com cal-

ma. Não force a excitação. Relaxe e comece a aprender como o seu corpo responde a este novo tipo de estímulo. Depois de ter passado mais ou menos 15 minutos se estimulando, pense nas seguintes perguntas:
    Você notou alguma diferença entre usar o vibrador e usar os dedos para se auto-estimular?
    Houve áreas sensíveis demais para serem diretamente tocadas com o vibrador? Algumas mulheres sentem que o bico dos seios e o clitóris são sensíveis demais para serem diretamente estimulados. Se este for o seu caso, da próxima vez experimente toques leves, rápidos e curtos. Se os seus órgãos genitais lhe parecerem particularmente sensíveis, você pode tentar estimular-se apenas dos lados do clitóris ou, então, usando uma calcinha nas primeiras vezes. Aos poucos, seu corpo vai se acostumando. Às vezes, as mulheres usam uma pequena toalha sobre os órgãos genitais, para difundir um pouco a intensidade das vibrações. Se você fizer isso, procure assegurar-se de que a toalha não está absorvendo sua lubrificação vaginal natural, o que poderá provocar irritação ou ardência.

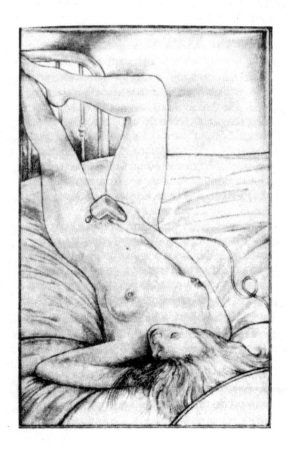

Faça esse exercício de percorrer o corpo todo pelo menos umas duas vezes. Quando se sentir à vontade, concentre o estímulo nos órgãos genitais e lembre-se de usar a fantasia, literatura erótica ou sugestões para facilitar o orgasmo. Você também pode usar a outra mão ao mesmo tempo. Assim poderá estimular também os seios ou até os órgãos genitais. Deixe seus quadris e seu corpo se moverem no ritmo do estímulo. Evite segurar o ar; respire fundo quando se sentir tensa de excitação.

Nas primeiras vezes em que usar um vibrador, 15 minutos é um tempo razoável para se estimular. Depois, fique entre 15 e 30 minutos e, mais tarde, entre 30 e 45 minutos, se for isso o que seu corpo pede. Não é incomum precisar de 30 a 45 minutos estimulando-se intensamente quando se está aprendendo a chegar ao orgasmo. Repetindo, não se preocupe com quanto tempo você está levando. Aprenda a estimular-se com o vibrador, e treine pelo menos por duas semanas, mais ou menos seis vezes, de 30 a 40 minutos. Lembre-se de usar o que você aprendeu em capítulos anteriores: fantasia, literatura erótica, sugestões para facilitar o orgasmo ou o que for bom para você, para aumentar seu prazer sensual, agora com o vibrador.

## APÓS ALGUMAS SEMANAS

*Se você ainda não teve um orgasmo*, talvez esteja desanimada. Se perceber que isso está acontecendo, talvez prefira ficar mais algum tempo estimulando-se com a mão ou com o vibrador, especialmente se estiver sentindo que está chegando perto do orgasmo. Ou, talvez, se você tiver um parceiro, queira passar para o Capítulo 8, pois algumas mulheres fazem mais progressos a dois. Seja qual for sua decisão, pare um pouco e pense naquilo que *aprendeu* e de que maneiras você cresceu sexualmente. Não existe nenhuma mudança, por menor que seja, que não tenha importância. Valorize-se pelas coisas que conseguiu; isso é sinal de que, com o tempo, outras mudanças virão.

Ocorrem dois problemas bem comuns quando os vibradores começam a ser usados. Um deles é que o dispositivo pode tornar-se o centro das atenções. Às vezes, as mulheres esperam que ele possa substituir todas as outras técnicas de excitação já praticadas antes. Isso não é difícil de acontecer porque o estímulo proporcionado pelo vibrador é forte, e chama mesmo a atenção. Mas a finalidade não é criar uma relação com o aparelho, e sim usá-lo para ajudar a criar uma experiência sexual. Os ingredientes para uma experiência sexual incluem o uso da fantasia, de pensamentos e fortes sensações sexuais, do estímulo sensual e de movimentos.

Outro problema comum é usar o vibrador até o entorpecimento. Excesso de estímulo ou de pressão pode amortecer temporariamente os órgãos genitais. Se isso acontecer, passe o vibrador em outra parte do corpo e mude o tipo de toque. Tente provocar-se usando toques leves e rápidos.

*Talvez você tenha tido um orgasmo.* Não é incomum as mulheres ficarem um pouco surpresas com essa experiência. Suas idéias e expectativas de como seria o orgasmo podem ou não ter sido verdadeiras. Talvez você estivesse esperando mais:

> E, de repente, as sensações simplesmente pararam e eu não pude continuar... ali era sensível demais. Foi gostoso, mas não uma coisa para celebrar.
> Parecia que eu estava há uns 20 minutos friccionando meu clitóris e então as sensações mudaram de repente. Acho que foi um orgasmo, mas não tenho certeza.

Ou, talvez, você tenha esperado muito menos:

> Eu estava me sentindo muito excitada e, dessa vez, em lugar de ficar onde estava ou parar, continuei usando o vibrador e também minha mão. De repente, senti pelo corpo todo aquela sensação *forte*, quente e pulsante. Foi incrível! Tentei de novo logo em seguida, mas não consegui.

Não é incomum as mulheres terem sentimentos ambivalentes em relação a chegarem ao orgasmo: felicidade ou alívio, junto com alguma decepção. Isso é natural; talvez você tenha sentido a mesma coisa em relação a outros fatos de sua vida (férias planejadas, um novo emprego, algo esperado por muito tempo). Você deve se sentir bem consigo mesma! Superou alguns obstáculos e sentiu um prazer realmente só seu. Algumas mulheres nos procuraram excitadas imediatamente após seu primeiro orgasmo. Outras ficaram contentes ou mais seguras, mas descobriram que o orgasmo é na verdade apenas uma parte de sua satisfação sexual maior. Seja qual for sua sensação, o orgasmo terá ajudado a se conhecer melhor, e se você quer compartilhar ou não esse conhecimento com o parceiro, a escolha só depende de você. Pode orgulhar-se de todas as mudanças que conquistou e, tenha certeza, há ainda muito mais a crescer.

## SE VOCÊ GOSTOU DO VIBRADOR, MAS...

Quer você tenha chegado ao orgasmo ou não, esperamos que se sinta bem em relação à sua experiência com o vibrador. Todavia, como já dissemos antes, você pode estar preocupada com o fato de vir a ficar dependente dele. A maioria das mulheres que atendemos chegam ao orgasmo com o vibrador e usufruem bastante dele, mas, aos poucos, são capazes de conseguir igual satisfação com outros tipos de estímulo. Eis algumas sugestões para ampliar sua capacidade de chegar ao clímax.

Se você teve orgasmo com o vibrador ou sente que com um pouquinho mais de tempo isso pode acontecer, procure acostumar-se com essa nova forma de resposta sexual. Veja se consegue chegar ao orgasmo diversas vezes. E então, se estiver interessada em incluir o estímulo manual para se excitar, faça-o gradualmente. Prepare-se, porque demora um pouco mais para atingir uma excitação intensa com o estímulo manual (o estímulo com vibrador geralmente traz excitação mais rapidamente). Às vezes, orgasmos mais fortes ocorrem após longos períodos de excitação sexual.

Você pode incorporar a excitação manual de várias maneiras. Por exemplo, pode esperar até ficar bem excitada com o vibrador e, depois, deixá-lo de lado e continuar com as mãos. Ao fazer isso, saiba que o nível de excitação talvez não continue aumentando com a mesma rapidez; é possível que até diminua um pouco. Se a excitação diminuir, pode ser que você fique desanimada e se sinta tentada a desistir. Não deixe que isso aconteça: é natural que as coisas se tornem mais lentas assim que você mudar o tipo de estímulo. E lembre-se: você tem o tempo que quiser. Continue com o estímulo manual enquanto isso for gostoso.

A próxima vez que tentar interromper o estímulo com o vibrador e começar a se estimular manualmente, poderia tentar ficar bem excitada e, então, começar o estímulo manual nos últimos segundos antes do orgasmo ou logo que ele começar, de modo que, durante o orgasmo, você estará usando as mãos, sem o vibrador. Uma vez que conseguiu um orgasmo dessa maneira, você pode tentar mudar o ponto onde começou a se estimular com as mãos, e aos poucos ir fazendo isso cada vez mais no início da sessão de auto-estímulo.

Outra possibilidade que pode ajudar a ampliar a capacidade de ficar excitada é usar, ao mesmo tempo, a mão e o vibrador. Isso pode ser muito erótico, uma vez que você está se proporcionando uma grande variedade de sensações: diversas texturas, ritmos e pressões. Aos poucos, você poderá ir aumentando o tempo que dedica ao estímulo manual, concentrando-se então, cada vez menos, no estímulo com o vibrador. É importante você tentar isso por poucos minutos, no começo. Por exemplo: deixe-se ficar um pouco excitada, usando tanto a mão como o vibrador; aí, por alguns segundos, tente usar apenas a mão (ou ambas as mãos). Volte a usar a mão e o vibrador por um ou dois minutos; depois, continue sem o vibrador por mais alguns segundos, e assim por diante. Lentamente (no decorrer de várias semanas), vá aumentando a quantidade de tempo em que usa as mãos sem o vibrador. Eventualmente (e isso pode significar várias semanas), você talvez seja capaz de se dar prazer usando muito pouco, ou quase nada, o vibrador. Quando estiver se dando prazer, procure não ficar preocupada com o quanto está excitada. Concentre-se em suas sensações físicas e no prazer que elas estão lhe proporcionando.

Suponha, porém, que você acabe descobrindo que *prefere* estimular-se com o vibrador, mesmo que tenha experimentado repetidamente outras formas. Algumas mulheres realmente acham que, embora sejam capazes de chegar ao orgasmo estimulando-se com as mãos, o estímulo intenso e regular do vibrador é mais agradável. Se você gosta do vibrador e quer usá-lo sempre para intensificar suas respostas sexuais, ótimo! Você *não* tem a obrigação de ser capaz de se masturbar sem o vibrador, especialmente se achar, como muitas mulheres, que ele é uma boa fonte de prazer sexual. Decida por você mesma o que prefere. A principal razão de insistirmos, junto às mulheres, no uso de mais de um só método de estímulo é que, dessa forma, estarão sendo mais flexíveis e livres na fase da excitação sexual.

# 8

# Ser mulher, ter sexualidade: questões corporais especiais

Até aqui, você veio progressivamente se familiarizando com seu corpo. Talvez tenha começado a aceitá-lo como seu mesmo, dentro de uma perspectiva até certo ponto diferente. Agora, antes de discutirmos algumas maneiras de compartilhar o prazer físico, gostaríamos de dedicar algum tempo a vários tópicos especiais para mulheres. Incluímos a menstruação, a gestação e a menopausa, que são processos que acontecem em nossos corpos e implicam extensas mudanças que não podemos controlar. Refletiremos sobre esses acontecimentos e sua influência nos sentimentos que temos diante do fato de sermos mulheres e termos sexualidade.

## MENSTRUAÇÃO

*Os primeiros meses.* Você se lembra da primeira vez que menstruou? Algumas meninas se aterrorizam, porque lhes acontece sem qualquer aviso prévio, talvez porque ninguém as esclareceu a respeito. Não conseguem então entender o que há de errado, não sabem por que estão sangrando. Mesmo depois do ocorrido, muitos pais têm grandes dificuldades em conversar com as filhas a respeito.

> Depois que contei para minha mãe, ela simplesmente me entregou uma caixa de absorventes e um livrinho. Acho que se chamava *Pessoalmente Seu*. Disse-me que o lesse e lhe fizesse perguntas depois, se quisesse. Eu tinha muitas dúvidas, mas fiquei constrangida e achei que, na verdade, ela não queria que eu perguntasse nada.

Outras reações iniciais dão mais ênfase à diferença entre realidade da menstruação e o que a mulher tinha esperado que fosse:

Lembro de como fiquei zangada porque nunca ninguém me dissera nada sobre o quanto seria doloroso. "Um certo desconforto" não era bem o que eu estava sentindo. Minha mãe disse: "Agora você é uma mulher". Ela já me dissera alguma coisa sobre isso, de modo que estava preparada para "ser mulher". Mas tinha, de algum jeito, esperado que fosse diferente, quando a coisa aconteceu... não era para uma menina rechonchuda, de 12 anos, com seios que mal tinham despontado, pés grandes demais, e, agora, a gloriosa coroa de uma toalhinha sanitária.
"Agora você pode ficar grávida", meu pai me disse. Parecia uma ameaça.

Outras mulheres contam que foram bem preparadas e que suas reações à primeira menstruação foram bastante positivas.

Bem, tive que esperar até os 16 anos, e quase fui a última de minha classe. Quando me veio, fiquei contentíssima. Fez com que eu me sentisse igual às outras. Fiquei muito orgulhosa. Parece engraçado porque, ao mesmo tempo, eu sentia uma certa repugnância pelo sangue; mas era também o sinal de algo real e importante.

Talvez você possa encontrar algo em comum com essas reações, uma certa mistura de prazer e desconforto. Se sua reação à sua primeira menstruação foi exclusivamente negativa, você não precisa se sentir sozinha nem sequer surpresa. Outras culturas assinalam essa transição com um ritual, reconhecendo sua importância. Nossa cultura, porém, não celebra essa ocasião; aliás, essa parte do corpo costuma ser encarada como suja e, portanto, tratada como um segredo. Termos coloquiais, tais como "incômodo", "bandeira vermelha", "chico", tentam despistar a força positiva da menstruação. Na realidade, conforme os meses se sucedem, há vezes em que a menstruação é um contratempo, um constrangimento, em virtude de manchas nas roupas e odores fortes. Talvez você tenha ficado aborrecida. E sentido uma vergonha muito intensa.

O problema de importância especial do início da menstruação é que ela, no mais das vezes, é a primeira iniciação da menina à realidade física de sua sexualidade. Cerca de 15 a 30% das meninas descobrem o prazer genital com a masturbação já antes da menarca (primeira menstruação). Há meninas que também já tentaram atividades genitais de prazer, brincando com outras crianças. Algumas tiveram contatos sexuais desagradáveis com uma pessoa sexualmente abusada. Mas, para a maioria das mulheres, as primeiras menstruações são seu primeiro contato com suas capacidades sexuais e, em particular, com seus órgãos genitais. Portanto, se essa transformação for muito negativa, também pode contribuir para outros sentimentos negativos relativos à sexualidade (embora não costume ser sua única causa).

Mas é importante lembrar que, embora a menstruação assinale o surgimento da possibilidade biológica de ser mãe, não é ela que define, em geral, a feminilidade ou a sexualidade. Mulheres que nunca menstruaram ou não menstruam mais ainda são mulheres e são dotadas de sexualidade. Isso quer dizer que se você só teve sentimentos e experiências extremamente negativas com seus períodos menstruais, talvez queira às vezes deixá-las de lado, levando-as em conta, mas sem concentrar sua atenção exclusivamente nelas. Em vez disso, tente desenvolver sentimentos positivos em relação a seus órgãos genitais e seu corpo. Estaremos também discutindo algumas medidas a adotar para melhorar os dias que antecedem a menstruação e os do período menstrual propriamente dito, caso você tenha alterações do humor e sensações físicas desagradáveis.

## O ciclo mensal: mudanças físicas, sentimentos e sensações

Todas sabemos o que acontece durante o ciclo menstrual. Alteram-se os níveis hormonais, a ovulação sobrevém no meio do ciclo, o fluxo menstrual começa entre o 28º e o 36º dias. Mas só nos últimos vinte anos a complexidade dessas mudanças físicas foi examinada mais de perto. Se você tem interesse especial pelo assunto, pode consultar a Bibliografia, onde há sugestões de livros especializados. As mudanças emocionais são menos compreendidas mas, em geral, acredita-se que estejam relacionadas à interação entre mudanças hormonais, crenças culturais e diferenças individuais.

As duas atividades mais importantes do ciclo são a *ovulação* e o *fluxo menstrual*, ou menstruação. O fluxo assinala o primeiro dia do ciclo. O estrógeno aumenta, estimulando o crescimento do óvulo, ou *ovum*. A ovulação ocorre cerca de 14 dias mais tarde, no meio do ciclo, quando o óvulo é liberado e atravessa a trompa de Falópio num percurso rumo ao útero.

As mudanças mais significativas do ciclo menstrual são as flutuações que se registram nos níveis hormonais femininos de estrógeno e de progesterona. O estrógeno aumenta cerca de seis vezes em relação ao nível basal, entre o primeiro dia e o dia da ovulação; depois diminui e sobe de novo, embora um pouco menos, por volta do 22º dia (num ciclo de 28 dias). Também no 22º dia a progesterona está significativamente mais elevada (cerca de seis vezes mais que no dia 1 do ciclo). Depois, tanto o estrógeno como a progesterona diminuem de forma acentuada nos dias que antecedem a menstruação. A duração média do ciclo menstrual é de 29 dias (mais ou menos dois), embora cada ciclo possa ser muito diferente do outro.

Várias mulheres comentam como se sentem diferentes nos dois ou três dias que antecedem a ovulação. Atualmente, há documentação experimental comprovando que a ovulação é um momento em que seus vários sentidos — em particular o olfato, a visão e a audição — estão em seu ponto máximo de sensibilidade. A sensibilidade à dor, contudo, pode estar mais baixa do que o normal. Algumas mulheres também comentam que se sentem melhor e têm mais energia no meio do ciclo. Não é de surpreender, portanto, que tenha sido constatada uma correspondência, em muitas mulheres, entre essa época e um aumento em seu interesse sexual.

As mudanças hormonais podem responder por *algumas*, mas não por todas as oscilações da vivência interior feminina. Elas também correspondem a mudanças físicas. Costumam ocorrer, no meio do ciclo, um aumento na lubrificação e uma mudança na consistência do fluido vaginal. Sensibilidade mais acentuada e inchaço nos seios, aumento de peso (entre 500 gramas e 2,5 quilos), retenção de fluido abdominal e, até, dores de cabeça podem acometer no mínimo 50% das mulheres entre o 3º e o 5º dias anteriores à menstruação. Alterações de humor e sensação de cansaço, de irritabilidade ou inquietação podem igualmente fazer parte dos dias pré-menstruais, configurando o que se chama de *síndrome pré-menstrual (SPM)*.

## Ciclos irregulares

É comum que os ciclos menstruais sejam irregulares na adolescência e na meia-idade. Parece que se trata de um processo normal e gradual dos órgãos reprodutivos do corpo, que começam a afinar e depois, a desafinar. Nos anos intermediários, a regularidade e a extensão do ciclo menstrual podem estar relacionadas a várias influências, que incluem:

*Nutrição e gordura no corpo.* Mulheres que, propositalmente, se esfomeiam, chegando à condição extrema denominada *anorexia nervosa*, deixam de menstruar quando seu peso despenca e voltam a menstruar quando o peso atinge níveis normais. Quando o ciclo menstrual é interrompido, isso se chama *amenorréia*. É preciso um mínimo teor de gordura corporal para que a mulher tenha seu primeiro período menstrual, assim como para que a menstruação retorne após um período de fome imposta por condições externas (como guerra e ausência de alimento, por exemplo) ou determinada por fatores internos (programas radicais de regime). Algumas mulheres com nível extremo de atividade física, como as atletas velocistas e as bailarinas, podem ter um nível de gordura corporal insuficiente para manter a regularidade menstrual. Contudo, a menstruação normal também será interrompida quando o teor de gordura corporal for excessivo. Mulheres gordas, com 80% ou mais de peso acima do ideal (por exemplo, uma mulher que está com 125 quilos quando deveria pesar, no máximo, 70), também sofrem irregularidades menstruais, entre elas a amenorréia. Para elas, a perda de peso resulta no retorno de um ciclo mais normal.

*Altitude.* As mudanças na extensão do ciclo menstrual e a possível redução da fertilidade parecem se dar com mulheres que se mudaram para localidades de elevada altitude, a 3.500 metros ou mais acima do nível do mar. Não está claro se o ciclo menstrual se torna mais regular depois que o corpo está ajustado à altitude há vários anos. As comissárias de bordo também apresentam perturbações menstruais, mas isso pode estar mais vinculado às mudanças bruscas de fuso horário do que às variações de altitude.

*Amamentação*. Em mães que deram recentemente à luz, três fatores se somam para determinar a rapidez com que retomarão a menstruação: sua nutrição, sua lactação (produção de leite no seio) e uso de fórmulas suplementares de complementar a amamentação natural. Mulheres bem alimentadas e que amamentam o bebê com seu próprio leite voltarão a menstruar mais rápido do que mulheres menos bem alimentadas. Mas quando complementam as mamadas com mamadeiras de leite não-materno, as regras virão mais depressa. Nas mulheres americanas, o retorno dos períodos menstruais pode ocorrer após 5 ou 6 semanas, no caso das mulheres que só amamentaram parcialmente seu bebê; nas mães que amamentaram exclusivamente com seu leite, a menstruação pode voltar três meses depois de terem dado à luz.

*Atividade sexual*. Pesquisas recentes da dra. Winnifred Cutler sugerem que há relação entre a regularidade das relações sexuais e do ciclo menstrual. Segundo a pesquisa, mulheres que têm relações sexuais uma vez por semana têm mais probabilidade de ciclos com 29.5 dias do que mulheres com atividade sexual esporádica ou infreqüente com homens. Um fator possivelmente causador dessa conexão é o odor masculino, em particular, o das axilas. Embora essa idéia requeira maiores comprovações, os dados de Cutler endossam a idéia de que o ciclo menstrual tem uma sintonia fina e sensível para as condições físicas e sociais das mulheres.

*Abalos emocionais e sofrimento*. A maioria das mulheres acha que seu período menstrual é perturbado quando estão em crise psicológica. É comum, para algumas mulheres, o medo de que o atraso seja motivado por uma gestação, que se soma à crescente tensão e aumento nas preocupações típicas dos últimos dias pré-menstruais. Há evidências de que mulheres em situação de guerra passam por irregularidades menstruais, assim como as mulheres que sofrem choques como a morte de um membro da família. A depressão grave pode interferir também na regularidade do ciclo; e é possível que um estresse menos grave mas prolongado, como o causado por fadiga crônica decorrente de excesso de trabalho, possa também desregular a menstruação.

*Enfermidades ou doenças*. De vez em quando, os padrões do ciclo menstrual podem mudar porque alguma coisa específica está mal na saúde física da mulher. Mudanças na duração do ciclo, no fluxo, na quantidade da descarga, coágulos, sangramento entre os períodos, desconfortos físicos são todos motivos para um exame clínico.

*Sexualidade e ciclo menstrual*. Não é de surpreender que o ciclo menstrual seja "sensível" às mudanças que acabamos de citar, uma vez que, provavelmente, é importante a mulher conceber e gerar um filho. Sua saúde física e mental, a disponibilidade de alimentos e recursos, a disponibilidade potencial e a cooperação do parceiro, podem afetar o bem-estar da mãe e do bebê.

Algumas conclusões experimentais sugerem que o desejo sexual está relacionado às diferentes fases do ciclo menstrual. Contudo, algumas mulheres não percebem qualquer diferença em termos de seu desejo, interesse ou atividade sexual no transcorrer do mês.

Já outras registram flutuações em seu desejo e na atividade. Sentem-se mais propensas à sexualidade no meio do ciclo (por volta da ovulação), uns poucos dias antes do início da menstruação e logo depois de seu término. Acredita-se que o apetite mais intenso no meio do ciclo tenha relação com uma intensificação de todos os órgãos dos sentidos, com o concomitante senso de bem-estar e incremento de energia, com as mudanças na lubrificação. Uma vez que a ovulação é o período fértil da mulher, pode ser que um pequeno empurrãozinho da Mãe Natureza nessa época faça sentido do ponto de vista biológico. O apetite pré-menstrual pode ter relação com a congestão genital e a lubrificação, que se tornam mais intensas; com a menor possibilidade de engravidar; e, também, com a percepção de que a menstruação se avizinha — para muitos casais esse é um período menos desejável para contatos sexuais. Da mesma forma, o pico pós-menstrual pode refletir a descontração subseqüente à menstruação e o aumento do desejo depois de uma fase sem atividade sexual. Em qualquer um desses três pontos, é provável que a mulher esteja mais ciente de seus órgãos genitais, devido à mudança em sua lubrificação, à expectativa pela vinda da menstruação ou à cessação do fluxo menstrual.

Algumas mulheres sentem, regularmente, uma mudança em seu interesse sexual e na facilidade para se sentirem excitadas, todos os meses, em momentos previsíveis do ciclo menstrual. Outras observam essas mudanças só de vez em quando, e elas não são previsíveis. Não há um único padrão natural, talvez porque as demais circunstâncias — cansaço, estar apaixonada, mudanças na auto-estima, transtornos emocionais — podem superar as tendências espontâneas desencadeadas pelo ciclo menstrual. Se sua vida é muito estável e consistente, pode ser mais fácil para você detectar as diferenças no transcorrer do ciclo.

## *Síndrome pré-menstrual*

Entre o 5º e o 7º dias antes do início do fluxo menstrual, não é incomum mulheres se sentirem irritadas, deprimidas, letárgicas, retenham água (aumentando de peso entre 500 gramas e 2,5 quilos). Esse é o grupamento primário de sintomas, chamado de síndrome pré-menstrual (SPM). Algumas mulheres também mencionam outros sintomas, entre os quais tontura, tensão, ansiedade, hesitação, irracionalidade, inchaço e sensibilidade dolorosa nos seios, intumescimento abdominal, constipação, enxaquecas, sede e apetite mais intensos, necessidade de alimentos doces. Entre 50 e 100% das mulheres há a incidência de alguns desses sintonas, e a intensidade das queixas varia: das leves às graves.

Talvez você saiba alguma coisa sobre as pesquisas que estão sugerindo que é mais provável as mulheres levarem seus filhos ao médico, terem acidentes e até se suicidarem nos dias pré-menstruais. Na realidade, esses padrões afetam as mulheres tanto antes quanto depois do fluxo — isso pode assinalar que a síndrome pré-menstrual (SPM), combinada com a menstruação, torna as mulheres emocionalmente mais vulneráveis.

O que causa a SPM? Ninguém sabe ao certo. É provável que haja fatores psicológicos e fisiológicos, em particular os que se relacionam às mudanças hormonais. A extensão da influência de cada um depende da fisiologia individual da mulher e da cultura na qual vive. Embora se saiba muita coisa sobre hormônios e seus efeitos sobre o corpo, a interação dos vários tipos hormonais e seus efeitos sobre os sentimentos e os comportamentos ainda não foram examinados a contento.

O que você pode fazer se tem sintomas da SPM (ou se pensa que os tem) e eles a incomodam? Em primeiro lugar, pode ser proveitoso registrar tudo que acontece durante um ou dois ciclos menstruais, anotando em especial se houve algum sintoma. Escolha depois três sintomas físicos e três psicológicos (pode incluir também algo de natureza positiva, como "autoconfiante" ou "cheia de energia", caso queira, pois há dados de pesquisa indicando que algumas mulheres se sentem bem antes de menstruarem). Se você perceber que fica transtornada com pontos físicos e emocionais sensíveis antes da menstruação, há vários aspectos de seu estilo de vida que você pode avaliar e mudar por si mesma, para ver se ajuda.

*Nutrição.* Se você percebe a retenção de líquido em determinadas partes de seu corpo, se seus seios incham e estão doloridos, se você aumentou de peso, sente-se intumescida ou tem enxaqueca, pode ser que uma mudança na alimentação ajude. Evite alimentos doces e pegajosos (assim como bebidas desse teor) antes da menstruação e tente substituí-los por frutas, nozes, iogurte simples e pão com pequenas camadas de geléia, o mais naturais possíveis. Tome cuidado com alimentos que contenham grandes dosagens de sal, como carnes defumadas, sopas enlatadas, batatinha *chip*, uma vez que altos teores de carboidrato e sal contribuem para a retenção de água. É útil ainda substituir alimentos por outros que tenham bom poder diurético e que, naturalmente, removem o excesso de água do corpo: morangos, abacaxi, melancia, por exemplo, assim como salsinha e pepino. Beber água também ajuda, embora você talvez pense que ela vai ajudar a retenção e não a eliminação. Por outro lado, café, chá e outros refrigerantes cafeinados aumentam a retenção. Por fim, cuidado com chocolate, pois contém tanto cafeína quanto uma substância que pode agravar ou iniciar a enxaqueca.

A propósito, estimular a perda de líquidos pode resultar em perda de potássio. Comer frutas e verduras reporá essa perda.

E lembre-se: se você adora alimentos salgados e muito adocicados e bebe litros de café por dia, não precisa achar que vai precisar abandonar tudo isso. A idéia é reduzir mais a quantidade ingerida dessas substâncias, em especial uma semana antes do próximo fluxo.

*Álcool.* Se você sofre de SPM, pode ser sensato limitar a ingestão de álcool a um copo de vinho ou cerveja por dia, nos dias pré-menstruais. Álcool tem elevado teor de carboidratos, e parece que as mulheres são mais afetadas pelo álcool ingerido na fase pré-menstrual do que nos demais períodos do ciclo. O álcool é também um agente depressivo, e pode piorar a depressão ou a letargia já existentes.

*Exercício e relaxamento.* Manter o corpo em forma parece ser o conselho dos especialistas para qualquer problema. Embora não exista qualquer evidência de que exercício e boa forma física inibam os sintomas da SPM, muitas mulheres poderiam beneficiar-se da sensação geral de bem-estar e maior aptidão física, proporcionadas pelos exercícios físicos quando praticados regularmente. Para algumas, as mudanças de humor no final do ciclo (especialmente ansiedade, depressão, irritabilidade) tornam-se menos intensas. Você não precisa tornar-se atleta, nem mesmo adepta entusiasta de esportes e de ginástica. Simplesmente, encontre uma forma de prática física que lhe convenha e execute-a com regularidade, algo que lhe proporcione uma sensação de gratificação e que inclua um condicionamento aeróbico. Atualmente, a maioria das recomendações da medicina esportiva insiste em exercícios aeróbicos de três a quatro vezes por semana, de 20 a 30 minutos. Uma vez que não somos especialistas na área, sugerimos que você se informe a respeito das atividades possíveis em seu caso. Leve também em conta o que é mais fácil, se é perto de onde você mora ou trabalha, e a parte do dia que não lhe causará problemas quanto aos horários. Organize essa parte de sua vida para que não lhe cause dificuldades. Na Bibliografia incluímos alguns títulos para as novatas. Se, no entanto, você tem mais de 35 anos, tem problemas de saúde que talvez possam interferir nos exercícios ou está em tratamento medicamentoso, deve primeiro consultar seu médico.

Embora nem todas as mulheres sejam incomodadas por sintomas do ciclo menstrual, todas passam pela menopausa. Discutiremos novamente a questão dos exercícios numa próxima seção, quando tratarmos da menopausa. Se você começar uma rotina de exercícios logo no início de sua vida reprodutiva, seus anos de menopausa e pós-menopausa serão muito mais agradáveis, saudáveis e seguros.

*Relaxamento* é um termo quase incômodo em nossa sociedade. Muitas são as pessoas, de ambos os sexos, que pensam que se não fazemos alguma coisa o tempo todo, não estamos "vivendo tudo" que podemos e, pior ainda, somos preguiçosos. Já salientamos a importância de dedicar algum tempo ao relaxamento, mesmo que isso implique gastar um tempo que poderia ser investido em compromissos de maior peso com outras pessoas. Pode ser importante aceitar que, o mais provável, é você não conseguir mesmo fazer o suficiente: só o que você consegue, e pronto. O que o tempo que você dedica a se distanciar um pouco das exigências externas e da pressão social tem a ver com SPM? Em primeiro lugar, as pesquisas demonstram que, embora algumas mulheres se sintam letárgicas e deprimidas na semana pré-menstrual, na realidade o nível geral de atividade (medido por um pedômetro, num certo estudo), aumenta. Assim sendo, elas podem estar de fato aumentando seus encargos de forma inadvertida e então se sobrecarregam. É também importante assinalar que o relaxamento é uma arte em si, a ser cultivada, uma vez que é uma forma de controlarmos o ritmo de nossa vida, em vez de deixarmos que o ritmo da vida nos controle. Ter uma certa sensação de controle da própria vida pode ajudar a pessoa a se sentir menos ansiosa, menos zangada, menos deprimida.

*Medicação.* Se você tentar as técnicas de auto-ajuda já citadas e elas não ajudarem, ou se você fica incapacitada por sintomas pré-menstruais, os remédios podem ser úteis. É aconselhável consultar um médico. Não confie em remédios vendidos sem receita, porque podem ter efeitos colaterais, efeitos a longo prazo, e podem interagir com outras substâncias que você eventualmente esteja ingerindo (para não mencionar o álcool).
Ainda não foi encontrada a droga capaz de atenuar todos os sintomas da SPM em todas as mulheres. Você talvez já tenha tentado algumas alternativas antes de chegar à melhor solução para seu caso. Vitamina $B_6$ (piridoxina), tomada 3 ou 4 dias antes do fluxo menstrual, ajuda algumas mulheres a não terem dor de cabeça, a diminuir a sensibilidade em seus seios, atenuar sua irritabilidade, sua tensão, sua negatividade. Tomar progesterona (natural ou sintética) tem servido para aliviar os sintomas físicos e psicológicos de SPM de algumas pacientes. A progesterona parece agir no cérebro, como um tranqüilizante. Os diuréticos também servem para aliviar outros sintomas. Modificações na dieta alimentar podem ser uma boa estratégia, dado que os diuréticos agem com muito impacto sobre os rins e podem causar efeitos a longo prazo.
Mais recentemente, tem sido constatado alívio em mulheres que usam remédios para reduzir a prostaglandina. Esta substância se encontra em quase todas as células do corpo e uma de suas principais funções parece ser regular os músculos lisos do corpo. Estes músculos não podem ser controlados diretamente, e se localizam, por exemplo, nos intestinos, vasos sangüíneos, útero. A prostaglandina aumenta durante a fase pré-menstrual e atinge seu ponto máximo no início do fluxo menstrual (pa-

rece que desempenha um papel importante nas cólicas menstruais, que iremos discutir logo abaixo). Vários remédios de combate a esta substância vêm sendo usados há anos no tratamento de pacientes artríticos e, portanto, seus efeitos a longo prazo são conhecidos.

Em alguns casos, outros medicamentos podem ser recomendados pelo médico. Tranqüilizantes, como Librium e Valium, vão ajudá-la a ficar calma, mas não darão alívio direto aos sintomas da SPM. E ainda podem causar dependência. A menos que seu médico tenha outros motivos, além da SPM, para receitar-lhe tranqüilizantes, primeiro procure outras saídas. É possível também que lhe seja receitado algum medicamento ansiolítico ou antidepressivo. Essas drogas servem para sintomas constantes de depressão ou ansiedade, não para sintomas mensais de SPM. Se lhe forem receitados, deve ser porque você tem uma alteração crônica de humor, que piora na época pré-menstrual. Faça questão de entender com toda clareza as razões para os remédios que seu médico lhe receita, assim como ficar inteirada de todos os possíveis efeitos esperados e colaterais.

*Um último comentário: a realidade e a ilusão da SPM:* É provável que em poucos anos haja mudanças, tanto no que se sabe sobre a SPM como no modo como é tratada. No ínterim, se você tem sintomas da SPM, tenha paciência, experimente algumas alternativas até que consiga administrar sua fase pré-menstrual sem que sua família, suas responsabilidades profissionais e seus relacionamentos sofram.

O que vai levar mais tempo para superar é o mito cultural de que quando menstruam as mulheres tornam-se vítimas de hormônios violentos e destemperados que as tornam seres nos quais não se pode confiar, pessoas imprevisíveis, irracionais, menos produtivas ou ameaçadoras de outras variadas maneiras. A despeito de mais de 25 anos de pesquisas sobre o ciclo menstrual, em busca de evidências que comprovassem alteração mental, violência e incapacitações variadas, os dados disponíveis são muito inconsistentes e contraditórios. É provável que existam diferentes tipos de SPM, com variações em termos de tipo e severidade de sintomas. Algumas mulheres ficam incapacitadas se não utilizam os remédios mais recentes. Muitas mais têm sintomas que, em geral, não interferem de modo significativo em seu funcionamento normal; apesar disso, sentem-se melhor quando comem com cuidado, tomam providências alguns dias antes da menstruação e levam em conta o aumento de sua sensibilidade emocional. Há também algumas mulheres que estão em seus melhores dias na fase pré-menstrual. Há algumas que nesta fase devem ir para as quadras de tênis e jogar para vencer, para as pistas de corrida e ganhar, para o palco e cantar óperas e dar recitais, tocar piano no concerto, criar seus poemas e romances. É interessante que não saibamos quase nada sobre como essas mulheres dão conta de suas mudanças de fase menstrual.

Por fim, uma vez que muitas mulheres têm mais atividades sexuais na fase pré-menstrual, seria proveitoso saber se existe ou não alguma relação entre os sintomas pré-menstruais e a atividade sexual nessa fase.

Algumas mulheres e seus parceiros consideram a menstruação uma época indevida para viverem sua sexualidade, enquanto outros casais têm mais sintonia com o congestionamento energético e dos vasos na área genital nesses dias, achando então na proximidade sexual algo que os faz sentirem-se melhor.

## Dismenorréia

Por anos a fio não se levou realmente a sério que as cólicas menstruais pudessem debilitar a mulher. Nem elas mesmas consideraram a questão assim. Uma vez que a maioria só sente um discreto desconforto, aquelas que tinham dores muito fortes eram consideradas suspeitas e até chamadas de histéricas, poliqueixosas, e "viciadas em médico". As mulheres simplesmente achavam que tinham que sofrer e não criar caso por causa de toda aquela dor. Com o acúmulo de informações mais recentes, no entanto, a dor menstrual tem recebido um reconhecimento amplo e seu tratamento tem sido mais bem-sucedido.

A dor menstrual, ou *dismenorréia*, acontece em muitas mulheres, especialmente nas primeiras 36 horas do fluxo menstrual. Para uma porcentagem que atinge de 30 a 40% das mulheres, a dor é forte o suficiente para impedi-las de dar conta de suas atividades rotineiras, a menos que tomem remédios específicos.

Há dois tipos de dismenorréia: primária e secundária. A dor menstrual primária é devida às contrações do útero, não a outras anormalidades físicas dos órgãos pélvicos. A dismenorréia secundária é determinada por anormalidades físicas, tais como um tumor fibróide, alguma doença inflamatória pélvica, a endometriose ou outros distúrbios. Os fibróides são excrescências não-cancerosas sólidas, na parede muscular do útero. A doença inflamatória pélvica é uma infecção dos órgãos genitais da mulher; e a endometriose é o problema de deslocamento das células do revestimento uterino para outras partes do corpo, como ovários e trompas, por exemplo.

Os sintomas da dismenorréia incluem cólicas no baixo ventre, dor nas costas, sensação de dor na parte interna das coxas, e — com menor freqüência — náusea, dor de cabeça, vertigem, tontura e calafrios.

Sabe-se mais sobre cólicas menstruais do que sobre a SPM. A dor parece derivar de poderosas contrações do útero. Desde 1967, é sabido que há cinco vezes mais prostaglandina em fluido menstrual de mulheres com dores menstruais do que de mulheres sem cólica. O útero produz tipos diferentes de prostaglandinas e parece que, se um tipo for produzido em excesso, faz com que o útero tenha atividade excessiva e se contraia muito mais. Uma vez que essas contrações comprimem os vasos sangüíneos do útero, seu suprimento de sangue pode ser interrompido. Quando um músculo como o útero sofre um decréscimo de sangue, existe muita dor, como a da angina, que é a dor sentida quando o paciente tem um ataque cardíaco. Além disso, uma parte da prostaglandina excedente escapa para a corrente sangüínea e estimula o trato digestivo, que então movimenta com rapidez os alimentos, o que causa diarréia.

Até o momento, o tratamento mais eficiente para cólicas menstruais *leves* é a aspirina, talvez por exercer algum efeito neutralizador sobre a prostaglandina. As mulheres que têm cólicas intensas geralmente melhoram com drogas que suprimem a prostaglandina. Embora existam medicamentos relativamente inócuos, é melhor ler na bula sobre seus efeitos colaterais e obedecer criteriosamente suas advertências, consultando um médico a respeito de quaisquer complicações que possam advir de sua interação com algum problema físico existente ou outro tratamento medicamentoso.

Há outras formas de cuidar da dor, como métodos de relaxamento e auto-hipnose. Não foram comprovados como estratégia eficiente para todas as mulheres mas, com prática, você pode chegar a empregá-los e ter bons resultados. Nos livros que constam da Bibliografia há mais informações a respeito.

E quanto ao orgasmo em relação às cólicas menstruais? Têm havido dados de pesquisa comprovando que algumas mulheres obtêm alívio da cólica menstrual masturbando-se até o orgasmo. Não se sabe qual a intensidade de suas cólicas. Uma vez que o orgasmo também faz o útero se contrair, intensa e ritmicamente, é possível que o orgasmo normalize as contrações, afastando os apertos musculares intensos e prolongados. Mas não foram feitos estudos comprobatórios. Além disso, conforme vão avançando na casa dos 30 anos, as mulheres percebem uma relação inversa entre orgasmo e cólicas. Quando têm orgasmos, em especial na última semana antes do fluxo, sentirão cólicas dolorosas durante 20 a 30 minutos depois do orgasmo. A razão disso não está esclarecida, e se você reparar que este é também o seu caso, será interessante informar seu médico, pois pode estar havendo um problema de natureza física.

Sabe-se muito pouco sobre medicação e resposta sexual durante a menstruação. Algumas mulheres que atendemos experimentaram vários remédios para cólicas. Houve aquelas que observaram um período mais demorado para chegar ao orgasmo e orgasmos menos intensos quando tomavam drogas de combate à prostaglandina.

Algumas mulheres comentam que ouviram dizer que as cólicas ficam mais suaves e até mesmo desaparecem depois de terem filhos. Isso só é verdade para algumas; outras continuam tendo cólicas muito fortes durante a menstruação.

Um último comentário sobre a dismenorréia. A dor é um fenômeno muito especial, que só está parcialmente entendido. Uma vez que costuma ser sinal de que alguma coisa está errada, é importante entender o que é, cuidar dela, e remover a causa. Neste caso, precisamos tratar apenas da dor. Você deve fazer um exame médico completo sempre que sentir uma dor que não puder explicar ou controlar com facilidade, apenas para ter certeza de que não há nada mais errado. Se seu médico parece que não lhe dá ouvidos, que não a leva a sério ou que não considera sua dor como algo real, vá em busca de outra opinião ou mude de médico.

## CUIDADOS DEVIDOS À SAÚDE E ESCOLHA DE MÉDICO

Sua saúde melhorará se você tomar três providências básicas. Primeiro: tente manter-se informada sobre o que significa "saudável" e "doentio" para seu próprio corpo. Leia livros e artigos sobre o organismo feminino e seu sistema reprodutivo, feitos para público leigo, para começar. Outra providência inicial é ficar ao par do que é normal para o seu corpo.

Isso nos leva ao segundo aspecto: fique ciente de seu corpo e das mudanças que ele apresenta ao longo de sua vida. Um dos auto-exames mais simples é dos próprios seios. Para tanto, deite-se de costas e use dois dedos para sentir o tecido do seio oposto à mão que examina (seio esquerdo com mão direita; seio direito, mão esquerda). Sinta se há sob a pele algum caroço sólido. Se você tem um tecido cístico, aprenderá a sentir como estão seus seios em tempos normais e, dessa forma, perceberá pelo tato quaisquer alterações. Os cistos são caroços pequenos que parecem andar pelos seios, como pequenas bolinhas de gude; podem aumentar de diâmetro mais perto do fluxo da menstruação, tornando-se mais sensíveis ou dolorosos. Para cobrir todo o seio, comece com um pequeno movimento circular no seio e vá se deslocando em espiral até a porção que fica em contato com o tronco. Agora fique em pé e examine-se no espelho, observando se há bolsas ou pregas no seio ou na auréola. Repita o exame visual erguendo as mãos acima da cabeça e apertando uma contra a outra; continue atenta depois de ter descido os braços e estar apertando as mãos contra os quadris. Faça esse exame uma vez por mês, depois de terminada a menstruação, caso você menstrue mensalmente. Câncer de seio é o segundo principal fator de morte em mulheres, mas em geral é curável quando detectado precocemente. A mais precoce forma de detecção é a mamografia (raio-x do seio) e, atualmente, estão sendo pesquisadas formas não radiativas de realização desse exame. Muitas mulheres têm medo de se examinar periodicamente por causa da possibilidade de encontrarem um câncer de seio e da probabilidade de terem uma remoção do mesmo (a mastectomia). Se o câncer de seio for percebido logo no início, a mastectomia não é necessária e os tumores podem ser removidos de modo eficiente deixando algumas cicatrizes pequenas.

Um outro aspecto do cuidado pessoal que a mulher deve ter em relação ao próprio corpo é encontrar o médico certo. Para um atendimento ginecológico geral é possível um clínico geral, um médico de doenças internas, um ginecologista, um obstetra. Esse profissional deve ser experiente, competente, e alguém com quem você possa desenvolver um bom relacionamento. Você deve sentir que tanto você quanto ele estão no mesmo barco, em busca das razões para problemas ou sofrimentos que você esteja passando. Seu médico deve estar disposto a responder suas dúvidas (prepare suas perguntas antes da consulta, para não esquecê-las). Não espere que seu médico gaste tempo explicando coisas que você não perguntou (há pacientes que não querem saber). E quando chegar o momento de alguma grande decisão, algo que, por exemplo, diga respeito à concepção de filhos ou a uma cirurgia, tente entender os motivos que sustentam a decisão e veja se pode concordar com a solução apresentada. Se a intervenção sugerida não for urgente, tente outra opinião profissional. Atualmente, também as companhias de seguro estão insistindo num segundo diagnóstico.

## QUANDO A MENSTRUAÇÃO PÁRA NATURALMENTE: GRAVIDEZ E MENOPAUSA

### Gravidez

É difícil falar "só um pouco" de gravidez. Neste livro, não há dúvida de que deixaremos de lado alguns aspectos das mudanças físicas, psicológicas e interpessoais que acompanham a gestação e o parto. Nossa proposta é discutir aqueles aspectos da gravidez que têm relação com a resposta e o funcionamento sexuais. Se a gestação é um tema que lhe interessa, sugerimos que continue lendo sobre o assunto em alguma das indicações especializadas da Bibliografia.

Durante a gravidez, a sexualidade deve levar em conta dois aspectos: o que é seguro e o que é confortável. Todas as decisões devem ser medidas pelo casal e pela gestação.

Vamos considerar primeiro o aspecto do conforto. Se a mulher não deseja o contato sexual, ela não vai se sentir confortável numa situação sexual. A primeira questão é: o que acontece com o desejo, o interesse e a freqüência sexuais durante a gravidez? A maioria das pesquisas concorda que a freqüência e o desejo sexuais diminuem durante a fase final do último trimestre da gestação (nos últimos 45-60 dias antes do parto). Quanto à resposta sexual durante os demais meses, não há uma evidência conclusiva. Foram relatados vários padrões. Por exemplo, algumas mulheres (comparando com níveis anteriores à gestação) têm menos interesse, atividades e menor capacidade de resposta no primeiro trimestre e mais no segundo e primeira parte do terceiro. Outras mulheres mostram um declínio lento, mas gradual, do interesse sexual ao longo de toda a gestação. Há ainda aquelas que observam maior capacidade orgásmica, talvez até orgasmos múltiplos, a partir do início do segundo trimestre.

O que pode estar influenciando essas mudanças em termos do desejo sexual e da capacidade de resposta à sexualidade? Há diversas possibilidades.

*Hormônios.* Durante a gravidez, há aumentos maciços de hormônios sexuais. O estrógeno aumenta e depois se estabiliza no segundo trimestre, voltando a subir no final do terceiro. No momento do parto, está dez vezes acima do nível normal. A progesterona aumenta em ritmo acelerado, principalmente no final da gravidez. No trabalho de parto, a progesterona estará vinte e cinco vezes maior que antes da gestação. Tanto o estrógeno quanto a progesterona podem estar envolvidos na diminuição do desejo sexual, embora aumentem o suprimento de sangue para a região pélvica e possam, dessa forma, intensificar na mulher sua necessidade de descarga da tensão sexual. No ínterim, o andrógeno feminino (o hormônio masculino) eleva seu teor progressivamente durante toda a gestação, contrabalançando talvez os efeitos sexualmente neutralizadores da progesterona e do estrógeno.

*Imagem corporal, auto-imagem.* De acordo com diversas pesquisas, a maioria das mulheres sente-se insatisfeita com sua aparência durante a gestação. Diante do que já mencionamos sobre o vício de nossa sociedade por corpos esguios, esbeltos, é previsível que a mulher fique até certo ponto incomodada por inchar como um balão. A mulher que se sente menos atraente terá menos sensações sexuais.

Por outro lado, algumas mulheres sentem-se maravilhosamente belas durante a gravidez e ficam encantadas com as mudanças que se dão em seu corpo (em especial nas primeiras vezes que engravidam). Uma mulher que atendemos por problema de atingir o orgasmo tinha sempre lutado para emagrecer, ficar mais magra e "perfeita", embora já fosse esbelta e muito atraente, além de profundamente amada pelo marido. Quando ficou grávida, para surpresa geral, disse que se sentia muito bem com seu corpo: "Está ficando cada vez maior mas não me sinto cheia; até gosto da sensação do estômago conforme a pele vai esticando".

*Parceiro.* Alguns homens consideram a gestação uma época de preocupações, de questionamento de sua capacidade como pai (no caso do primeiro filho) ou como provedor de filhos futuros. Um filho não planejado pode fazer o homem recuar temporariamente. Além disso, para alguns homens, o aspecto do corpo da esposa durante a gravidez é belo; para outros, não. Esposas cujos maridos se afastam durante a gestação podem ter dificuldade para não se sentirem rejeitadas, infelizes, inseguras sobre seus atrativos sexuais e precisam de tranqüilização adicional. É verdade que alguns homens têm romances extraconjugais durante a gravidez da esposa; mas parece que a situação de seu relacionamento, em geral, e os valores sexuais de cada uma das pessoas são mais importantes do que a gravidez em si para levar a romances sexuais extraconjugais nesse período.

Se você está grávida e seu parceiro afastou-se ou não parece muito entusiasmado com sua aparência, tente não ver isso como seu problema, mas como uma dificuldade dele para admirar seu corpo grávido. Ele não conseguirá mudar, mesmo que você ou outra pessoa tente fazê-lo sentir-se de outra forma. No entanto, ele pode estar alimentando idéias equivocadas a respeito de machucar o bebê ou sobre a incompatibilidade entre sexo e paternidade. Tente encontrar alguma outra forma de sentir-se fisicamente próxima, que seja confortável para ambos. As aulas tipo Lamaze, às vezes, podem ajudar a levar a atenção para o mistério do próprio processo da gravidez, deixando um pouco mais de lado a questão da forma corporal; é muito interessante também conversarem mais amiúde a respeito do bebê e com ele (os fetos ouvem após o 6º mês de gestação!).

*Estado de ânimo e saúde.* Algumas mulheres sentem-se física e psicologicamente perturbadas, conforme o estágio de sua gestação. Esse desconforto é uma razão significativa para que muitas delas percam seu interesse por sexo. Mais uma vez, é importante deixar que seu parceiro saiba como você está se sentindo quando recusa ou não inicia uma interação sexual, uma vez que ele pode também se sentir rejeitado e alienado do processo da gestação. Para muitos casais, a gravidez é um período de sentimentos, sensações e emoções intensos e confusos. Novas preocupações, novas exigências de relação, expectativas a respeito de si mesmos, dúvidas particulares sobre a própria adequação como pai ou mãe estão entre alguns dos fatores que contribuem para emoções fortes e confusas durante a gravidez e após o parto. Às vezes, é mais difícil para o casal manifestar suas dúvidas e seus sentimentos negativos porque as pessoas costumam acreditar que deveriam sentir-se exclusivamente deliciadas.

O que dizer a respeito da segurança das atividades sexuais durante a gestação? Os conselhos dados a casais que estão esperando um filho, nos últimos 100 anos, vão desde "toda forma de sexo é insegura" até "façam tudo que sentirem vontade". Na realidade, a maioria das pesquisas a respeito só chega a resultados inconclusivos. As decisões precisam ser tomadas no caso de cada gravidez, para cada mulher e cada homem.

Entre 10 e 15% de todas as gestações registra-se um aborto espontâneo, mas raramente em virtude de traumas ou lesões físicas. O feto parece estar a salvo de ataques e solavancos pela almofada líqüida que preenche o útero. O coito e outras atividades sexuais dificilmente são a causa de problemas da gravidez que levem ao aborto, exceto em determinadas condições médicas, a saber:

- se o colo do útero começa a se abrir prematuramente ou quando há outros sinais de trabalho de parto prematuro;
- se a mulher teve outros abortos espontâneos decorrentes de defeitos uterinos;
- se um dos parceiros tem doença venérea ou é portador de certas bactérias que podem ser transmitidas por contato genital;
- soprar ar com força dentro da vagina, no sexo oral, é muito perigoso para a mulher; pode causar embolia (bolhas de ar nos vasos sangüíneos) e resultar na morte da mãe.

Outro elemento a considerar é se é a primeira gestação da mulher. Uma pesquisa demonstrou uma incidência um pouco maior de sofrimento fetal em primigestas que tinham se mantido sexualmente ativas durante o último mês gestacional, em comparação com outras primigestas menos ativas.

Portanto, se você está grávida e não tem nenhum dos problemas acima citados, é muito provável que a atividade sexual seja segura para você e seu bebê. A maioria dos casais mantém sua atividade sexual nos primeiros oito meses, embora algumas mudanças de posição e práticas sejam necessárias.

Temos atendido alguns casais para aconselhamento sexual durante a gestação. A sexualidade nessa fase pode ter um significado diferente: por exemplo, pode parecer menos prazer puro e simples do que antes, e dessa forma assumir um caráter mais sério, mais como um compromisso com o casamento e o futuro.

Em geral, os casais encontram sozinhos soluções bastante naturais para quaisquer complicações sexuais causadas pelo aumento do volume corporal da mulher. A menos que os dois fiquem deitados de lado, as posições em que um fica de frente para o outro passam a ser desajeitadas e às vezes até incômodas, conforme a gravidez vai progredindo. Entre outras possibilidades que satisfazem as mulheres em adiantado estado de gestação e seus parceiros está a posição da "colher" (ver Capítulo 11), em que o homem deita-se atrás da mulher, abraçando-a e acariciando-a, enquanto a penetração é efetuada por trás. Outra possível posição para a mulher ser penetrada por trás é quando fica de joelhos, apoiada em travesseiros no peito e abdômen.

Durante a gestação, a mulher pode ter sensações um pouco diferentes. Por conseguinte, uma diretriz muito importante para atividades sexuais nesse período consiste em investigar que tipos de contato são mais satisfatórios, em vez de simplesmente presumir que as preferências e os estímulos anteriores continuam vigorando. Pode haver momentos em que apenas uma troca de carícias é tudo que se precisa, ou um delicado contato entre vagina e pênis, sem a fricção da penetração rítmica.

Muitas mulheres tomam mais consciência de si mesmas e se constrangem com sua aparência física durante a gestação. Embora seja importante para você que seu corpo lhe pareça atraente, talvez não consiga ficar convencida de que está terrivelmente sedutora. Se assim for, tente concentrar menos atenção em sua imagem corporal e mais em como você está se sentindo: como é ser tocada, tocar, como ele reage aos seus toques. Se você estiver fisicamente incomodada, não se obrigue a ser sensual só "para ele"; é preciso que ele saiba como você está se sentindo.

Algumas mulheres pensam que precisam ser sensuais em prol do parceiro, especialmente durante a gravidez. No entanto, continua sendo importante, na gestação assim como em outros momentos da vida, ter alguma razão pessoal para dedicar-se à sexualidade, alguma motiva-

147

ção própria, seja ela o desejo de ficar perto, de ter conforto, de sentir-se segura, de sentir-se excitada, de chegar ao orgasmo ou muitas outras.

## Após o parto

Os bebês mudam radicalmente a vida dos pais e ninguém pode dizer com exatidão como vai reagir antes que a criança nasça. Será um difícil ajustamento para o casal, os novos pais, estar a postos para atender com total disponibilidade o novo ser. As mulheres são as que passam mais diretamente por essa experiência, pois é delas que as crianças nascem e nelas mamam.

Além do choque pessoal e social do ajustamento ao pós-parto, a condição física da mãe muda com rapidez. Três dias depois do nascimento, os níveis de estrógeno e progesterona caem de forma significativa. Esse declínio é parecido com o padrão pré-menstrual, embora a amplitude de sua labilidade seja muito maior; aliás, os hormônios caem a níveis comparáveis aos de mulheres depois da menopausa. Nessa fase, podem aparecer acentuadas variações do estado de ânimo.

Na realidade, segundo estimativas que apontam uma porcentagem variável entre 60 e 85% das mulheres, elas passam por um rápido período de "depressão pós-parto", ou depressão leve, que inclui oscilações do estado de ânimo e choro durante mais ou menos duas semanas depois do parto. Parece que essa reação se relaciona tanto com mudanças físicas como interpessoais, resultantes da presença do bebê. Cerca de 25% das mulheres relata sintomas depressivos por vários meses, embora os mais depressivos de todos (problemas de sono, cansaço ou ausência de satisfação em atividades que rotineiramente eram prazerosas) sejam difíceis de separar da realidade do cotidiano de se viver com um recém-nascido. Por fim, uma porcentagem menor ainda — menos de 10% — das mulheres sofre de uma depressão séria e de sintomas psicóticos depois do parto. Para as mulheres destes dois últimos grupos, deve-se pensar num atendimento psiquiátrico quando os sintomas forem graves, perturbadores e interferirem com o funcionamento normal.

Mencionamos tais questões por dois motivos. Em primeiro lugar, uma parte das pesquisas tem demonstrado que um parceiro muito envolvido durante a gestação, no momento do parto e depois, parece ajudar a mulher em seu necessário ajustamento: ela terá menos e mais leves sintomas de alteração do humor. Mas nem sempre é assim, em particular entre mulheres que padecem de intensas SPMs ou que têm predisposição para a depressão.

A segunda razão de mencionarmos esse período de ajustamento é que a mulher pode não se sentir muito interessada em sexo por um certo tempo, depois do parto, enquanto se recupera fisicamente (algo em torno de 3 a 6 semanas). Isso é de esperar e é sua reação bastante natural. É melhor não forçar sensações sexuais. Ela pode também sentir-se diferente no começo. Nas primeiras vezes depois do parto, a mulher pode sentir incômodo nas relações sexuais; por exemplo, o tipo de tratamento dispensado à *episiotomia* — a incisão feita para alargar a abertura vaginal logo antes que a cabeça da criança passe — determina se a mulher irá ou não sentir dor durante muitos meses depois do parto. Atualmente, não recomendam as episiotomias, a menos que claramente indicadas e, quando for o caso, obedecendo a linha média do corpo, sendo suturadas com material muito fino. Pode ser interessante discutir esse detalhe com o médico, para que ele saiba que você está preocupada com a questão. Descargas vaginais e sangramentos residuais também podem retardar o reinício das atividades sexuais com penetração. Antes que sejam retomadas, pode ser agradável tentar outros tipos de troca sexual. Quando você se sentir emocionalmente pronta, presumindo que não existem contra-indicações de ordem médica contra o coito, examine a cicatriz de sua episiotomia com um espelho de mão e, com dedos limpos ou com um tampão investigue a condição de sua abertura vaginal e do interior da cavidade, para verificar a presença de algum tipo de irritação. Seu parceiro pode participar, se você se sentir confortável, e enquanto você puder manter o controle de seus toques nas primeiras vezes. Vocês podem começar a tentar uma relação completa, aos poucos, em ocasiões sucessivas, com a introdução gradual do pênis até que o órgão genital masculino possa penetrar por inteiro sem movimentos pélvicos, depois acrescentando esses movimentos em escala cada vez mais livre.

Pontos vaginais doloridos ou irritados não são a única questão. Algumas mulheres sentem que sua vagina ficou maior depois do parto. Para ajudar a manter o tônus e a saúde da musculatura genito-urinária recomendamos que pratique os exercícios de Kegel (veja o Capítulo 3), já poucos dias após o parto. Durante relação, tente diferentes posições para melhorar as sensações e o estímulo.

A amamentação ao seio tem vários efeitos sobre a sexualidade feminina. Um hormônio chamado prolactina é responsável pela produção de leite. A prolactina ajuda a retardar o reinício das menstruações, influindo sobre a produção dos hormônios que regulam a menstruação. A prolactina inibe diretamente a produção de estrógeno, que mantém a vagina lubrificada. Por conseguinte, as mulheres que amamentam podem precisar de algum lubrificante vaginal em gel até que deixem de amamentar.

A própria amamentação pode ser acompanhada de várias respostas sexuais. As reações mais comuns incluem ereção do bico do seio, sensação de calor nos seios, sensações clitorianas, contrações uterinas. Os bicos dos seios ficam muito sensíveis durante o primeiro mês do parto. Pode haver excitação junto com essas sensações, embora nem sempre seja assim.

A excitação sexual ou o estímulo do seio (inclusive pela amamentação) pode desencadear ejeções de leite, desde gotas até jatos. Do ponto de vista da natureza, isso faz bastante sentido; no início, o bebê depende do leite de sua mãe; a amamentação pode desencadear sensações agradáveis e estas podem estimular a produção de leite — isso ajuda a manter o casal envolvido na atividade.

Contudo, para outros casais, a produção de leite durante a atividade sexual é embaraçosa ou incômoda. Há quem fique aliviado ao saber que se trata de uma resposta saudável e natural. Certas mulheres gostam de amamentar logo antes de fazer amor, ou, então usam sutiã com protetor absorvente; uma toalha à mão também ajuda.

Os padrões de resposta sexual que incluem vasocongestão, lubrificação e distensão vaginais, assim como a intensidade orgásmica, parecem levar de 8 a 12 semanas depois do parto para retomarem seus níveis pré-gestacionais. Algumas mulheres comentam que ter tido filho aumenta sua capacidade de excitação e de chegar ao orgasmo, embora para a maioria não sejam percebidas diferenças significativas.

## Menopausa

Já ouvimos muitos comentários sobre a menopausa, de nossas amigas e de outras mulheres conhecidas. Uma mulher que estava nessa fase da vida, comentando sobre a filha de uma amiga que apenas começara a menstruar, disse: "É difícil começar e duro parar". Uma mulher que estava quase no fim da menopausa comentou: "Bom, gosto dessa liberdade. Mas sinto falta dos previsíveis altos e baixos que eu costumava viver ao longo do mês: é tudo igual agora, sem oscilações".

E uma mulher de 48 anos escreveu:

> Eu tinha horror de pensar na menopausa, porque quando menstruava tinha abalos emocionais intensos.
> Tinha razão. Suava dia e noite, e tinha dores imprevisíveis nas pernas e na cabeça. Ansiedade também. Antes eu não tinha nada disso. Sinto-me uma hipocondríaca... Acho que os outros me vêem como uma mulher queixosa, que está ficando velha e neurótica. Lembro de minha mãe, que tinha queixas parecidas e por anos a fio agüentava ficar conosco (seus filhos)... As sensações físicas são reais e concentrar nelas a atenção tem dois resultados: torna-as piores e me faz tomar consciência de meu corpo e do quanto está mais velho.

Embora toda mulher atravesse a menopausa, para cada uma o processo é diferente. Você pode reparar que os ciclos são mais curtos, tornam-se irregulares, ou que há aumento ou redução do fluxo. Os ciclos podem tornar-se irregulares. Esse é o início da "mudança de vida".

Na realidade, a menopausa é um processo composto por muitas mudanças físicas e algumas emocionais. Com base em pesquisas realizadas nas duas últimas décadas, sabemos muito mais sobre a complexidade da menopausa e um pouco mais sobre como administrar os transtornos causados por ela. Várias excelentes leituras, citadas na Bibliografia, examinam com detalhes todos esses aspectos. Aqui discutiremos apenas alguns dos fatos da menopausa, em particular como a sexualidade é afetada.

*O que acontece durante a menopausa?* Conforme a mulher vai ficando mais velha, seu sistema reprodutivo sofre certas alterações. Parte do processo inclui a diminuição dos ovários e o declínio do nível do estrógeno, de progesterona e outros hormônios. São mudanças *graduais*, que começam de seis a sete anos antes do último fluxo menstrual (em geral quando a mulher está com quarenta e poucos anos). Assim como o corpo da menina passa por muitas mudanças antes que ela tenha sua primeira menstruação, a desaceleração gradual, na fase inicial da velhice, parece ocorrer antes do último período menstrual. É um processo natural; se fosse da noite para o dia, as mudanças físicas repentinas e a suspensão da produção hormonal seriam extremamente incômodas.

*Quais são os sintomas?* As mudanças podem ser verificadas no intervalo entre cada menstruação, na duração do fluxo, na quantidade mensal de cada fluxo. Além disso, entre 80 e 85% das mulheres sente um ou mais dos seguintes sintomas: ondas repentinas de calor (sentidas por todo o corpo e acompanhadas de suor); suores noturnos (a mulher acorda à noite ensopada); dores de cabeça; tontura; insônia; alterações do humor como depressão e ansiedade. Na realidade, as ondas de calor e os suores noturnos são as únicas coisas diretamente relacionadas à menopausa. Os demais sintomas podem acontecer em qualquer momento da vida da mulher e só se tornarem mais salientes na menopausa.

Mesmo depois que o fluxo menstrual cessa, os níveis hormonais continuam diminuindo e a mulher pode sentir os sintomas ainda por vários anos.

*O que acontece com o corpo?* O tamanho dos ovários diminui e eles passam a produzir menos estrógeno, embora continuem produzindo andrógeno. Os andrógenos são hormônios associados a níveis mais elevados de energia e a um aumento no impulso sexual. Os homens os têm em concentração muito maior que as mulheres.

A redução no teor do estrógeno do sangue parece ter relação com outras mudanças. O envelhecimento da pele é acelerado, em particular a perda do tônus muscular e o endurecimento do tecido epidérmico. A idade também causa a redução das células chamadas *melanócitos*, incumbidas da produção de pigmento, e assim a pele não escurece. Dessa forma, as mulheres se tornam cada vez mais suscetíveis a queimaduras do sol se não usarem proteção adequada.

O revestimento epidérmico e o tônus muscular do trato urinário e da vagina também diminuem. A mulher pode ter uma certa diminuição do controle da bexiga, que os exercícios de Kegel ajudam a corrigir. As mudanças vaginais podem incluir também menos lubrificação e tecido menos sensível, sujeito a pequenas abrasões ou dilacerações durante a penetração, a menos que seja usado algum lubrificante vaginal ou tratamento hormonal compensatório (adiante daremos mais informações a respeito).

É interessante que relatos diferentes tenham demonstrado que as mulheres sexualmente ativas na menopausa apresentam menor deterioração do tecido vaginal. Manter a atividade sexual parece ajudar a manter a saúde vaginal da mulher mais velha. Ninguém sabe se as atividades sexuais sem penetração têm o mesmo efeito. Há toda uma variedade de outras mudanças determinadas pela menopausa que a mulher pode sentir. O cabelo fica mais áspero e fino; os seios podem começar a perder sua forma redonda (o que é especialmente visível nas mulheres com seios grandes). Essas mudanças são, antes de mais nada, decorrentes de um aumento no nível dos estrógenos.

*Qual a incidência da perda óssea?* Pesquisas recentes indicam que pelo menos 50% das mulheres, em todos os países, mostram certos sinais de perda óssea por volta dos 60 anos. Esse processo desenrola-se durante toda a menopausa, e seu declínio mais acentuado se verifica entre 40 e poucos e 70 e poucos anos. A perda óssea tem conseqüências dramáticas: por volta dos 80 anos, a mulher já pode ter perdido mais de 1/3 de sua massa óssea. Nessas condições, os riscos de fraturas são elevados, em decorrência de quedas, movimentos repentinos e abruptos e até mesmo a repentina pressão de alguém agarrando um membro para impedir uma queda.

O nome desse processo é *osteoporose*. Significa um aumento da porosidade óssea e uma diminuição na densidade de sua massa. Os ossos não são o que parecem: estruturas sólidas, imutáveis e fixas. Têm vasos sangüíneos e tecidos nervosos e fazem parte de um processo de deterioração e recomposição. Um dos principais ingredientes do tecido ósseo é o cálcio. Todo dia, uma porcentagem de cálcio abandona o tecido ósseo e novo teor é absorvido do sangue e introduzido nos ossos.

Sabemos hoje que o estrógeno desempenha um papel muito importante no processo de troca entre o sangue e os ossos. Quando o nível desse hormônio declina, como acontece na menopausa, os ossos correm perigo e começam a desintegrar-se. Essa perda não ataca todas as mulheres na mesma proporção, mas uma determinada parcela de alteração acontece na maioria das que chegam aos 70 anos. (A mesma perda óssea registra-se também nos homens, mas eles são menos propensos a fraturas porque sua massa óssea original é maior do que a das mulheres.)

O resultado mais comum da osteoporose é a fratura de quadril, que incide em praticamente 1/3 das mulheres com mais de 65 anos. Os ossos da coluna também são afetados com freqüência, em especial nos pontos de curvatura natural da espinha, pois são os pontos mais fracos. As mulheres com fraturas espinhais perdem, em geral, vários centímetros de altura e podem formar uma protrusão no alto das costas, criando uma "corcunda". Parece que as mulheres claras e esguias, de descendência norte-européia, têm mais probabilidade de sofrer determinados efeitos da osteoporose que as asiáticas e as negras.

Antigamente, era preciso que a mulher chegasse a ter um osso fraturado ou uma perda de altura para que se diagnosticasse perda de massa óssea. Hoje não é mais assim. Há várias técnicas indolores de diagnóstico precoce, e todas as mulheres podem se beneficiar com essas medidas preventivas.

Ser uma mulher na menopausa *(para não mencionar uma mulher "de idade")* parece nada agradável. Não espanta que também tenha problemas de natureza emocional. De fato, será assim tão terrível essa fase da vida da mulher? Algumas mulheres têm de fato sentimentos depressivos, como perda de auto-estima e sensação de inutilidade, choro fácil, desinteresse pela vida diária. Algumas podem ter problemas graves de sono, perda de apetite, pouca energia, incapacidade para funcionar e uma avassaladora sensação de impotência. Em parte, a depressão ou a ansiedade pode estar relacionada com as mudanças hormonais durante a menopausa.

Há também mudanças psicológicas associadas a esse período da vida. Significa muitas coisas diferentes para cada tipo de mulher: perda da fertilidade, da juventude, sensação de que são menos desejáveis; "tornar-se como a própria mãe", eventualmente a sensação de abandono por parte do parceiro.

Uma amiga de 40 e poucos anos observou: "Nunca dependi de minha aparência para enfrentar a vida, pelo menos eu achava que não. Sou só um pouco atraente. No entanto, foi uma época difícil me acostumar a ser tratada (pelos homens) como são tratadas as senhoras de meia-idade".

Muitas mulheres também têm que enfrentar sentimentos contraditórios a respeito da saída dos filhos de casa. Outras não conseguem suportar transtornos físicos: não estão acostumadas a desconfortos e não os toleram com facilidade (em particular quando são imprevisíveis).

Mencionamos antes como nossa cultura é negativa em relação ao avanço da idade. "Mais velho" quer dizer perder, fazer menos, desacelerar, perder recursos, e nada disso é aceito em nossa sociedade e, muito menos, visto com olhos positivos. A menopausa é uma "mudança" dramática que assinala para as mulheres a instalação "da idade".

Em oposição a nossa perspectiva negativa, em outras culturas, entre as quais muitas tribos indígenas americanas, as pessoas não são consideradas realmente adultas (sábias o suficiente, maduras o bastante), enquanto não chegam aos 55 ou 60 anos. Em nossa cultura, juventude e capacidade de reprodução são valores primários e interligados; 55 anos é o início da curva descendente para a velhice. Encontrar uma identidade positiva e manter a auto-estima são tarefas difíceis para pessoas de mais idade.

A combinação entre significado cultural, transição social e os sintomas físicos da menopausa causa um poderoso impacto depressor na mulher. Para muitas, é um verdadeiro desastre.

153

Mas não é forçoso que assim seja. Há tratamentos que ajudam a aliviar o incômodo dos sintomas e, se reavaliarmos o mundo à nossa volta, encontraremos evidências suficientes de algo que a famosa antropóloga Margaret Mead observou: "A força mais criativa do mundo é a mulher 'de pique' na menopausa".

*Que mudanças podem ser esperadas em termos do funcionamento sexual?* Não muitas, parece. Talvez menos lubrificação, o que pode acarretar menos sensações de estímulo genital. A umidade aumenta nossa capacidade para perceber os toques na área vaginal. Sendo assim, você pode demorar um pouco mais para ficar excitada. Não há mudanças quanto aos orgasmos, até que você tenha ficado muito mais velha, digamos com 70 anos ou mais, quando então podem se tornar menos intensos.

A atividade sexual diminui com o tempo, mas muito devagar, exceto em casos de enfermidades, doenças e acidentes. A freqüência da atividade sexual depende da manutenção do desejo de ter uma atividade sexual, da disponibilidade e do interesse do parceiro, e de um estado adequado de saúde. É muito importante a capacidade de discutir mudanças no desejo ou nas atividades.

Várias pesquisas diferentes demonstram que mulheres com contato sexual regular após os 40 anos têm menos probabilidade de sofrer problemas sexuais, incluindo ressecamento vaginal e desconforto durante a atividade sexual. Caso você esteja nessa faixa etária e não tem um parceiro, continue com o auto-estímulo. Quando tiver um parceiro, vá devagar, até que você e seu corpo se sintam descontraídos e receptivos.

## Como se manter saudável antes, durante e depois da menopausa

A menopausa e suas conseqüências parecem um desastre ou uma calamidade; são a versão da natureza para o tufão do envelhecimento fisiológico e psicológico. Na realidade, muitas dessas conseqüências podem ser enfrentadas com sucesso. Embora o envelhecimento em si ocorra, é possível minimizar o risco e o desconforto físico que acompanham as mudanças da menopausa. Resumamos o que se sabe hoje sobre tratamentos úteis, e seus prós e contras.

*Terapia Hormonal de Compensação* (THC). Uma forma óbvia de mitigar os efeitos da suspensão dos hormônios é reintroduzi-los. A resposição de estrógenos alivia os calores, melhora o teor de umidade da pele e sua elasticidade, ajuda na lubrificação vaginal, diminui sensivelmente e, talvez, até detenha a deterioração óssea, diminui comichões da pele e sua sensibilidade a determinados tecidos e melhora o estado geral de ânimo, além de proporcionar uma sensação de bem-estar. As mulheres que tomam estrógeno também têm menos incidência de cardiopatias, níveis mais baixos de colesterol e têm pressão sangüínea normal.

Em décadas passadas, o uso de estrógeno nas THCs (assim como em pílulas anticoncepcionais) mostrava um aumento da incidência de certos tipos de câncer. Diante das doses atualmente baixas recomendadas, o risco mais elevado de câncer não tem ligação com o uso de estrógeno, exceto em determinados casos. Considera-se hoje que dosagens baixas de estrógeno alternadas com dosagens baixas de progestina diminuem os riscos de câncer de endométrio (revestimento uterino) e seio, em comparação com o que acontece com mulheres que tomam só estrógenos.

Certas doenças e problemas físicos são indícios seguros de que você não deve fazer uma THC: trombose vascular (coágulos de sangue repentinos); doenças no sistema circulatório dos olhos; pressão alta; câncer de seio; sangramentos vaginais não diagnosticados. Outras condições que demandam grande cautela na administração de THC: diabetes, histórico anterior de certos tipos de câncer relacionados ao teor hormonal, endometriose, fibrosidades uterinas, doença da vesícula, veias varicosas, tabagismo exagerado, estar mais de 30% acima do peso normal.

A decisão de tomar hormônios e continuar tratando-se com eles deve basear-se em sua própria história e nas mais recentes informações que seu médico tenha. Avaliações médicas constantes (uma vez por ano, no mínimo) podem ser uma peça importante do tratamento.

*Outras drogas e procedimentos médicos.* Em geral, tranqüilizantes pesados ou leves, às vezes receitados para nervosismo, irritabilidade e distúrbios de sono, não são recomendáveis para o tratamento de sintomas da menopausa. São mais apropriados para condições mais rápidas e agudas.

A histerectomia, remoção cirúrgica do útero, pode ser considerada boa medida preventiva para algumas pessoas, uma vez que esse órgão e seu colo, em especial, são pontos favoráveis ao câncer. No entanto, não é recomendada, a menos que haja outros sinais de distúrbio uterino, como tumores fibróides ou sangramentos problemáticos. Além disso, os ovários produzem algum hormônio, mesmo depois da menopausa. As recomendações atuais são de manter os ovários, a menos que haja uma clara indicação de que é preciso removê-los. É sempre boa política ir em busca de outra opinião especializada antes de fazer uma cirurgia.

*Dieta, nutrição e exercícios.* Os conselhos para a adoção de uma dieta saudável continuam mudando anualmente. Porém, dois aspectos sempre se mantêm: equilíbrio e moderação. Atualmente, estão sendo sugeridas algumas outras peculiaridades adicionais: dietas ricas em fibras e pobres em gordura são consideradas boas e, em especial, ajudam na prevenção do câncer de seio (embora parte da labilidade a esse tipo de problemas pareça ser herança genética). A ingestão de cálcio — em torno de 800 miligramas por dia (equivalente a dois copos de leite), até os 40 e poucos anos, aumentando depois para 1.200 miligramas por dia — é considerada importante para combater a evolução da osteoporose.

A vitamina D em pílulas (até 400 UI) ou uma exposição diária de 15 minutos ao sol ajudam a extrair o cálcio dos intestinos e, por isso, costuma ser recomendada em conjunto com a ingestão de cálcio. Cálcio demais não é bom para as artérias e a vitamina D em excesso pode ter um efeito descalcificante. Todos os anos são feitas novas descobertas, por isso é importante manter-se atualizada sobre as novidades dietéticas.

Considera-se que a cafeína aumenta os cistos benignos de seio. Uma vez que a cafeína — especialmente mais de duas xícaras de café por dia, ou quantidades equivalentes — parece também estar relacionada à sensibilidade pré-menstrual dos seios e às cólicas menstruais mais intensas, reduzir logo a ingestão deste elemento químico pode ser uma sábia providência.

Manter certo padrão de atividade física que ajude a tonificar a musculatura e movimentar o corpo pode ajudar a desacelerar a perda óssea. Só os exercícios não impedirão o avanço da osteoporose, embora proporcionem bem-estar geral e vigor, mantenham em bom estado o funcionamento cardiovascular, favorecendo o aumento da massa óssea, do equilíbrio e o condicionamento físico geral. Sentir-se fisicamente melhor é, em geral, um fator associado a uma boa saúde sexual.

# 9

# Compartilhando suas descobertas com o parceiro

Até aqui, seu parceiro só participou indiretamente dos seus novos sentimentos e descobertas. Ele pode ignorar aquilo que você praticou nesse processo de descobrimento. Os exercícios deste capítulo lhe darão a possibilidade de compartilhar suas descobertas com seu parceiro. A participação dele é muito importante, e será proveitoso que ele leia com você os próximos capítulos.

Antes de conversarmos sobre o início desta nova fase, gostaríamos que você percebesse em que ponto do seu crescimento sexual você está nesse momento. É possível que ainda não tenha chegado ao primeiro orgasmo; isso não é indispensável. O mais importante é que você aprendeu um nível razoavelmente alto de prazer com excitação sexual. Continue tendo suas sessões de autodescoberta e prazer sozinha, para aprender mais acerca do que é gostoso para você e o que a mantém muito excitada. Algumas mulheres têm o seu primeiro orgasmo com seu parceiro, e talvez isso lhe aconteça.

Este passo é um desafio, porque você irá aos poucos ensinar ao parceiro os tipos de estímulo que lhe dão prazer. No começo, você poderá querer apenas conversar sobre o que sente que é bom para você, sobre os tipos de estímulo de que precisa (por exemplo, vibradores, estímulo manual, pressão adequada e o melhor ponto para certas carícias). Aí, talvez, você tenha vontade de dar-se prazer perto do parceiro. Ele também pode mostrar-lhe como se masturba. Esta é uma oportunidade especial para que ambos aprendam como cada um dá prazer a seu próprio corpo, de modo que possam descobrir como dar prazer um ao outro.

Como você se sente quanto a se masturbar diante do seu parceiro? Muitas vezes, no começo, as mulheres podem achar muito estranha a idéia. Essa dificuldade resulta, em parte, de você não conseguir se concentrar porque há outra pessoa no quarto. Também pode ser uma situação, até certo ponto, constrangedora, uma vez que a maioria das mulheres foi criada com o tabu de que não se pode fazer nada sexual na frente de outra pessoa. Talvez você fique preocupada com o que seu companheiro irá pensar, se ele vai gostar ou não dessa sua nova maneira de se expressar, principalmente se muitas das experiências sexuais de vocês dois juntos tiverem sido insatisfatórias; assistir o outro pode parecer inconveniente ou até mesmo competitivo, se o homem ficar excitado com facilidade e chegar rapidamente ao orgasmo.

Por enquanto, independentemente do que você estiver sentindo, tenha confiança e acredite que é perfeitamente natural ter sentimentos ambivalentes em relação a compartilhar suas descobertas com o companheiro. O mais importante nas experiências sexuais que terão juntos no futuro é que cada um apóie e encoraje o outro, tanto do ponto de vista físico como emocional, e que tenham a sensação de estar juntos nesse empenho. Apoio significa demonstrar compreensão e incentivo, sem fazer pressões nem críticas. Daremos algumas sugestões específicas que ajudarão a criar um ambiente favorável ao próximo exercício.

Antes que você decida se quer ou não experimentá-lo, gostaríamos que você e seu parceiro conversassem sobre as possíveis expectativas ou receios que possam ter. Gostaríamos de dar as seguintes sugestões: imagine que cada um vai começar a se dar prazer na frente do outro. Que preocupações você acha que teria? Que preocupações você acha que o seu companheiro teria? Não importa se você vai "adivinhar" ou não o que ele estará sentindo; o que importa é realmente um dizer ao outro quais são seus próprios sentimentos. Conversem sobre cada sentimento, procurando ver o que cada um pode fazer para tornar maior o prazer mútuo e para reduzir as preocupações. Compartilhem os seus medos e as suas esperanças em relação a essa experiência.

Quaisquer que sejam os sentimentos de cada um, o simples fato de analisá-los a dois já lhes dará uma idéia mais clara de como cada um se sente em relação ao exercício. E, com isto, vocês também deverão ter uma idéia do que cada um espera ganhar com essa nova experiência.

Vocês também podem levar em conta como *os dois* vêem a masturbação como parte de seu relacionamento sexual total. Vocês acham que isso é algo que só deve ser feito em "emergências", por exemplo, quando um dos dois está doente ou viajando? Discutam isso por alguns minutos, porque depois voltaremos a esse assunto.

Se vocês decidirem que a masturbação na verdade não tem muito lugar em seu relacionamento sexual, podem no início hesitar quanto a viverem juntos essa experiência. Vocês não precisam acreditar que a masturbação é prazerosa ou valiosa no seu relacionamento sexual, para fazer o exercício. O propósito básico, aqui, é simples: mostrar ao companheiro o que você aprendeu sobre você mesma. Até esse momento, você é a única que sabe como se dar o tipo de estímulo de que precisa para ficar sexualmente excitada. Você é a melhor professora do seu companheiro no que se refere às coisas que lhe dão prazer. Talvez, no começo, possa ser difícil, mas já vimos muitos casais crescerem sexual e emocionalmente ao viverem essa experiência.

Ao conversar com outros casais em terapia, notamos que suas preocupações e restrições, muitas vezes, giravam em torno de assuntos semelhantes. Gostaríamos de lhes mostrar esses temas mais freqüentes e sugerir que conversem sobre eles, se ainda não o tiverem feito e, especialmente, se acharam um pouco difícil expressar ou compartilhar esses sentimentos.

*Do ponto de vista da mulher.* O que significa para você tocar-se e dar-se prazer diante de seu parceiro? Você gosta, fica insegura, excitada, assustada ou simplesmente curiosa? Espere sentir uma mescla de curiosidade e hesitação: curiosidade, porque é algo novo, que vocês nunca compartilharam antes; e hesitação, porque você não sabe realmente se vai ser fácil ou difícil fazer isso na presença dele, e talvez também porque você não sabe como ele vai reagir diante dessa nova situação. Se você sente que ele poderá ser um pouco crítico, discuta isso com ele. Quais são *exatamente* as coisas que você teme que ele pense ou diga?

Como citamos antes, dar esse passo pode significar entrar em conflito com valores sexuais que você recebeu desde criança. A masturbação, na maioria das famílias, não é considerada uma forma aceitável de expressão sexual. A pessoa se masturba só quando está sozinha e, em geral, às escondidas. Portanto, dar-se prazer com alguém presente pode lhe dar um pouco a sensação de estar sendo "pega em flagrante". Há muitas coisas que se pode fazer para diminuir sentimentos desse tipo. Uma delas é compartilhar esses sentimentos e apoiar as tentativas do outro para se revelar, como mencionamos acima. Outra coisa que pode ser feita é simplesmente tentar: tentativas repetidas ajudarão a reavaliar alguns dos antigos valores que você recebeu na infância ou na adolescência.

Outro valor sexual que pode contribuir para deixá-la um pouco sem jeito é a noção de que os casais nunca devem se masturbar. Acreditam que a masturbação seja algo prejudicial ou desnecessário quando se tem um companheiro à disposição. Esse ponto de vista vê a masturbação como uma atividade sexual secundária, quando comparada ao ato sexual em si e a outras formas de estímulo e prazer mútuos. Freqüentemente, acreditam que a masturbação é prejudicial por causa de uma idéia falsa: que, através dela, a vontade ou a energia sexual será totalmente consumida e, em conseqüência, haverá a perda do desejo de ter uma relação sexual a dois. Isso não é verdade. De fato, as pesquisas sobre sexualidade feminina mostraram que as mulheres que se masturbam têm uma probabilidade maior de atingir o orgasmo e de se envolver nas diversas formas de expressão sexual. Na realidade, mais de 30% de homens e mulheres se masturbam após o casamento. Lembre-se, a masturbação não é um objetivo; é apenas um caminho a mais para a descoberta da sexualidade e a partir do qual crescer sexualmente, em particular porque um pode compartilhar com o outro essas novas experiências.

*Do ponto de vista do homem.* Quais são os aspectos desse passo pelos quais você espera e quais são os que você julga mais difíceis? Até mesmo os homens mais entusiasmados, muitas vezes, têm reservas em relação a esse exercício, em geral, porque: a) sentem-se deixados de lado, sem importância, sem envolvimento quando a mulher se dá prazer; b) como resultado, eles ficam com uma dúvida insistente, acreditando que podem ser substituídos com rapidez, que a companheira irá preferir seu próprio estímulo ao deles.

Em quase todos os casais que atendemos em terapia, a mulher, de fato, aprende a dar-se prazer, mas, basicamente, quer ter relações sexuais com o parceiro. O que aprende sobre seu corpo em suas sessões de autodescoberta vai fazer com que seja mais fácil ensinar a ele as formas mais agradáveis de estimulá-la. E, conforme dissemos antes, a masturbação, para muitas mulheres, parece intensificar o desejo sexual e não desestimular seu interesse por um homem.

Há formas pelas quais o homem pode aumentar o seu envolvimento com a companheira. Um aspecto muito importante das próximas vezes que estiverem praticando o exercício juntos é o homem deixar que a mulher lhe mostre ou diga o que dá prazer a ela. Isso pode parecer fácil, mas nossa experiência tem mostrado que se trata de uma coisa difícil de pôr em prática. Em nossa cultura, espera-se que os homens saibam sempre o que fazer com a parceira numa relação sexual, e o fato de não saber pode ser visto como uma falta de competência como homem e como amante. É claro que isso não tem razão de ser: o mesmo tipo de estímulo não vai ser igualmente prazeroso para todas as mulheres, e nós temos procurado salientar que a mesma mulher também pode variar suas preferências em diferentes ocasiões. No entanto, talvez às vezes você tenha que lembrar que o bom amante é aquele que procura agradar. Isso requer comunicação e constitui a base a partir da qual vocês poderão, eventualmente, ampliar suas vivências sexuais como casal.

Homens e mulheres são influenciados pelos mesmos valores culturais sobre a masturbação. Passam anos acreditando que não se deve ser pego no ato, ou que não é certo combinar a masturbação com uma relação íntima com outra pessoa; e isso tudo não pode desaparecer automaticamente, de uma hora para outra. Além disso, a expectativa cultural de que o homem deve ser sempre um superatleta sexual constitui um fardo a mais que os homens têm que carregar. Essa expectativa sugere que qualquer experiência sexual, inclusive compartilhar a vivência de se masturbar, deve ser fácil para os homens. Na verdade, muitos homens não acham nada fácil se masturbar na frente de sua parceira. Se for este o seu caso, procure manifestar para ela suas reservas a respeito. Em todo caso, é muito importante que a mulher o apóie e incentive, em sua tentativa, da maneira que for melhor para você. Faça com que ela saiba o que pode fazer para que esta experiência seja positiva para vocês dois.

Se você ou o parceiro têm certeza de que não querem passar por essa experiência, ou se tentaram mas depois se sentiram extremamente incomodados ou abalados, não faz mal. Isso significa que esse tipo específico de exercício não se ajusta às suas necessidades. Terminem de ler este capítulo, porém, pois contém outras informações, e depois passem para o Capítulo 10. Em outras palavras, embora tenhamos enfatizado o valor deste exercício, ele é optativo; para experimentá-lo, ambos devem se sentir confortáveis. É normal sentir-se um pouco constrangida, incomodada, até ridícula, mas não horrorizada, nem infeliz. Nesse último caso, leia toda a próxima seção, dando atenção especial ao item "Passagem das Interações Não-Sexuais às Sexuais".

## SUGESTÕES ESPECÍFICAS PARA SE DAR PRAZER COM SEU PARCEIRO

É normal sentir-se desajeitada e, até mesmo, um pouco constrangida tocando-se na frente do companheiro. Você não deveria sentir que está "representando", e sim que está ensinando. O primeiro passo é conversar sobre as maneiras de diminuir esse constrangimento. Há também muitas coisas que você pode fazer para tornar a situação mais leve. A primeira vez que vocês experimentarem essas sugestões, pode parecer um pouco esquisito para ambos; afinal, esse é um período de descobertas mútuas, e não uma demonstração de perícia sexual.

Em nosso trabalho, com mais de 150 mulheres e seus parceiros por problemas de chegar ao orgasmo, descobrimos que o ensino e o aprendizado — os objetivos mais importantes deste exercício — são mais eficientes se primeiro o homem demonstrar sua excitação à mulher. Há várias razões pelas quais fazemos essa recomendação.

Uma delas é que, provavelmente, o homem já se masturba há vários anos, desde a adolescência. A mulher pode ter começado quando iniciou a leitura deste livro. Sendo assim, o homem pode sentir-se mais descontraído com a masturbação e, no princípio, ter mais facilidade de praticar sua técnica de masturbação e orgasmo na presença da companheira.

Outro motivo é que olhar o parceiro masturbando-se e chegando ao orgasmo pode ser uma experiência extraordinariamente importante para a mulher que está tentando desenvolver sua capacidade de resposta sexual. Além de aprender mais coisas sobre ele, observá-lo masturbando-se ajuda a diminuir grande parte de seu próprio constrangimento e apreensão diante da perspectiva de exibir para ele sua excitação e seu orgasmo.

Várias mulheres com quem trabalhamos não conseguiram se masturbar e sentir excitação ou chegar ao orgasmo na presença do companheiro enquanto ele não se masturbou antes, enquanto elas observavam. Parece que essa é uma experiência de soltura para as mulheres que até então eram inibidas em sua excitação; é possível para elas, daí em diante, ter mais facilidade em manifestar a própria sexualidade com o parceiro. O homem também pode perceber o quanto a parceira se sente inibida, no início, em "mostrar" sua excitação sexual. Por tais motivos, recomendamos que o homem comece.

Você não deve esperar que seu parceiro a excite sexualmente. Ele deve apenas fazer com que lhe seja mais fácil excitar-se sozinha. Apresentamos a seguir algumas sugestões específicas que ajudaram muitos outros casais que seguiram este programa de crescimento. Esperamos que encontrem algumas de que gostem e que também inventem outras.

1. Criem juntos um clima favorável para a sessão de descobertas. Luzes suaves ou velas deixam a atmosfera mais acolhedora e íntima. Vocês só precisam de luz suficiente para se enxergarem.

Alguns casais gostam primeiro de tomar vinho juntos ou, simplesmente, conversar. Esta não é, porém, uma boa hora para tentar resolver crises domésticas ou problemas diários. Procurem conversar sobre assuntos agradáveis ou compartilhar o que estão sentindo e esperando do que vão fazer.

2. Vocês dois devem ficar nus ou quase. Uma boa forma de se despir e ficar à vontade é tomar banho juntos. Abraçar-se debaixo da água morna e ensaboar-se mutuamente são coisas que ajudam a descontrair e criar um clima sensual. Ou, então, se vocês não estiverem com vontade de tomar banho, podem querer tirar a roupa um do outro, bem devagar, enquanto vão se beijando ou acariciando.

Se você não estiver acostumada a ficar despida na frente do parceiro, pode usar uma camisola ou, talvez, o paletó de um pijama. Deve ser algo gostoso de vestir e, ao mesmo tempo, capaz de permitir que ele observe o que você faz para se dar prazer. Você poderá descobrir que vai aos poucos ficando mais à vontade, e, eventualmente, poderá ficar totalmente despida. Mas se isso lhe der medo, não se force. Mais uma vez, o tempo e o apoio de seu parceiro farão com que você vá aos poucos.

3. Comecem se dando prazer um ao outro, abraçando, beijando, acariciando suavemente o rosto e o corpo um do outro ou fazendo qualquer outra coisa que lhes agradar. Concentrem-se naquilo que lhes dá prazer e nas sensações físicas que estão tendo. Como sugerimos antes, o homem deve começar mostrando como se masturba, fica excitado e atinge o orgasmo. Quando a mulher sentir que está pronta, pode começar a mostrar as formas de se tocar que lhe dão prazer. Isso pode acontecer nessa ou numa próxima sessão.

As pessoas têm diferentes necessidades em relação ao apoio que desejam do companheiro enquanto elas próprias estão se dando prazer.

Por exemplo, pode ser que você queira que seu parceiro a toque, a segure ou simplesmente fique deitado junto de você, enquanto você se masturba. Faça o que a deixa mais à vontade; ao mesmo tempo, pergunte ao seu parceiro o que ele prefere. Isso ajuda os dois a se sentirem mais envolvidos.

4. Vocês poderão querer fazer novamente este exercício, de modo que não se preocupe se não conseguir ver todos os detalhes do que o outro está fazendo na primeira vez. Preste atenção aos movimentos, às várias regiões do corpo que ela acaricia, e aos tipos de toque e carícias usados.

5. Depois dessa hora de prazer mútuo, demonstrem o afeto que sentem um pelo outro e conversem sobre como cada um se sentiu durante o exercício. Aproveitem também para fazer perguntas, por exemplo: "como foi que você acariciou o seu clitóris?"; "os seus dedos também entraram na vagina?", "até onde?"; "como você estimula seus seios? E o clitóris?"; "quanto tempo você ficou alisando seu pênis?"; "com que força você o pressionou e alisou?". Se vocês decidirem repetir o exercício, usem o que aprenderam da primeira vez para tornar essa experiência mais gostosa. Cada vez que vocês se derem prazer diante do outro, procurem perceber o que cada um repete de cada vez, e também o que cada um faz de forma diferente. É importante que vocês percebam que ambos têm necessidades e reações diferentes, e que elas não serão exatamente as mesmas em cada uma de suas experiências sexuais.

## POSSÍVEIS DIFICULDADES

Algumas mulheres acham difícil sentir prazer durante este exercício. A presença do parceiro as distrai, impedindo-as de concentrar sua atenção nas sensações corporais ou, então, ficam preocupadas com a reação dele às respostas sexuais que irá mostrar. Se isso estiver acontecendo com você, há várias maneiras de lidar com essa dificuldade. Você pode pedir a ele que mude de lugar ou de posição, de modo que você se distraia menos e sinta mais o apoio dele; uma alternativa seria ele sentar atrás de você, abraçando-a (ver Capítulo 10). Por outro lado, você poderá sentir que o fato de ele a tocar a está distraindo; pode ser que você queira que ele simplesmente fique ao seu lado. Outro recurso que pode ajudá-la a concentrar-se é fechar os olhos e criar uma fantasia; você pode até mesmo imaginar que está sozinha, e não com ele.

Você pode tentar masturbar-se sozinha enquanto o parceiro está em outro aposento, aguardando. Se ficar excitada, chame-o. Algumas mulheres com quem trabalhamos acharam essa estratégia interessante para superar suas primeiras dificuldades para se excitarem na presença do companheiro.

Lembre-se que forçar o orgasmo só vai fazer com que as coisas fiquem mais difíceis para você. Não é necessário que você tenha um orgasmo quando está ensinando a seu parceiro o que lhe dá prazer. Ao contrário, procure sentir-se à vontade, mostrando a ele do que você gosta. Aos poucos, você irá se tornando mais espontânea na presença dele. Pode demorar um pouco, de modo que não tenha pressa. *Qualquer coisa* que você seja capaz de fazer já é um sinal de mudança. Fique contente consigo mesma pelo que você é capaz de fazer, e não caia na armadilha de ficar julgando (nem de deixá-lo julgar) o seu progresso, achando que já deveria estar mais adiantada.

Algumas mulheres, no entanto, não têm dificuldade para sentir prazer e nem mesmo de ficar excitadas na primeira vez que compartilham suas descobertas. Se você ficou excitada ou inclusive chegou ao orgasmo, ficou surpresa? Ficou contente? Nós achamos que você deveria ficar! Você gostou do jeito como seu parceiro reagiu ao vê-la se dando prazer? Se gostou, diga isso a ele. Conte, especialmente, como ele a ajudou a se sentir mais à vontade a ponto de conseguir se expressar sexualmente com ele ao seu lado. Se a reação dele não a tiver ajudado a se sentir bem, procure dizer-lhe o que fazer ou falar, de modo a tornar esse momento mais prazeroso.

O homem que vê pela primeira vez sua companheira ficar excitada e ter um orgasmo, talvez não saiba direito como reagir ou o que sentir. Não é incomum o homem se sentir um pouco sem jeito ou deixado de lado, mesmo que vocês já tenham conversado sobre isso, e que não esperasse dele esse tipo de reação. Outra reação possível do homem é mostrar uma certa apreensão em ver sua companheira tendo respostas sexuais, em especial se isso estiver ocorrendo pela primeira vez: o que estará significando para ela sentir sua sexualidade e ter prazer?

Alguns homens ficam preocupados, achando que uma mulher capaz de responder sexualmente só irá querer ter relações o tempo todo. A idéia de uma parceira "supersexual" pode assustar o homem, uma vez que a maioria se preocupa com o próprio desempenho; ou, então, ele poderá ficar preocupado com a possibilidade de ela vir a querer ter relações sexuais com outros parceiros diferentes, além dele. Também as mulheres podem ficar preocupadas com a possibilidade de virem a ter necessidades sexuais que escapem ao seu controle; às vezes, elas acham que, após os primeiros orgasmos, irão querer ter relações sexuais o tempo todo, sem nunca ficarem satisfeitas. Na verdade, com base nos casais que temos atendido em terapia sexual, a freqüência das relações e a escolha dos parceiros não está relacionada com o fato de a mulher ter orgasmos ou não. O que muda é a quantidade de prazer que ambos os parceiros obtêm em cada encontro sexual. O aumento da satisfação parece estar relacionado, só em parte, com o fato de a mulher ser capaz de ter orgasmo, e muito com o fato de os dois se sentirem à vontade e de serem capazes de comunicar mutuamente suas necessidades sexuais.

## GANHOS POSSÍVEIS

Esperamos que muitas portas se abram com esse novo passo que você está dando. Compartilhar prazer é uma experiência muito íntima; e compartilhar prazer sexual significa que a confiança e a compreensão constituem uma parte importante dos sentimentos recíprocos de um casal. Esperamos que, abrindo-se cada vez mais para compartilhar o prazer descoberto, vocês passem a sentir uma confiança mútua, cada vez mais profunda. Vários casais que atendemos crescem quando admitem que a excitação e o orgasmo pertencem à pessoa que os vivencia. O outro pode facilitar ou não, participar ou não, mas não pode provocar essas sensações nem desencadeá-las em outrem. Em vez de, simplesmente, ser um passo transitório, esperamos que essa experiência amplie as possibilidades de atividades sexuais que vocês queiram ter. Vocês poderão descobrir que se trata de uma experiência muito gostosa, e desejarão incluí-la entre as coisas sexuais que já fazem juntos. E, finalmente, esperamos que sua capacidade para fazer isso ajude a consolidar um senso de satisfação *pessoal* para ambos.

## PASSAGEM DAS INTERAÇÕES NÃO-SEXUAIS ÀS SEXUAIS

### Iniciativa e recusa

Uma área comum, que muitos casais desejam melhorar, é a forma de iniciar e recusar atividades sexuais. Embora você possa achar que no momento não é um problema, provavelmente já devem ter lhe acontecido ocasiões nas quais sentiu que seria melhor para ambos se você estivesse mais à vontade e mais confiante para ter tomado a iniciativa ou recusado uma relação.

Pense por um minuto como o seu parceiro costuma dar início à atividade sexual. Com um beijo? Com uma carícia? Com um olhar? Contando uma piada? Agarrando você? Dizendo alguma coisa? Iniciar e recusar propostas sexuais são aspectos muito importantes da comunicação sexual, aspectos que chegam a causar dificuldades para quase todo mundo. Geralmente, o problema parece ser como conseguir que duas pessoas estejam no clima para uma relação sexual, na mesma hora, num momento em que é possível ter a relação.

É natural que haja diferenças entre duas pessoas no que tange ao momento e à freqüência das relações sexuais. Para as mulheres, o desejo sexual pode aumentar e diminuir durante o ciclo menstrual (vide Capítulo 8). No entanto, essas mudanças no desejo sexual não parecem muito consistentes, e algumas mulheres não notam variação alguma no desejo sexual que possa estar relacionada ao ciclo menstrual. A mesma afirmativa é verdadeira no que se refere às pílulas anticoncepcionais: algumas mulheres revelam aumento temporário do desejo sexual e, outras, uma diminuição temporária.

Outras influências sobre o desejo sexual abrangem doenças, gravidez, depressão e idade. Você, provavelmente, já notou que quando está doente, se sentindo mal, ou aborrecida, seu interesse sexual diminui. Isso

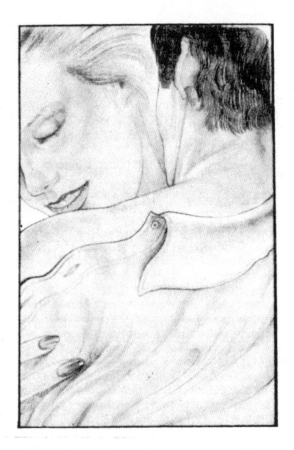

pode ou não ocorrer durante a gravidez e a menopausa, uma vez que algumas mulheres se sentem bem nessas ocasiões e outras ficam física ou emocionalmente abaladas. E também, embora não haja nenhuma razão fisiológica para evitar uma relação sexual durante a menstruação, algumas mulheres sentem dor ou desconforto; outras não sentem esse desconforto e, na verdade, gostam da intimidade sexual quando estão menstruadas.

Com todas essas variações no desejo sexual, há vezes em que um dos parceiros toma a iniciativa e o outro recusa, em toda relação amorosa. Mas podem haver vários motivos afetando o "sim" e o "não" do outro. O que gostaríamos que vocês fizessem é um *brainstorm*, em relação a como se sentem quando se trata de tomar a iniciativa ou recusar uma relação sexual. *Brainstorm* significa "tempestade cerebral", isto é, ir falando tudo que vem à cabeça, uma idéia atrás da outra, sem criticá-las ou analisá-las. Significa apenas deixar fluir as idéias. Pense em quem costuma tomar a iniciativa. Você gostaria que o outro tomasse mais a iniciativa? Quem geralmente recusa? Como você se sente quando isso acontece? Conversem sobre as coisas que dificultam a possibilidade de uma relação sexual. Por exemplo, as crianças, o cansaço no fim do dia, as obrigações domésticas ainda por cumprir.

Sem dúvida, uma coisa básica a ser considerada é a hora adequada. Uma mulher que estava em terapia queixava-se de o marido sempre começar com "suas gracinhas" enquanto ela estava lavando os pratos ou limpando a banheira, e esses eram momentos em que com certeza ela não estava nem um pouco "sensual".

É muito comum os casais deixarem as relações sexuais para o fim do dia, quando ambos já estão bem cansados. Se assim for, talvez vocês queiram dar uma pensada em como poderiam modificar seus hábitos diários para poderem passar algum tempo juntos, mais cedo. Trata-se de ver o que tem prioridade; se sexo é importante para vocês, ele não deve constar no fim da lista de atividades para um dia. Isso provavelmente vai significar que um terá que ajudar o outro, de modo a terem algum tempo livre antes. O homem, por exemplo, pode assumir algumas das obrigações da casa e ajudar a cuidar das crianças, porque em geral é a mulher que faz isso sozinha, e é o que a mantém ocupada até a noite. E a mulher, por outro lado, pode dar um jeito para o marido não ser interrompido, e assim acabar mais depressa suas obrigações.

Às vezes, um parceiro toma a iniciativa de um jeito que o outro não gosta. Pode ser que não adiante nada dar uma sopradinha na orelha ou alisar o pescoço do outro; às vezes, em vez de provocar, isso pode desestimular o interesse. Um casal que atendemos raramente tinha atividades sexuais, em parte por causa do modo como o marido abordava a esposa. Imbuído de suas mais amorosas intenções, ele, como ela dizia, a "cortejava" (dizia que suas orelhas eram lindas, chamava-a de "pesseguinho"). Tudo isso, por mais suave que fosse, fazia-a perder qualquer motivação sexual; tinha uma certa dificuldade em aceitar sua baixa estatura e sentia que estava sendo tratada como uma criança, em vez de como mulher adulta.

Descobrimos um exercício muito bom, que vocês podem fazer juntos e que vai ajudá-los a aprender boas formas de tomar a iniciativa ("boas" significa aquilo de que o parceiro gosta). O nome do exercício é *Inversão de Papéis* e nós gostaríamos que vocês experimentassem da seguinte maneira: finja que você é o seu parceiro e que ele é você, e faça a encenação daquilo que você considera uma iniciativa ruim. Escolha bem o lugar onde isso costuma acontecer (na sala, no quarto, na cozinha) e mostre a ação (agarrar os seios, levantar a saia, beijá-la depressa). Agora, mostre ao parceiro como você gostaria que fosse e diga por quê. Seja o mais específica que puder. Demonstre falando, e com gestos, como ele poderia iniciar uma relação sexual de um jeitinho que você acharia irresistível. Agora faça o companheiro praticar algumas vezes essas iniciativas boas, com a sua ajuda. Revezem-se, de modo que ambos tenham a oportunidade de mostrar os tipos de iniciativas que são boas e ruins para cada um e por quê.

Porém, nem mesmo a melhor iniciativa é sempre aceita. Alguma vez você já teve a sensação de não poder dizer "não" ao seu parceiro, ou ficou ressentida por ter aceito? É possível dizer não de um jeito que não magoe a outra pessoa. Algumas possibilidades são: mostrar que você se preocupa com ele, que gostaria de estar com ele mas não agora, ou então explicar por que não está no clima agora. Ou, ainda, dizer que agora não é o momento, mas que terá vontade assim que terminar o que está fazendo. Um "não" ou "estou cansada" dito de forma seca provavelmente fará com que ele se sinta magoado e rejeitado, e causar uma briga.

Agora, troque de papel com seu parceiro novamente, e encene uma recusa ruim, um jeito de recusar que faz com que você fique zangada ou ressentida quando toma a iniciativa e ela não é bem-vinda. Mais uma vez, escolha bem o lugar e represente usando as palavras e gestos que seu companheiro usa quando não aceita seu convite sexual. Depois, explique o que seria uma recusa boa e mostre mais uma vez, representando. Agora troque de papel; deixe-o fazer a mesma coisa. Pratiquem até entender o que cada um considera uma recusa boa. Faça o parceiro aprender também a aceitar sua recusa. Dizer alguma coisa que mostre que você reconhece e aceita o fato de o parceiro não poder ou não querer ter uma relação sexual com você neste momento ajuda a aliviar a tensão e o sentimento de culpa.

Há mais dois aspectos que contribuem para uma boa comunicação no que se refere à iniciativa e à recusa de uma relação. Descobrimos que, muitas vezes, os casais têm muita coisa a ganhar quando conversam a respeito da freqüência aproximada com que cada um gostaria de ter relações sexuais. Aqui, deve ficar claro, para ambos, se a relação sexual deve ou não incluir necessariamente a penetração. Poderá haver ocasiões em que um dos dois prefira apenas trocar afeto ou ter prazer sensual usando vibrador, ou ainda ter orgasmo só através de estímulo oral ou manual.

Muitas vezes, um dos parceiros deseja ter relações sexuais com mais freqüência do que o outro. Se isso estiver acontecendo com vocês, um dos dois tomará muito mais a iniciativa, ao passo que o outro estará recusando mais vezes. Vale a pena chegar a um bom acordo, de modo que as iniciativas sejam menos freqüentes e, portanto, mais prováveis de serem aceitas.

Outro aspecto que os casais em geral consideram problemático é o fato de um dos dois tomar sempre a iniciativa. Há várias razões que fazem com que isso cause problemas: a) um dos parceiros, o que costuma tomar a iniciativa, pode ficar se sentindo menos desejado do que o outro; b) as atividades sexuais passam a depender muito mais do estado de espírito e das necessidades só de um; c) fixam-se papéis onde a responsabilidade de um dos dois é decidir quando ter as relações, enquanto o outro fica com a função de aceitar ou recusar; d) às vezes, justamente por ser um comportamento previsível e os papéis estarem definidos, isso pode contribuir para tornar sua vida sexual mais monótona. Porém, muitos casais preferem ter um padrão de comportamento assim definido, onde um dos dois quase sempre é quem toma a iniciativa. Se o padrão de comportamento de vocês for este, e *vocês dois* estiverem gostando, não há razão para mudar, contanto que o outro se sinta livre para tomar a iniciativa quando quiser.

Todavia, se você gostaria de tomar mais a iniciativa ou que o seu parceiro o fizesse mais, vocês podem tornar possível essa modificação. Primeiro, conversem sobre o assunto: explique por que você gostaria de ser capaz de sugerir uma atividade sexual, ou que ele tomasse essa atitude. Alguns casais simplesmente gostam da idéia de que os dois tomem a iniciativa alternadamente. Assim, o sexo parece mais recíproco e pode impedir que um dos parceiros se sinta usado segundo os caprichos do outro. Qualquer que seja o motivo, conversem a respeito.

Em segundo lugar, a pessoa que precisa aumentar suas iniciativas, provavelmente, tem algumas preocupações a respeito. Uma delas é como o parceiro irá reagir: e se ele rejeitar a iniciativa? Conversem sobre essas ansiedades e sobre o que fazer para reduzir ao máximo, pelo menos no começo, as possibilidades de que isso ocorra (a hora, o lugar e o clima certo). Não se esqueça do que falamos sobre o fato de a recusa não ser uma rejeição de sua pessoa.

Em terceiro lugar, para as mulheres que estão aprendendo a ter mais iniciativas, há algumas dificuldades especiais. Na nossa cultura, as mulheres são ensinadas que o homem é quem em geral deve tomar todas as iniciativas, e embora elas sintam que pessoalmente gostariam de ser mais assertivas, mudando a situação, sentem, ao mesmo tempo, um conflito que torna difícil pôr a mudança em prática. Converse sobre isso com o parceiro. Deixe ele lhe dizer por que gostaria que você mudasse, tranqüilizando-a a respeito de possíveis receios que você venha a ter, como, por exemplo, o medo de estar sendo demais agressiva ou "pouco feminina". Em geral, os homens aceitam com prazer a possibilidade de sua parceira ter mais iniciativa. Uma motivação importante para muitas mulheres que resolvem se afirmar mais sexualmente é essa liberdade de se expressar: a possibilidade de dizer o que você gostaria de estar fazendo. Você continuará percorrendo esse caminho em suas atividades sexuais a dois, à medida que for lendo os próximos capítulos.

## *Padrões de relacionamento: geral e sexual*

Para alguns casais, o quanto, a freqüência e o prazer com a vida sexual é algo, até certo ponto, independente de sua relação mais geral. "Deixamos todos os problemas do lado de fora da porta do quarto", disse-nos uma mulher, e quase sempre esse casal agia assim.

Mas, para outros casais, a dinâmica geral de seu relacionamento dita sua vida sexual. Pode-se dizer que, para essas pessoas, o sexo é uma espécie de barômetro, assinalando o nível de tensão interna, de conflitos ou problemas que a relação vive em cada momento particular. Sendo assim, não há regras absolutas sobre a relativa independência ou dependência da atividade sexual do relacionamento como um todo. Você e seu parceiro, porém, provavelmente terão suas próprias regras (que talvez nem tenham discutido ou das quais nem tenham consciência) sobre quando é impossível fazer amor e quando isso é bastante possível. Gostaríamos que vocês refletissem sobre esse assunto, levando em consideração, como pontos de partida, os seguintes aspectos, que escolhemos em virtude de sua importância ter sido enfatizada por outros casais que já atendemos com o mesmo programa.

*Até que ponto vocês dois estão comprometidos com a relação?* Não é preciso estarem comprometidos para desfrutarem de uma gostosa sexualidade ou para evoluírem nesse tipo de programa de crescimento. Mas, se cada um de vocês está num nível diferente de envolvimento (um bastante, o outro quase nada), ou estão perto de um divórcio, será extremamente difícil trabalharem juntos. Se um de vocês está "com o pé atrás" ou se sentindo inseguro quanto a continuar ou não com o vínculo, essa hesitação interfere na sensação de confiança e, assim, fica mais difícil sentir-se sensual com o outro.

*O que, para vocês, é a proximidade ideal?* Vocês podem medi-la nesse exato minuto, sentando-se tão perto um do outro quanto sentirem que é bom, primeiro para você, depois para o parceiro. Observem as diferenças de escolha. Como é que você fica mais próxima quando sente necessidade disso? E mais distante? Algumas pessoas discutem bastante, o que, entre outras coisas, ajuda a regular a distância entre si; brigar ajuda a manter a pessoa em questão muito perto (por ser uma forma bastante intensa de envolvimento), ou muito longe. Em geral, o sexo sinaliza menos distância e mais proximidade, mas, depois de um encontro sexual, um dos parceiros pode de repente sentir necessidade de distanciar-se mais, enquanto o outro quer manter o mesmo nível de proximidade.

Se discutir demais ou de menos é um problema de sua relação, tentem conversar sobre a importância que todas as brigas estão tendo para a relação em geral e para a questão da distância entre vocês.

Em geral, não é preciso estarem ambos sentindo-se maravilhosos em relação ao outro para fazerem amor ou tentarem qualquer uma das atividades sugeridas neste livro. No entanto, hostilidades constantes e amargura em um ou ambos os membros do casal tornarão difícil o crescimento sexual.

*A que distância está o passado?* Se vocês estão juntos há algum tempo, têm uma história em comum, repleta de períodos fáceis e difíceis.

Você percebe que mantém uma contabilidade atualizada dos erros e mágoas causadas pelo parceiro, lembrando-se de todo o "baú" a cada novo problema aparentemente relacionado com o antigo? Se sua resposta for sim, pode ser interessante considerar o peso que esse método de colecionadora lhe impõe (conquanto natural e compreensível), ao parceiro, aos seus esforços de mudança, à relação como um todo. Se acontece algo desagradável, em particular durante a relação amorosa, e você se percebe dizendo ou pensando "Você sempre..." ou "Toda vez que digo isso você responde aquilo...", ou "Será que você nunca...", você está usando o passado para amaldiçoar o presente. Tome cuidado: dar início a um processo de mudança é uma questão delicada. É preciso incentivo e não ameaças de que as mudanças não acontecerão, de que nunca vai bastar, de que convencê-la jamais dará certo. Concentre-se em mudanças positivas na conduta do parceiro, não importa se pequenas, e ignore alguns de seus antigos padrões de resposta. Enxergue o que é diferente, desvie o olhar daquilo que for igual; assim, você estará dando uma oportunidade à mudança.

*"Espera aí, devagar, eu disse que queria mudar mas..."* É muito comum dizer: "Quero ter uma vida sexual boa" e, depois, quando as mudanças começam a acontecer, um ou ambos os parceiros se preocupam e querem parar ou tomar atitudes que retardem o processo, sem porém se darem conta disso. A mudança é uma coisa insegura, e tal preocupação é natural. Tente falar a respeito de suas inquietações; possivelmente, vocês dois têm mais preocupações em comum do que poderiam pensar a princípio.

## PROBLEMAS NO NÍVEL DO IMPULSO SEXUAL

Nos últimos anos, temos trabalhado com um grande número de casais cujo problema não era a falta de orgasmos, mas uma ausência de impulso sexual, de desejo. Os terapeutas referem-se a esse problema como "desejo sexual inibido" ou "aversão ao sexo". Na realidade, a inibição é muito diferente da aversão; algo parecido com a distinção entre "não agradável" e "desagradável". Nosso trabalho com casais desinteressados por sexo nos proporcionou esclarecimentos que podem ser proveitosos para pessoas que, eventualmente, também têm problemas nessa área.

É importante perceber que um nível baixo de desejo é de se esperar quando a pessoa não tem satisfação com as atividades sexuais e não fica excitada o bastante para chegar ao orgasmo. Afinal de contas, se você não tem satisfação sexual, por que iria querer fazer amor? É provável que aprender a ficar excitada e ter orgasmo solucione esse problema. Os exercícios que sugerimos antes, na seção intitulada "Iniciativa e Recusa", tratam da maior parte dos aspectos aí envolvidos.

Entretanto, existem algumas mulheres que conseguem ficar excitadas e ter orgasmo e que, apesar disso, apresentam inibição de seu impulso sexual. Elas comentam que acham o sexo bom quando têm uma experiência sexual, mas só de vez em quando sentem a necessidade de fazer amor. Se o parceiro de uma dessas mulheres tiver um nível elevado de interesse sexual, a diferença entre ambos pode tornar-se um verdadeiro problema.

É comum que os casais com essa espécie de diferença perguntem: qual é o nível normal de desejo sexual? Em vez de considerarem um número arbitrário, que acabe determinando julgamentos do tipo "homem supersexual", "mulher inibida", é importante que você e seu parceiro cheguem a um acordo sobre o que é "normal" *para vocês dois*. Varia muito aquilo que os casais felizes em seu casamento, com bom nível de ajustamento sexual, consideram uma freqüência satisfatória de atividade sexual. Fatores tais como idade dos cônjuges, anos de casamento, classe sócio-econômica, grau de religiosidade, circunstâncias de vida e muitos outros influem na freqüência sexual de um casal. Dependendo de como todos eles interagem, o que se tem como freqüência normal é algo que varia de uma vez por mês, ou menos, até mais que uma vez por dia.

Quando o casal conversa sobre sua relação e sobre o iniciar e reagir ou recusar uma iniciativa sexual, como sugerimos antes neste capítulo, discrepâncias de pouca monta em termos do nível de desejo sexual conseguem ser resolvidas a contento. No entanto, há mulheres que, em sua evolução ao longo dessa proposta de trabalho, descobrem que seu nível de desejo se mantém relativamente baixo, mesmo que tenham conseguido chegar até este ponto do programa com resultados satisfatórios. Se este for o seu caso, há alguns outros tópicos que você pode considerar ao refletir sobre seu desejo sexual.

Em nosso trabalho com muitas mulheres capazes (e incapazes) de sentirem um orgasmo, com baixo desejo sexual, encontramos alguns temas comuns e reincidentes, aparentemente relacionados à inibição do impulso sexual em mulheres. Enquanto lê sobre eles, pense em você e avalie se também se aplicam em seu caso.

*Mensagens negativas a respeito da sexualidade feminina.* Além de inibir a excitação e o orgasmo, essas mensagens podem inibir também o nível de desejo. Às vezes, as mulheres aprendem a ter orgasmo, mas as mensagens culturais e religiosas negativas continuam inibindo seu desejo. A pista para detectar esse problema, em seu caso, é acompanhar possíveis sentimentos de constrangimento, culpa, vergonha, ao iniciar uma atividade sexual com seu parceiro ou ao se masturbar.

*A ética do trabalho.* O sexo é uma demonstração de amor e afeto, e também uma forma de brincadeira ou diversão. Você é uma pessoa muito trabalhadora, organizada, interessada em subir na vida? Você acha que precisa ser mais bem-sucedida, ter mais dinheiro ou ter os filhos mais inteligentes e bem-preparados, ou a casa mais limpa e bem-decorada, de todas as suas amigas? Algumas mulheres com esta visão de mundo têm dificuldade em admitir um lado mais brincalhão e frívolo de sua pessoa e, por isso, jamais tomam conhecimento de seu próprio impulso sexual. No máximo, inserir uma atividade sexual no final da programação para o dia não deixa qualquer dúvida de que esse "dever" a ser cumprido vai parecer o menos importante de todos. Com o tempo, vai sentir cada vez menos satisfação com a prática do amor e terá uma motivação cada vez menor para se envolver em atividades sexuais.

*Reações desagradáveis durante o sexo*. O impulso sexual de algumas mulheres é inibido por causa de emoções desagradáveis desencadeadas quando iniciam a ginástica amorosa. Algumas delas foram sexualmente traumatizadas por abuso sexual na infância ou estupro na idade adulta. Dar início a uma atividade sexual desencadeia lembranças que reativam o trauma e tornam desagradável o sexo em si. (No Capítulo 12 estaremos discutindo estas questões com mais detalhes.) Outras mulheres, que não sofreram abusos quando jovens, têm desejo inibido porque fazer amor com seu parceiro inclui algumas atividades específicas que consideram desagradáveis. Por exemplo, o homem pode insistir em sexo oral, algo que a mulher realmente não gosta nessa altura da evolução de sua sexualidade. Se for esse o seu caso, é necessária uma boa conversa com seu parceiro. Deixe claro que para seu desejo sexual crescer, você precisa sentir que fazer amor não implicará em nada de que você não goste.

*Medo de perder o controle do impulso sexual*. Algumas mulheres que chegam a sentir orgasmo têm medo de perder o controle de si mesmas, caso se deixem levar pelo impulso sexual. Têm medo de se tornarem imorais, insaciáveis e desgovernadas, se manifestarem seu desejo sexual e, por isso, "desligam-no" de modo automático. Como já enfatizamos diversas vezes, permitir-se sentir desejo, excitação e orgasmo não fará de você uma outra pessoa; essas sensações serão parte de sua personalidade. Você decidirá como agir. Temos uma imagem gótica e romântica de que o desejo nos levará de roldão. Na realidade, o desejo existe ou não, e as pessoas decidem entregar-se a ele ou não. Você não será diferente, a menos que se torne outra pessoa.

*Medo de engravidar; questões contraceptivas*. É muito evidente e, no entanto, surpreende que seja uma causa tão comum da inibição do desejo em mulheres. Se você não está ativamente empenhada em ter um filho, você e seu parceiro devem estar empregando algum método eficiente e seguro de controle de natalidade, escolhido para não interferir na qualidade de seu relacionamento sexual, representando um risco mínimo para o estado geral de saúde, e permitindo mudanças futuras quanto aos planos de ter filhos. A esterilização masculina e os anticoncepcionais orais são os mais seguros e os menos incômodos para muitos casais. A esterilização da mulher (ligadura das trompas) é também uma opção, embora acarrete um risco cirúrgico maior. Combinações entre diafragmas, condoms e cremes espermicidas também são eficientes, mas podem comprometer a satisfação sexual. Cada método tem vantagens e desvantagens que devem ser levadas em conta. De qualquer modo, discuta essa questão em todos os detalhes com seu parceiro, e tenha certeza de que você está resolvida a respeito da preocupação de engravidar.

*Depressão.* Não há dúvidas de que até mesmo formas leves de depressão interferem consideravelmente no impulso sexual. Se você se sente deprimida a maior parte do tempo, é irreal esperar que seu nível de desejo seja normal. Os sintomas de depressão incluem: tristeza, baixa autoestima, baixo nível energético, distúrbios de sono, apetite e digestão. Se você está deprimida, deve pensar na possibilidade de trabalhar seu problema com algum especialista. Existem algumas sugestões para a localização de terapeutas no Capítulo 14.

*Aspectos hormonais e médicos.* Anormalidades nos níveis dos vários hormônios sexuais raramente são causa de inibição do desejo sexual mas, de vez em quando, isso pode acontecer. Níveis elevados de estrógeno ou progesterona podem inibir o desejo sexual. Problemas com a tireóide também podem surtir o mesmo efeito. Se você tem qualquer outro sintoma de problema hormonal (por exemplo, irregularidades menstruais, sensibilidade dolorosa nos seios, retenção de líqüidos, ondas de calor), deve consultar seu ginecologista ou endocrinologista (especialista em hormônios) para um exame completo. Muitos remédios podem inibir o desejo sexual. Algumas mulheres dizem que as pílulas anticoncepcionais por via oral têm esse efeito. Atualmente, as pílulas têm uma dosagem hormonal muito menor do que há 10 ou mesmo 5 anos, por isso, não causam mais esse problema. Se, porém, você observou alguma mudança no nível de seu desejo sexual ao longo de um período de ingestão de pílula anticoncepcional, consulte seu ginecologista.

Muitas drogas de atuação psíquica suprimem o desejo sexual. Os tranqüilizantes leves, como Valium e Librium, podem ter esse efeito, assim como a maioria dos antidepressivos e os tranqüilizantes mais pesados. Se você está tomando algum desses remédios e observou uma alteração no nível de desejo sexual, consulte o médico que o receitou.

Por fim, o álcool e outras drogas sociais (como a maconha) têm também um efeito supressor extenso sobre o impulso sexual de usuários contumazes, ou de pessoas que as usam ocasionalmente, mas em grandes quantidades.

*Imagem corporal e preocupações com a idade.* Se você tem mais que 18 anos, já é uma provável vítima do estereótipo cultural que diz que somente as mulheres muito jovens, muito esbeltas e muito bonitas é que estão qualificadas para uma verdadeira sexualidade. Já discutimos essa armadilha cultural e como é fácil cair nela, no Capítulo 2. Se você se sente muito negativa a respeito de sua idade, aparência e atratividade sexual, seu desejo sexual provavelmente estará inibido.

*Questões relativas à atração que o parceiro exerce em você.* Haveria nele alguma coisa que estaria inibindo seu desejo sexual? Para muitas mulheres, o nível de seu desejo pode ser inibido se o parceiro não cuida bem da própria higiene. Mau hálito, sujeira, odor corporal desagradável, barba por fazer e áspera, além de outros aspectos dos cuidados dispensados ao próprio corpo, quando negligenciados pelo homem, podem todos ser causa do baixo impulso sexual da mulher. Da mesma forma, se ele é obeso ou muito magro, ou não cuida bem do corpo sob outros aspectos, isso pode determinar uma perda do desejo.

Existe uma pequena variação desse tema, quando o nível de desejo da mulher é inibido não pela atração física exercida pelo parceiro mas por sua falta de habilidade sexual (por isso, o adesivo de pára-choque, "não existem mulheres frígidas, só homens desajeitados"). Se antes você não gostava de sexo, nem ficava excitada ou chegava ao orgasmo, talvez não saiba quanto do problema era seu e quanto era devido ao modo como ele faz amor. Agora, pela primeira vez, você sabe o bastante sobre si mesma para conseguir ensiná-lo a fazer o que lhe agrada.

Claro que as questões da atratividade pessoal e da técnica sexual são em si pontos sensíveis para muitos homens, e você deve tomar bastante cuidado quando for tratar dessas questões com o parceiro. Sempre coloque as observações em termos positivos, evitando acusá-lo ou recriminá-lo por erros já cometidos. Em vez disso, diga-lhe de maneira positiva o que ele pode fazer de um modo que torne o sexo melhor para vocês dois. A razão para isso é que não se trata de proteger os sentimentos dele para acelerar a mudança; poucas pessoas sentem-se motivadas a mudar diante de críticas e recriminações vindas do outro.

Alguns exemplos:
*Negativo*: "Seu mau hálito me dá náusea". *Positivo*: "Eu gosto de beijar você, mas para mim é importante que você antes escove os dentes".
*Negativo*: "Você é muito bruto quando me toca". *Positivo*: "Devagar; tente só passar os dedos de leve por meu clitóris, assim. Desse jeito é bom".

*Estilos de vida e conflitos conjugais.* Já discutimos antes essas questões, neste mesmo capítulo. Vamos apenas insistir e dizer que não é razoável esperar um grande impulso sexual, se seu estilo de vida a deixa permanentemente cansada e estressada. Da mesma forma, se você é infeliz no casamento, seu impulso sexual corre riscos. Com muita freqüência constatamos a inibição do desejo sexual em mulheres que se sentem impotentes em seu casamento. Com "impotentes" queremos dizer que a mulher sente que seu marido é dominador e autoritário, incapaz de um dar-receber mútuo em termos de resolução de conflitos e tomadas de decisão.

*Sensação de vulnerabilidade e a questão da confiança.* Vimos em algumas mulheres a inibição do desejo sexual decorrente de seu receio de serem emocionalmente vulneráveis ao parceiro. Para elas, fazer amor as põe em contato com o amor que sentem pelo parceiro e com a necessidade emocional que têm de sua pessoa. Embora esses devessem ser momentos agradáveis, podem ser assustadores se você não confia que o parceiro estará lá quando você precisar dele, que permanecerá na relação, que será delicado diante de sua vulnerabilidade emocional. Esses sentimentos assustadores são evitados quando o impulso sexual é suprimido. Embora você tente sentir desejo, isso não acontece. As mulheres que têm esses problemas podem ter tido uma família em que a mãe era maltratada pelo pai; podem ter passado por uma experiência desastrosa num relacionamento anterior. Se a confiança é um problema para você, as sugestões de técnicas aprimoradas pela terapia cognitiva (que apresentaremos a seguir) podem ser particularmente relevantes para você combater esses temores.

*Diferenças entre os cônjuges a respeito da necessidade de espaço pessoal.* Algumas mulheres precisam de mais espaço pessoal do que outras. Com "espaço pessoal" queremos dizer tempo para ficarem sozinhas, longe do parceiro, terem amigas e amigos em separado, interesses distintos, e assim por diante. Essa necessidade de espaço não é problema (é até uma vantagem para o casamento), desde que seu parceiro também tenha uma necessidade semelhante de espaço. Contudo, se ele quer mais proximidade e menos espaço, e a persegue, isso pode exercer um efeito inibidor em seu impulso sexual. Você até pode entrar num círculo vicioso entre perseguidor e perseguida, no qual a atitude do perseguidor motiva o perseguido a ir cada vez mais longe e o relacionamento termina tendo muito mais distância emocional e tensão do que cada um deles deseja. Se você sente que este problema a afeta, é preciso conversar com o parceiro a respeito do que *significa para você* ter espaço. Assim que ele entender que isso não implica em você não amá-lo mais ou menos do que ele a ama — uma comum e catastrófica conclusão que a maioria dos homens tira —, torna-se possível esclarecer essa diferença. O material contido na seção sobre "Padrões de Relacionamento" deste mesmo capítulo é interessante para ajudar nesta questão.

## COMO COMBATER AS CAUSAS DA INIBIÇÃO DO DESEJO

Como se pode deduzir da lista das prováveis causas, um baixo nível de desejo sexual pode ser uma questão bastante complexa. Se você descobriu que algumas das causas acima comentadas aplicam-se ao seu caso, você precisará trabalhar esses aspectos. Assuntos complexos, como dificuldades conjugais, podem exigir que você contrate o serviço de um terapeuta para dissolver os inibidores de sua motivação sexual. Embora tenhamos feito acima algumas sugestões específicas sobre como combater causas particulares, você também pode empregar a abordagem da terapia cognitiva para a solução de problemas, tal como foi apresentada no Capítulo 4, e que serve para enfrentar sentimentos negativos. Acreditamos que o impulso sexual é uma necessidade biológica básica, que faz parte de nossa natureza. Quando a pessoa não está sentindo tal impulso, isso significa que algumas emoções a estão bloqueando. Muitas mulheres com inibição do desejo sexual desconhecem, a princípio, a presença de quaisquer sentimentos negativos; elas falam que só sentem indiferença em relação a sexo e que não ficam motivadas. Acreditamos que essa indiferença seja uma proteção emocional, como um guarda-chuva que cobre as emoções negativas mais profundas.

Valendo-se das estratégias da terapia cognitiva apresentadas antes, você pode tentar entender o que inibe seu desejo sexual, trabalhando depois esses obstáculos. Em particular, tente primeiro identificar quaisquer emoções negativas que possam estar por baixo do guarda-chuva da indiferença pelo sexo. Você pode fazer isso reexaminando sua história sexual e o papel que o sexo desempenha em sua vida e em seu relacionamento. Tente fechar os olhos e visualizar uma cena em que você está muito interessada em sexo e busca-o de forma ativa. Essa fantasia deixa-a assustada ou incomodada? Pergunte-se o que poderia haver de ruim, arriscado ou assustador em ter um nível muito alto de motivação sexual. Esses exercícios podem pô-la em sintonia com emoções negativas que estão bloqueando seu impulso sexual. Tente dar nomes específicos para essas emoções, como medo, ansiedade, vergonha, culpa, ressentimento, mágoa etc.

Agora, tente identificar de onde vêm essas emoções. O próximo passo consiste em reavaliar as origens desses sentimentos negativos, buscando desenvolver um conjunto de afirmações de combate para lidar com as questões que estão inibindo seu impulso sexual.

Depois que você tiver trabalhando com os procedimentos da terapia cognitiva, pode tentar um conjunto adicional de estratégias que consideramos úteis para porem as mulheres em contato com seu impulso sexual. Chamamos tais procedimentos de *criar pistas*.

*Criar pistas* refere-se ao fato de muitos de nossos impulsos biológicos exigirem uma pista do meio ambiente ou um sinal, que nos faça percebê-lo. Por exemplo, se você está ocupada e distraída, pode não perceber que tem fome fisiológica enquanto não sentir o odor de alimentos ou olhar para o relógio e se dar conta de que já faz tempo que a hora da refeição passou. O impulso sexual funciona ainda mais intensamente dessa forma. É preciso que venha alguma pista da vida real para que você tome consciência de suas necessidades sexuais. Essas pistas incluem ver filmes românticos e eróticos, ler livros eróticos, e decidir de forma deliberada que vai criar uma fantasia sexual própria. Você pode querer criar pistas para seu impulso sexual. Várias vezes por semana tente as seguintes propostas:

- Ler um livro ou revista erótica (ver sugestões no Capítulo 7);
- Ver filmes ou gravuras eróticas;
- Escrever um enredo sexual, tornando-o tão erótico quanto possível;
- Fazer alguma coisa que a ponha em contato direto com seu corpo. Pode ser tomar banho de sol, dançar, fazer exercícios físicos ou atividades análogas;
- Aumentar o nível de sua afeição física para com o parceiro; deve ser um prazer sensual mais do que sexual e não deve servir para iniciar uma atividade sexual. Podem ser beijos e abraços rápidos, segurar as mãos, sentar-se perto para ver televisão, tomar banho junto com ele, passear a pé, dançar, tomar banho de sol, praticar junto algum esporte etc.

Se você alcançou a habilidade de ficar excitada e chegar ao orgasmo, e tentou os exercícios cognitivos e de criar pistas conforme sugerimos, irá cada vez mais sentindo o aumento de seu impulso sexual. Não espere milagres da noite para o dia, pois essa é uma questão que leva algum tempo até ser solucionada. Se, depois de alguns meses, você ainda sofre com um baixo nível de desejo sexual, sugerimos que pense na possibilidade de trabalhar com um terapeuta a esse respeito. No Capítulo 14 oferecemos sugestões para localizar um profissional da área.

# *10*

# *Prazer mútuo*

De algum modo, você e seu parceiro já estão mais familiarizados com as áreas do corpo do outro e com os tipos de toques que dão prazer. Porém, essa fase em que se proporciona prazer será mais satisfatória se vocês não presumirem que conhecem as preferências um do outro. Ajam como se tudo tivesse ainda que ser descoberto.

Aprender a dar prazer um ao outro é um processo de descoberta e crescimento semelhante ao de passar a conhecer o próprio corpo. O primeiro passo é estar à vontade o suficiente para buscar novas possibilidades de prazer que o seu corpo e as carícias do companheiro podem lhe oferecer. Para sentir-se realmente livre para tanto, vocês dois precisam considerar as suas expectativas em relação aos momentos em que vão estar juntos.

## EXPECTATIVAS

*Você tem expectativas sobre como serão seus momentos juntos em comparação com suas sessões de autodescoberta*? É natural que você pense nisso. Se conseguiu ficar muito excitada, ao se dar prazer, tendo talvez chegado ao orgasmo, pode ser que esteja esperando que isso aconteça de modo automático, agora que irá estar com o parceiro. Ou, talvez, esteja achando que, juntos, você não conseguirá chegar onde chegou sozinha. Talvez você não tenha conseguido chegar ao orgasmo ao se dar prazer. Pode ser que esteja pensando que a excitação e o orgasmo serão mais fáceis com o parceiro presente. Quaisquer que sejam suas expectativas, é bem provável que elas afetem o que irá acontecer entre vocês dois. Você poderá se descobrir exageradamente preocupada em tentar perceber o quanto está excitada ou o quanto seu companheiro está excitado, e assim perder o contato com os possíveis sentimentos e sensações de prazer dentro de você. Você poderá começar a se forçar ou forçar seu companheiro a se comportar ou reagir de determinadas maneiras, e poderão reaparecer antigos sentimentos de frustração e dúvida sobre si mesma.

*Quais são algumas expectativas positivas em relação às horas que vocês irão passar juntos*? Você pode estar certa de que aprender novas formas de dar prazer um ao outro é um processo que requer tempo e compreensão. Procurar coisas novas, descobrir, mostrar ao outro, aprender, confiar e comunicar, tudo isso é necessário para o crescimento sexual. Com tempo e compreensão, vocês dois, provavelmente, tornarão mais rica e profunda a intimidade entre vocês, e talvez percebam que outras áreas de seu relacionamento terão muito a melhorar com o crescimento na área sexual.

Agora você pode assumir uma responsabilidade maior para resolver quando estarão juntos e o que irá acontecer. Cada um de vocês precisa participar ativamente do processo de mudança. Sentir-se livre para tomar a iniciativa e recusar uma relação sexual contribui muito para um relacionamento físico e emocional onde ambos dão e recebem.

Quando estiverem juntos, você se descobrirá de fato dando e recebendo prazer. Lembre-se de que sua forma de reagir sexualmente pode variar de uma ocasião para outra, e até mesmo dentro de uma mesma ocasião. O que é gostoso uma vez pode não fazer diferença, ou até mesmo ser desagradável em outra ocasião. Por exemplo, algumas mulheres sentem que o estímulo nos seios é dolorido ou neutro (nem agradável, nem desagradável), no começo da relação, mas passam a achá-lo muito prazeroso depois de ficarem um pouco excitadas. Também alguns homens acham prazeroso que as mulheres acariciem ou beijem seus mamilos quando já estão excitados, mas podem sentir cócegas em outras horas. Algumas mulheres preferem evitar completamente que seus seios sejam acariciados durante a primeira fase do período menstrual porque ficam muito sensíveis. Essas variações normais de preferências pessoais tornam a comunicação extremamente importante.

## COMUNICAÇÃO VERBAL E NÃO-VERBAL

Há muitas maneiras diferentes de as pessoas se comunicarem. Os bebês conseguem fazer-se entender com alguns ruídos e choros. O olhar de uma pessoa, ou sua expressão facial, nos comunica sentimentos tais como prazer, desaprovação, satisfação, raiva. Nas próximas vezes em que você e seu companheiro estiverem juntos se acariciando, utilizem a comunicação verbal e não-verbal para ajudar o outro a saber o que dá e o que não dá prazer. Por exemplo, se os seios da mulher estiverem sendo beijados ou acariciados, ela poderá dizer: "Está gostoso", ou então "Dói quando você acaricia o bico, experimente fazer em volta do bico". Entretanto, em vez de falar, a mulher pode colocar sua mão sobre a do companheiro e conduzi-la, de modo que ele fique sabendo como tocá-la de maneira mais prazerosa. As duas formas de comunicação, a verbal e a não-verbal, são importantes. Ao se estimularem um ao outro, procurem se comunicar dos dois jeitos.

É importante aprender a se comunicar, de modo que ambos aprendam um com o outro e sejam capazes de responder aos desejos do outro; isso assegura que cada experiência sexual seja espontânea e única. Se vocês puderem dizer um ao outro o que desejam durante uma relação sexual, é menor a probabilidade de caírem na rotina. Entrar na rotina, em geral, tira muito dos sentimentos de expectativa e antecipação que tanto contribuem para cada relação.

Talvez você já tenha tentado antes comunicar o que gosta e o que não gosta, ou talvez sempre tenha se mantido calada durante a relação sexual, com medo de ferir os sentimentos do companheiro. Hoje em dia, os homens e mulheres (em especial os homens) se sentem obrigados a serem peritos em matéria de sexo; muitos acreditam que sendo "bons amantes" saberão (sem que ninguém lhes diga nada) o que devem fazer para satisfazer sua parceira. Essa crença só serve para aumentar as preocupações e tensões que atrapalham o prazer que você pode realmente tirar de uma relação sexual. Você poderá sentir que precisa ler o pensamento da outra pessoa, e ficará o tempo todo procurando indícios e sinais do que a parceira quer ou está sentindo (mais uma vez, o papel do espectador). Você poderá sentir-se responsável pela sexualidade dela e ver como ela responde sexualmente, isto é, se tem ou não orgasmo, como um reflexo de seu próprio desempenho sexual.

Na verdade, não é possível você dar um orgasmo à companheira. Dar e receber prazer significa envolvimento físico e emocional de ambos. Como casal, vocês precisam compartilhar a responsabilidade de fazer com que as relações sexuais entre vocês sejam as mais gratificantes possíveis. Você pode proporcionar sensações de prazer e excitação num ambiente de conforto, calor e dedicação mútua, o que permitirá que a outra pessoa tenha vontade de ir adiante até chegar ao orgasmo. Compartilhar significa comunicar e confiar; confiar um no outro, para comunicar através de palavras e gestos o que estão sentindo e o que gostariam que a outra pessoa fizesse. A confiança permite que ambos se sintam livres para se concentrar em seu próprio prazer.

É natural sentir um pouco de constrangimento quando se comunica diretamente, pela primeira vez, coisas de caráter sexual. A maioria das pessoas não tem muita chance de se comunicar sobre questões sexuais na infância e na adolescência. O reconhecimento desse fato tornará mais fácil vocês dois darem apoio um ao outro. Dizer coisas tais como "Eu sei que você está sem graça, eu também estou", ou "Para mim isto foi difícil de dizer", são coisas que dão ao companheiro o estímulo e o apoio de que ele pode estar precisando, porque aumenta o entrosamento e a compreensão através de afirmações evitando as negações. Dizer "Se você me tocasse desse jeito seria tão bom...", em vez de "Eu não gosto disso". Uma afirmação positiva mostra que você quer que seu companheiro experimente e, indiretamente, diz que você acha que ele *pode* aprender como lhe dar prazer. E isso também mostra ao seu companheiro algo específico para tentar: a sua mensagem contém uma informação importante, que só você pode dar. Comunicar as suas necessidades é um elemento vital para a contínua renovação e expansão de sua sexualidade. É algo que mantém o sexo vivo e cheio de interesse.

Mais uma vez, pode ser difícil para ambos deixar de comparar essas horas de descobertas recíprocas com suas horas de descoberta individual. Se você chegou a ficar muito excitada nas sessões de masturbação, poderá estar se observando à procura de sinais de excitação. É natural que você fique desapontada se não conseguir ficar excitada, ou tanto quanto fica nas horas em que está sozinha. Isso não quer dizer que haja algo de errado. Dê tempo a si mesma e ao seu companheiro para aprenderem a travar contato sexual, assim como se deu tempo quando começou a crescer sexualmente sozinha.

Algumas mulheres que, até aqui, não chegaram ao orgasmo, chegam a senti-lo com estímulo manual ou com vibrador, na presença do parceiro. Se você não chegou ao orgasmo estimulando-se sozinha, pode ser que comece a se forçar ou ao seu companheiro, e isso poderá resultar em sentimentos de frustração e dúvidas em relação à sua própria capacidade de responder sexualmente. Você poderá sentir que o seu parceiro a está julgando, buscando sinais de excitação. Uma coisa que pode ajudar é continuar suas sessões de autodescoberta durante a semana, de modo a continuar crescendo sexualmente individualmente e junto com o parceiro. Deixe de se pressionar e a ele; solte-se e desfrute as horas em que estão juntos. Isso fará com que seja mais provável você atingir o orgasmo, com seu próprio estímulo ou do companheiro. Conversar com ele sobre algumas preocupações de cada um, antes de começarem a se acariciar mutuamente, é outra forma importante de lidar com essas preocupações.

## COMO COMEÇAR AS SESSÕES A DOIS

Algumas coisas que podem ajudar a criar um clima gostoso são: deitar-se de lado, beijar-se, fazer massagem um no outro, correr as mãos sobre o corpo da outra pessoa. Quando vocês dois estiverem se sentindo à vontade, um de vocês pode começar a percorrer o corpo do outro com as mãos e com a boca. Experimentem diferentes formas de tocar e beijar os seios, o peito, as orelhas, a nuca, a parte interna das coxas, qualquer parte do corpo que dê prazer. A pessoa que está sendo acariciada deverá dizer, com suavidade, do que gosta e do que não gosta. As palavras ditas e o tom da voz devem indicar se você está gostando do que está sendo feito, e, se não, o que a pessoa que está procurando lhe dar prazer deve tentar. Todo o seu corpo está envolvido em respostas sexuais, de modo que não tenha pressa e comunique o que é e o que não é prazeroso.

O processo de descobrir e comunicar pode ser feito alternadamente, ou ao mesmo tempo, contanto que cada um possa ficar em contato com o que está sentindo e ajudar o parceiro na sua tentativa de lhe dar prazer. Às vezes, você poderá querer se envolver totalmente em apenas dar prazer ao parceiro, ou então em receber prazer. Outras vezes, vocês poderão querer se dar prazer mutuamente. Compartilhe com ele o que você tem vontade de fazer.

Comecem aos poucos a incluir os órgãos genitais ao tocarem o corpo um do outro, sendo melhor que apenas um dê ou receba prazer. É sempre bom ir revezando. Quando estiver tocando ou estimulando os órgãos genitais do companheiro, seja com as mãos, ou com um vibrador, procure recriar os movimentos, a pressão e o ritmo de que ele gosta quando está se estimulando sozinho. Nas primeiras vezes em que vocês fizerem isso, provavelmente um terá que conduzir bastante o outro, mas essa é a melhor forma de aprender. Aquele que está recebendo prazer comunica, através de palavras ou gestos, o que é mais gostoso. Repetindo: uma boa forma de se comunicar não-verbalmente é colocar a mão sobre a mão do companheiro e movê-la ou apertá-la mais para indicar o tipo de carícia de que você gosta.

Recomendamos que não tentem ainda a relação com penetração. É mais fácil descobrir novos padrões de toque e comunicação sem partir para o ato sexual propriamente dito.

## Posições

Há muitas alternativas possíveis a experimentar. Vocês podem (1) deitar de lado um de frente para o outro; (2) deitar com a cabeça na altura dos pés do outro para poderem ver os órgãos genitais do parceiro; (3) revezar-se; a pessoa que está oferecendo prazer senta-se perto dos órgãos genitais do outro; (4) o companheiro fica com as costas apoiadas numa almofada. Quem está dando prazer fica sentado entre as pernas do outro, de modo a poder ver facilmente os seus órgãos genitais, enquanto o que está recebendo o estímulo pode se concentrar totalmente no prazer que está sentindo; (5) para dar prazer à mulher, o homem pode ficar sentado com as costas apoiadas na cabeceira da cama. A mulher se senta entre as pernas, de costas para ele. As costas dela ficam apoiadas em seu peito. Nessa posição, o homem pode abraçar a mulher e tocar seus seios e órgãos genitais, bem como beijar o pescoço e os seus cabelos. A mulher pode ficar apoiada no companheiro e livre para se concentrar em seu próprio prazer. É importante familiarizar-se com as diferentes partes do corpo do outro. Não se apressem: o objetivo não é excitar a outra pessoa. Na verdade, tentar se excitar poderia até mesmo atrapalhar esse processo de aprender a compartilhar sensações. Procurem ficar juntos dando-se prazer pelo menos de três a seis vezes, concentrando-se em ensinar e aprender as melhores formas de se comunicar e dar prazer. Nas primeiras vezes, é aconselhável olharem as partes do corpo que estão tocando. Se, depois de uma ou duas vezes, estiverem à vontade estimulando um ao outro, procurem, da próxima vez, se dar prazer usando tudo que aprenderam. Façam tudo que quiserem, mas evitem a penetração. Vocês devem reservar mais ou menos de meia hora a sessenta minutos para ficarem juntos se dando prazer. Se acontecer o orgasmo, muito bem; mas não fiquem esperando que ele ocorra e nem fiquem procurando forçá-lo. Importante é fazer com que, a cada vez, a experiência seja o mais prazerosa e gratificante possível. O orgasmo não deve ser a meta nem o ponto final desses encontros. Esperamos que você tenha algumas sensações corporais muito gostosas e que seja capaz de proporcionar ao seu companheiro sensações semelhantes, e que se sintam mais próximos um do outro. O orgasmo virá com o tempo, se vocês continuarem ligados às sensações e sentimentos de prazer sexual, e se continuarem a compartilhar essas vivências numa atmosfera de calor e proximidade.

*Coisas para pensar e conversar a dois*

1. O que você sente que ainda gostaria de conseguir?
2. O que você sente que está conseguindo?
3. Se você ainda não chegou ao orgasmo, como se sente em relação a isso? E seu companheiro, como se sente?

Depois de ter feito algumas descobertas junto com o parceiro, você pode estar preocupada ou pensando certas coisas. Nós gostaríamos de ajudá-la a começar a descobrir alguns desses pensamentos e sentimentos.

Como você se sente ao ter uma relação sexual sem incluir a penetração propriamente dita? Talvez você sinta alguma satisfação pelo que já conseguiu até agora. Você poderá estar ansiosa para começar a incluir a penetração, simplesmente encarando essas descobertas de prazer mútuo como algo transitório, um meio para chegar a um fim. Esses sentimentos poderão estar fazendo você se apressar e, provavelmente, isso faz com que seja difícil que você se descontraia e tenha prazer com o que seu corpo está sentindo. Você poderá sentir-se melhor se lembrar que as coisas que está aprendendo farão do ato sexual uma experiência mais gostosa. Esses jogos preliminares ou técnicas de se dar prazer podem servir como introdução para um ato sexual e podem, também, ser um fim em si. Conversaremos mais sobre isso no próximo capítulo, quando estaremos falando do ato sexual.

Se antes de casar você chegou a tocar e estimular seus órgãos genitais, e se sentia culpada por isso, é natural que você ainda tenha algumas daquelas sensações, mesmo que já seja adulta, esteja casada ou num relacionamento estável. Você talvez ainda associe tocar órgãos genitais a sentimentos de culpa, vergonha ou ansiedade, mesmo que as circunstâncias agora sejam outras.

Pode ajudar bastante conversar sobre esses sentimentos com um parceiro que lhe dê apoio. É possível mudar suas atitudes e idéias sobre o que você faz sexualmente, especialmente se achar que isso só pode beneficiá-la. Um dos benefícios é que aumentar o número e o tipo de atividades sexuais que você e seu parceiro apreciam só pode contribuir para a espontaneidade e a autenticidade das horas em que vocês estarão se descobrindo juntos. Outra coisa boa é ser capaz de se apreciar mutuamente, sem expectativas rígidas em relação ao que você pode ou não fazer. Isso significa que, às vezes — talvez a maioria das vezes —, você poderá incluir a penetração durante a sua hora de descobertas pessoais. No entanto, pode ser que haja vezes em que um ou ambos tenham vontade de sentir prazer com estímulo com as mãos, com a boca ou com o vibrador, e, até mesmo, chegar ao orgasmo através desse estímulo. Às vezes, você poderá ter vontade de dar-se prazer diante do seu companheiro ou vê-lo dar-se prazer, seja como um jogo preliminar ou como forma de chegar ao orgasmo.

*Coisas para a mulher pensar.* O que aconteceria se você "se soltasse" na frente de seu companheiro? Pode ser que você esteja se impedindo de ficar muito excitada devido a possíveis preocupações sobre como o companheiro vai reagir quando você chegar ao orgasmo. Você poderá descobrir que, nessas ocasiões, sua mente fica divagando de um lado para outro, ocorrem pensamentos que a distraem, ou você chega a perder as sensações boas que estava tendo. Lidando com essas suas preocupações, você poderá superá-las.

Se você ainda não chegou ao orgasmo, a primeira coisa a fazer é entrar em contato com alguns de seus medos. Volte ao Capítulo 6 e releia a parte que fala do orgasmo encenado e dos facilitadores de orgasmo. Repita algumas das sugestões nas próximas duas ou três vezes em que estiver na sessão de autodescobertas.

Você é capaz de falar sobre alguns desses medos? Procure contá-los ao seu parceiro, mesmo que você fique um pouco sem jeito. É muito importante que nesse ponto vocês dois possam contar com o apoio do outro. Por exemplo: se a excitação vem acompanhada pela sensação de que talvez você vá urinar, conte isso ao seu parceiro. Ele precisa saber que não é algo incomum mulheres urinarem um pouco durante seus primeiros orgasmos, mas que o controle da urina evolui bastante depressa. Conversem sobre formas de lidar juntos com isso, caso venha a acontecer (por exemplo, decidam juntos deixar uma toalha perto da cama).

O passo seguinte é fazer o exercício do orgasmo encenado, quando vocês dois estiverem juntos. A primeira vez que você fizer isso, encene um orgasmo exagerado logo no começo, antes de ficar excitada. Vocês devem fazer o exercício um de cada vez, de modo que aquele que não estiver fazendo possa ajudar o outro dizendo coisas como "continue", "solte-se", "goze" ou ficando perto e mantendo algum contato — pegar na mão, por exemplo — este é um bom jeito de dar segurança e também de encorajar o parceiro.

Repitam isso algumas vezes, até que ambos sintam que realmente botaram para fora alguns de seus piores receios. Você, provavelmente, se sentirá um pouco embaraçada e sem jeito de fazer isso; tudo bem. Aos poucos, vocês dois provavelmente ficarão menos preocupados quanto a se soltarem e desfrutarem o que o seu corpo está sentindo. Da próxima vez que você se sentir "bloqueada" em um certo nível de excitação sexual, procure encenar um orgasmo, junto com algumas das sugestões que constam do Capítulo 6.

Outra coisa que pode interferir com as horas que vocês dois passam juntos se descobrindo são os sentimentos negativos (de repulsa ou vergonha) que você pode ter em relação aos órgãos genitais do homem. É muito comum as mulheres terem esse tipo de sentimento, porque a maioria está muito pouco familiarizada com a anatomia masculina.

Entretanto, em geral, os sentimentos negativos das mulheres em relação aos órgãos genitais estão relacionados com atitudes negativas que elas têm em relação ao sexo em geral, ou, especificamente, em relação aos homens; sentimentos que foram adquiridos desde pequenas. Por exemplo, uma mulher em terapia sexual recordava-se de só aos 15 anos ter aprendido de onde vêm os bebês, e de ter ficado horrorizada com a explicação do ato sexual. A idéia do pênis entrando no corpo da mulher a assustava muito porque ela achava que doía. E também ela não tinha conhecimento da anatomia masculina (nunca tinha visto um homem nu), e por isso imaginava que o pênis tinha dimensões enormes. Antes de aprender a dar prazer ao seu companheiro, esta mulher teve que lidar com seus sentimentos relacionados aos órgãos genitais masculinos. Daqui a pouco conversaremos sobre algumas formas de fazer isso.

É claro que há outras coisas que levam a mulher a ser sexualmente cautelosa em relação aos homens. Outra mulher que entrevistamos, por exemplo, tinha um pai que a proibiu de namorar até o término de sua adolescência. Quando ela, finalmente, começou a namorar, ele a avisava constantemente para tomar cuidado porque os "homens só estão interessados numa única coisa". Ao ficar adulta, essa mulher descobriu que era incapaz de se descontrair ou de confiar em homem algum no nível sexual. Para ela, os homens ficaram sempre associados a uma desconfiança e a um possível mal. Nossos sentimentos em relação ao sexo, portanto, não são algo com que nascemos; nós os aprendemos com a nossa família e com os nossos amigos, com aquilo que lemos, vemos

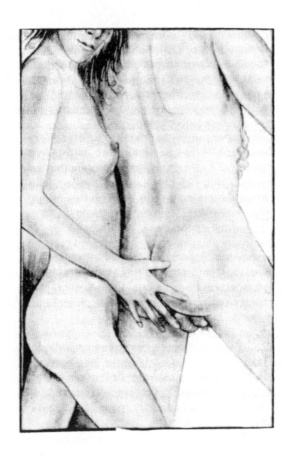

e ouvimos, e com os homens com os quais nos relacionamos. Podem se basear em informações que recebemos aos poucos (como as atitudes dos pais) ou em uma experiência específica (como ser agredida sexualmente). E já que os sentimentos em relação à sexualidade são aprendidos, é possível também desaprendê-los. Assim, se você não se sente à vontade ao pensar, ver ou tocar os órgãos genitais de seu parceiro, você pode aprender a se sentir de outra maneira, com o tempo, e com uma atmosfera amorosa. Eis algumas sugestões nesse sentido. Algumas vezes você as porá em prática com seu parceiro, outras quando estiver sozinha.

1. Pense nas causas que possivelmente a levaram a se sentir assim. De onde vieram esses sentimentos? Você se lembra de algum dia já ter se sentido diferente? O que contribuiu para essa mudança?

2. Quando sentir que é o momento adequado, converse sobre seus sentimentos com seu parceiro. Dê-lhe a oportunidade de entender de onde eles vêm. Isso facilitará o comportamento dele, no sentido de encorajá-la, apoiá-la e lhe dar tempo para suas mudanças. O processo de mudança é lento e irregular. Em contrapartida, é importante você tranqüilizar seu companheiro, explicando-lhe que seus sentimentos negativos não estão relacionados com ele como pessoa.

3. Você poderá achar que olhar desenhos de órgãos genitais masculinos é menos desagradável do que olhar os reais. Sugerimos que você procure arranjar livros de arte onde apareçam quadros ou estátuas retratando homens nus. Não são livros difíceis de conseguir. Deixe que seus olhos percorram lentamente todo o corpo masculino, antes de se fixarem nos órgãos genitais. Olhe para essa parte da anatomia do homem o tempo que quiser e depois pare. Volte a essas figuras sempre que tiver vontade, e procure ficar olhando-as cada vez mais, até sentir que é capaz de olhar reproduções de órgãos genitais masculinos sem qualquer constrangimento. (Na Europa e nos Estados Unidos existem revistas modernas que mostram homens nus. Obviamente, se você conhece alguém que as tenha e puder arranjar algumas, poderá utilizá-las até se familiarizar um pouco mais com o sexo oposto.)

4. Se esta última sugestão não agradar, talvez você queira fazer um exercício que inclui especificamente os órgãos genitais do seu companheiro. Escolha uma hora em que esteja se sentindo particularmente bem com ele (não uma hora em que acabaram de ter uma briga, nem em que você esteja cansada). Você poderá querer beijá-lo ou acariciá-lo um pouco ao começar o exercício, talvez não. Seja como for, diga o que você tem vontade de fazer.

Da primeira vez, tente apenas ficar olhando os órgãos genitais dele, sem tocá-los. Se você não se sentir à vontade, talvez prefira dar uma rápida olhada e, depois, continuar tocando outras partes do corpo. Faça isso algumas vezes, pouco a pouco, vá passando períodos cada vez maiores olhando para os órgãos genitais dele. Converse com ele sobre como está se sentindo, se está sendo difícil ou fácil, e combinem o que podem fazer para tornar as coisas mais fáceis para você.

Quando conseguir olhar os orgãos genitais do companheiro e se sentir à vontade, então comece a tocá-los. O objetivo não é excitar o parceiro, nem lhe dar prazer. O objetivo é você aprender como ele é, através do toque. Lembre-se de como você começou a se tocar. Procure pensar neste exercício como o mesmo tipo de experiência.

Você pode querer que o seu companheiro fique deitado enquanto você o toca, talvez de olhos fechados, para você não sentir que ele a está observando. Você pode sugerir o que quiser para deixá-la mais descontraída e à vontade. Se você fechar brevemente os olhos enquanto estiver tocando os órgãos genitais dele, isso a ajudará a se concentrar nas sensações que suas mãos e dedos estão tendo. Ao tocar, procure relacionar o que está sentindo com outras sensações *boas*. Por exemplo: "A pele nesta parte do pênis é suave e macia como seda". Procure também comparar as várias texturas dos órgãos genitais com outras partes do corpo — será que a pele escrotal é mais ou menos parecida com a pele do peito e do abdômen? Será que a pele que recobre a cabeça do pênis se parece com seus lábios? E, finalmente, como é que a textura dos órgãos genitais se compara com a textura dos *seus* próprios órgãos genitais? Observe as semelhanças e diferenças, e conte ao seu companheiro o que está percebendo.

5. O jogo dos nomes: palavras sexuais, muitas vezes, estão carregadas de conotações positivas ou negativas, que podem estar relacionadas com seus sentimentos em relação aos seus órgãos genitais e aos de seu companheiro. Por exemplo, um casal pode achar "xoxota" uma palavra carinhosa para designar o órgão feminino, ao passo que usa "babaca" de forma mais pejorativa, numa briga por exemplo. Outro casal pode não ter problema algum em se referir a "babaca" de forma carinhosa. Procure fazer esse jogo com o parceiro; vocês dois se divertirão muito e, além disso, acabarão se sentindo mais à vontade no uso de palavras sexuais.

Como fazer esta brincadeira. Cada um de vocês deverá falar em voz alta ou fazer uma lista de termos em gíria que conhece para cada uma das palavras abaixo. Procurem encontrar o maior número possível de sinônimos, e contar ao outro os que não conhece:

Vagina
Ato sexual
Seios
Pênis
Masturbação
(para homens e mulheres)

Testículos
Clitóris
Menstruação
Ejaculação
Sexo oro-genital
(para homens e mulheres)

Depois de terem brincado e dado boas risadas, procurem conversar sobre as palavras de cada uma das listas que lhes despertaram sentimentos positivos e negativos. Você consegue ajudar seu companheiro a entender como você sente cada palavra e a imagem que ela produz, quer você goste ou a incomode? Como casal, vejam se conseguem estabelecer um vocabulário próprio, com palavras que agradem aos dois para se comunicarem sexualmente. Vocês poderão até mesmo inventar palavras "especiais", só suas.

O objetivo desse jogo é vocês encontrarem termos sexuais que tenham uma imagem e um significado *positivos*. Você poderá se sentir mais à vontade, por exemplo, pensando ou se referindo ao pênis como "pinto" ou "pintinho". Alguns casais até adotam apelidos afetivos para órgãos genitais. Se vocês dois gostaram desta idéia, por que não experimentam?

6. Se você aprender a anatomia e como funcionam os órgãos se-

xuais masculinos, irá se acostumando com o corpo de seu companheiro e ele lhe parecerá menos estranho e amedrontador. Por isso, incluímos aqui um desenho dos órgãos genitais masculinos, especificando cada uma de suas partes. Também apresentamos alguns desenhos que retratam a seqüência de mudanças que ocorrem durante o ciclo da resposta sexual masculina. Para deixar você mais acostumada com o que acontece durante a excitação e o orgasmo masculino, gostaríamos de descrever rapidamente algumas das mudanças internas e externas que ocorrem.

Quando o homem fica excitado (*Fase de Excitação*), aumenta o fluxo sangüíneo para a região pélvica e para o pênis, e aí tem início o processo de ereção. Ao ficar ereto, aumentam o comprimento e o diâmetro do pênis, e os testículos se elevam. Um pênis menor tende a aumentar mais de tamanho do que um pênis maior, em relação ao tamanho em estado de repouso. A respiração se torna mais rápida e os batimentos cardíacos aumentam. Alguns homens também têm ereção nos mamilos.

Com o aumento da excitação (*Fase do Platô*), um rubor pode aparecer na pele de certas áreas do corpo, a pressão sangüínea aumenta, e geralmente o pênis adquire uma cor vermelha mais escura com o aumento da vascularização. O coração pode bater até duas vezes mais rápido do que o ritmo normal. Os testículos se elevam totalmente e seu tamanho aumenta, enquanto a pele do saco escrotal (que sustenta os testículos) se torna um pouco mais grossa. A cabeça do pênis aumenta, assim como o orifício da uretra, e uma pequena quantidade de líqüido seminal pode escapar. Essa secreção pré-ejaculatória, muitas vezes contém espermatozóides. Um pouco antes do orgasmo, ocorre a sensação de inevitabilidade ejaculatória, que indica que o processo de ejaculação teve início e não pode mais ser detido.

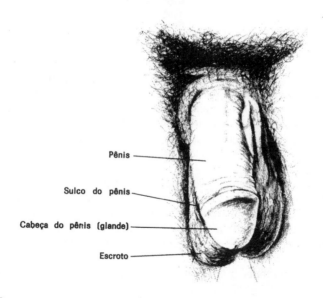

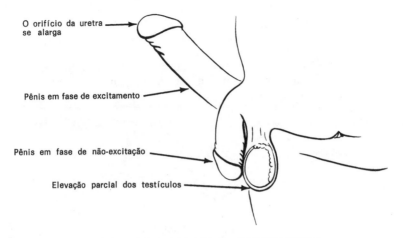

FASE DE NÃO-EXCITAÇÃO E DE EXCITAMENTO

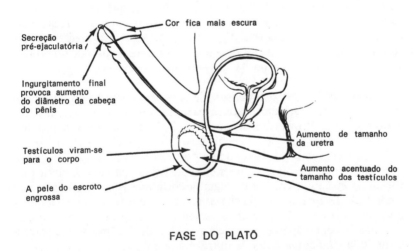

FASE DO PLATÔ

Durante o orgasmo (*Fase Orgásmica*), as contrações de uma série de músculos impelem o líqüido seminal para fora, através do orifício da uretra. Essas contrações não podem ser interrompidas, uma vez iniciadas.

Depois que o orgasmo ocorreu (*Fase da Resolução*), a ereção do pênis diminui rapidamente, embora leve algum tempo até ele voltar a ficar totalmente relaxado. Os homens diferem quanto ao tempo que levam para perder totalmente a ereção. Os testículos descem e ficam menores. O rubor sexual, os batimentos cardíacos, tudo volta ao estado de não-excitação.

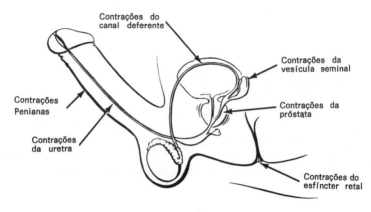

**FASE ORGÁSMICA**

De forma geral, as fases da excitação e do orgasmo são muito parecidas nos homens e nas mulheres. As exceções são que o homem ejacula e quase sempre tem um período, após o orgasmo, em que a ereção e/ou o orgasmo não são possíveis. Esperamos que essa informação sobre a resposta sexual masculina ajude-a a se sentir mais à vontade no processo de descoberta do corpo de seu parceiro.

*Coisas para o homem pensar.* Se você está aprendendo a usar um vibrador elétrico para dar prazer à parceira, talvez possa estar preocupado com isso. Provavelmente sua parceira também teve algumas dessas preocupações quando começou a usar esse aparelho. Leia o Capítulo 7 e converse com ela. Isso poderá deixá-lo mais tranqüilo. Você poderá estar apreensivo com a possibilidade de sua parceira preferir essa forma de estímulo, em vez de alguma coisa que você possa fazer, ou então ficar desapontado se ela chegar ao orgasmo pela primeira vez quando usa o vibrador. Você poderá se sentir distante de sua parceira ao estimulá-la com o aparelho, ou sentir-se "usado", como se não passasse de uma "máquina atrás de outra máquina".

Todos esses sentimentos são naturais e outros homens já os sentiram. A sua educação sexual, provavelmente, incluiu a idéia de que *você* é responsável por tudo que acontece numa relação sexual com uma mulher. Ela pode impor os limites, mas você é responsável por deixá-la excitada. Se sua educação sexual foi assim, pode ser difícil para você aceitar o uso de um vibrador na relação como algo positivo.

Em vez de encarar o uso do vibrador como um sinal de fracasso, procure vê-lo como uma conveniência e uma forma diferente de ter prazer nas relações sexuais. Por enquanto, tente desfrutar de sua excitação e da de sua parceira, e não julgue o tipo de estímulo de que ela necessita.

Isso lhe dará uma base firme sobre a qual você poderá se apoiar de modo a expandir e descobrir novas maneiras de se expressarem sexualmente a dois. Eis algumas coisas que vocês podem fazer para usar o vibrador em suas relações de um modo positivo para ambos:

1. Fique à vontade com o aparelho. Procure usá-lo em si mesmo ou peça à parceira para massagear diversas partes de seu corpo: cabeça, costas, braços, pernas, pés etc., inclusive os órgãos genitais. Isso lhe dará uma idéia da intensidade das vibrações e, também, se elas lhe são ou não sensações prazerosas. A maioria dos homens gosta do estímulo do vibrador em seus órgãos genitais, mas é importante aprender onde, como e quanto, antes de começar a ensinar sua parceira.

2. Procurem usar um tipo de vibrador que agrade a ambos. O Capítulo 7 ilustra e explica alguns tipos de vibradores. Tente o modelo que ela preferir, se for esse o tipo de estímulo que ela sentiu que pode lhe dar prazer. Também não há por que vocês não terem dois vibradores (se puderem se permitir comprá-los), um para a mulher usar sozinha, outro para o homem usar com a mulher. Experimente cada um deles mais de uma vez, porque sempre leva algum tempo até aprender a usar o vibrador com facilidade. E você deverá também dar alguma informação sobre o tipo de vibrador que mais gosta de usar em seu próprio corpo.

3. Deixe que o vibrador seja uma opção, uma forma de enriquecer suas atividades sexuais. Isso significa que você não precisa, necessariamente, usar o vibrador sempre que tiverem uma relação (embora possam ter vontade de usá-lo). Até o momento, você já aprendeu diversas maneiras de dar prazer à sua parceira. Você pode imaginar o vibrador como uma extensão de si próprio; o vibrador sozinho não passa de um objeto, mas usado com carinho se torna um instrumento de prazer. Mantenha o vibrador por perto (numa cômoda ou criado-mudo, de modo que se vocês tiverem de pegá-lo durante a relação, isso não os atrapalhe). Tentem encontrar formas carinhosas de propor que o vibrador seja usado, como por exemplo: "Meu bem, você está com vontade que eu pegue o vibrador?" ou "Eu gostaria que você me tocasse com o vibrador". Às vezes, porém, você poderá ter vontade de dar prazer à sua parceira apenas com a mão ou com a boca, sem o aparelho. Outras vezes, você poderá querer usar um pouco o vibrador, e também a mão e a boca.

4. Faça outras coisas que dêem prazer à sua companheira enquanto ela está usando o vibrador. Um jeito gostoso pode ser beijar seus seios enquanto estimula seus órgãos genitais. Ao usar o vibrador sobre o pênis do homem, a mulher pode acariciar seus testículos com a boca ou com a outra mão. Procurem descobrir jeitos novos e só seus. O Capítulo 13 (Enriquecendo suas relações sexuais) poderá lhes dar mais idéias.

Às vezes, ao estimular sua parceira com o vibrador ou ao vê-la se estimulando, bastará que você olhe para ela e delicadamente encoraje-a para se sentir totalmente envolvido no prazer dela. O fato de você ter proporcionado uma atmosfera de confiança e carinho que permita a ela sentir prazer já significa muita coisa. O vibrador não pode criar essa atmosfera: é você que a torna possível.

Não é incomum que as mulheres tenham dificuldade de ficar excitadas sem o vibrador, depois de terem aprendido a até ir ao orgasmo usando-o. Isso não é de surpreender, pois os vibradores proporcionam um estímulo muito intenso. Se você tiver conseguido excitar ou fazer sua companheira chegar ao orgasmo estimulando-a com o vibrador, isso poderá incentivá-lo a experimentar outros tipos de estímulo (veja o Capítulo 13).

As próximas sugestões podem ser experimentadas quando já for mais fácil para a mulher ficar excitada com o vibrador diante do companheiro. Isso é para vocês dois terem certeza de que já superaram a maioria de suas inibições em relação a mostrar excitação perante o outro.

1. Procure alternar o vibrador com outras formas de estímulo. Deixe que a mulher fique bem excitada, quase chegando ao orgasmo, e aí comece um intenso estímulo com a boca ou com a mão. Essa forma de estimular vai exigir paciência e prática para que tudo corra bem. Interromper uma forma de estímulo e iniciar outra pode interferir com a excitação da mulher; por isso, vocês devem estar preparados para a necessidade de um novo estímulo e, também, para a possibilidade de se sentirem um pouco frustrados. Deixe que ela resolva quantas vezes quer tentar esta forma de estímulo. Se a experiência for muito frustrante ou desagradável, não continuem. Experimentem de novo outro dia.

2. Para algumas mulheres, é muito gostoso continuar o estímulo após o orgasmo. No entanto, outras mulheres ficam extremamente sensíveis depois do orgasmo (em especial se ele foi alcançado com o uso do vibrador) e qualquer estímulo adicional é desagradável. Se a mulher consegue ter um orgasmo usando o vibrador, ela pode tentar se estimular manualmente, ou pedir que você o faça, após o orgasmo. Se as sensações forem agradáveis, dessa vez poderá ser mais fácil estimulá-la com a mão ou com a boca, uma vez que seus órgãos genitais ainda estarão em estado de excitação. Mais uma vez, deixe que a mulher determine o que deve ser feito, e por quanto tempo.

*Para os dois*. Nessa fase, as pessoas muitas vezes sentem preocupações sobre estimular ou dar prazer ao companheiro, bem como de se permitir receber prazer. Você poderá sentir que você ou o parceiro precisam ficar muito tempo se estimulando para sentirem prazer, excitação ou orgasmo. As mulheres, em particular, tendem a sentir-se "anormais" por causa do tempo de estímulo de que necessitam. Elas podem sentir que estão sendo egoístas e ter medo de que o parceiro se aborreça, sinta-se distante ou fique ressentido. Medos e preocupações desse tipo provocam uma grande tensão nos seus envolvimentos sexuais, podendo impedi-la de sentir prazer, e até mesmo de chegar ao orgasmo. Saber o que é "normal" ajuda a aliviar muitos desses temores. Na nossa experiência em ajudar as mulheres a aprenderem a ter orgasmo, percebemos que quando elas se tornam orgásmicas é bem freqüente que queiram e preci-sem de bastante tempo de estímulo; é comum precisarem de uma hora inteira. Quando dizemos estímulo, estamos incluindo abraços, beijos, massagem, carícia nos seios e outras áreas do corpo, além do estímulo genital em si. (Não estamos ainda incluindo aqui o ato sexual. Falare-mos dele no Capítulo 11.)

Dar-se prazer mutuamente — às vezes, você e ele em conjunto, às vezes alternando-se — faz com que ambos se sintam envolvidos. Se to-da a atenção se concentrar sobre a mulher, para que ela chegue ao or-gasmo, o homem poderá ficar ressentido e impaciente, e a mulher pode-rá ter sentimentos de frustração e culpa. E, conforme dissemos antes, sentir-se obrigado a ter um bom desempenho é algo que impossibilita o prazer, para qualquer um dos dois. Em vez disso, procure se concen-trar no seu próprio prazer, e lembre-se de que você não pode forçar o orgasmo. Nesse ponto, a comunicação é fundamental. Vocês dois de-vem procurar se assegurar de que estão recebendo o tipo de estímulo que seja gostoso. E procurem também, nessa fase, dar informações po-sitivas ao companheiro(a) sobre o que estão sentindo. Geralmente, um dos dois pode se sentir desligado e agindo de maneira mecânica, quan-do percebe que está sendo posto de lado, ou se sente inseguro sobre o que o outro está sentindo. Para indicar ao companheiro que você está satisfeita não é preciso mais do que um suspiro ou um gemido preguiço-so e suave. Dizer algumas palavras — "está gostoso", "assim é bom" — também contribui para que vocês se sintam mais envolvidos, com-partilhando sua intimidade.

Falamos antes da excitação e do orgasmo como uma resposta natu-ral que as mulheres *aprenderam* a ignorar ou suprimir. Através dos exer-cícios deste livro, você (como pessoa e como parte de um casal) está apren-dendo como ajudar seu corpo a descobrir essas sensações. Nós gosta-mos de encarar essa aprendizagem como habilidades que você aprimo-ra, expande e enriquece, com o tempo e com a experiência. À medida que você se sentir mais à vontade e adquirir mais prática nas diferentes formas de dar e receber prazer sexual, será cada vez mais fácil sentir a excitação.

Em geral, quanto mais orgasmos a mulher tem, é mais fácil tê-los de novo. Por quê? Ninguém sabe ao certo. Uma razão fisiológica pode ser que o estímulo que provoca a excitação e o orgasmo aumenta o flu-xo sangüíneo para os órgãos genitais. O aumento do fluxo sangüíneo pode resultar na formação de novos vasos capilares, que conduzem o sangue. Esse suprimento adicional de sangue pode fazer com que seja mais fácil seu fluxo até os órgãos genitais, contribuindo assim para que as sensações de prazer ocorram mais rápido. É óbvio que esse processo leva tempo, de modo que se você sentir que não está acontecendo exatamente isso, não desanime.

O importante é que vocês dois se dêem o tempo necessário para aprenderem um sobre o outro, no maior número possível de oportunidades. Depende apenas da mulher dizer quanto tempo ela quer e precisa de estímulo genital e clitoriano específico. Alguns homens ficam surpresos quando descobrem que o estímulo que dá mais prazer à companheira é um movimento contínuo e repetitivo em algum ponto dos órgãos genitais, por exemplo, uma delicada rotação do lado do clitóris. Se o movimento é interrompido, a excitação que está se acumulando muitas vezes desaparece. De modo que não fique surpreso se a parceira for muito exigente em relação ao tipo de estímulo que deseja. Vocês dois já aprenderam muita coisa sobre o seu relacionamento sexual como casal e, para ambos, esse conhecimento está começando a se ampliar. Dêem a si mesmos a oportunidade de um ensinar ao outro quais são as suas necessidades e vocês descobrirão que fica cada vez mais fácil participar e partilhar um prazer recíproco.

## FANTASIA

A fantasia também pode aumentar o prazer que você e seu companheiro obtêm em suas experiências sexuais juntos. Veja o Capítulo 5 como uma forma de intensificar o prazer que a mulher se dá nas horas em que está sozinha. Esperamos que você já esteja um pouco mais à vontade com a idéia de poder ter uma fantasia e, assim, aumentar a sua capacidade de reagir sexualmente. Entretanto, você pode sentir alguma diferença em usar a fantasia enquanto está tendo uma relação sexual com seu parceiro.

São duas preocupações, bem freqüentes, que a mulher pode sentir: (1) o que significa para mim ou para meu parceiro usar a fantasia se me ocorrer uma durante nossa relação amorosa? (2) como o uso da fantasia pode afetar nosso relacionamento sexual? Algumas mulheres sentem que há algo de errado, com elas ou com a relação, se imaginam, na hora, que estão tendo uma relação com outra pessoa que não o próprio parceiro: "Será que ele não basta para me satisfazer?". Outras se preocupam com a possibilidade de só conseguirem ficar excitadas recorrendo à fantasia, e que o sexo com o parceiro talvez satisfaça menos do que suas atividades sexuais imaginárias (ou talvez não satisfaça nada). Na verdade, estudos recentes sobre a sexualidade feminina mostraram que mais de 50% das mulheres casadas, de fato, usam a fantasia pelo menos parte do tempo, durante as atividades sexuais com o marido. As mulheres que usam a fantasia também costumam ter devaneios, mesmo quando não estão envolvidas em nenhuma atividade sexual; e, em geral, são pessoas com muita imaginação e criatividade. A maioria das mulheres que sonha acordada costuma gostar de suas fantasias e, em geral, considera muito bom o relacionamento sexual com o parceiro.

Parece que a fantasia dá às pessoas a oportunidade de pensar com prazer em ter relações sexuais nas circunstâncias mais variadas. É gostoso e excitante podermos nos imaginar em todos os tipos de situações sexuais, assim como é gostoso imaginar que estamos fazendo uma viagem pelo mundo. As fantasias incluem também muitas atividades que nunca faríamos na realidade. Elas acrescentam uma pitada de interesse em nossa relação, e nos permitem satisfazer nossa curiosidade, ao mesmo tempo que nos protegem (e protegem os outros) de fazer algo que, na verdade, não gostaríamos de fazer.

É claro que o conteúdo das fantasias varia muito de pessoa para pessoa. Algumas mulheres gostam de se lembrar de cenas amorosas do passado. Algumas incluem o parceiro sexual nas fantasias, mas mudam o lugar (imaginam-se numa praia, num carro, numa festa, no deserto, numa cabana, numa floresta) ou o número de pessoas presentes (uma relação a três, orgias, troca de casais) ou ainda o tipo de atividade (bater, ser violada, submeter-se a agressão). Outras mulheres imaginam essas situações, sem incluir o parceiro sexual na fantasia.

Você poderá ficar preocupada com o tema de suas fantasias, ou pelo fato de seu parceiro não estar incluído nelas. Uma forma de lidar com esses sentimentos é pensar nos bons efeitos que suas fantasias têm sobre você e sobre o seu relacionamento sexual. Por exemplo: a) elas podem intensificar suas sensações e fazer com que você sinta mais a sua sexualidade; o aumento de sua excitação é algo que você compartilha *sim* com seu companheiro e é algo de que ele também gosta; b) a fantasia pode ser outra maneira de entrar num clima sexual e focalizar a relação sexual, em vez de ficar preocupada com o que aconteceu durante o dia ou com as obrigações do dia seguinte; c) as suas fantasias são outra forma de você assumir a responsabilidade por se permitir ficar excitada, em vez de ficar esperando que o seu parceiro faça tudo para excitá-la física e mentalmente.

As fantasias não são a realidade. As fantasias são parte de sua forma pessoal de se expressar sexualmente. Se elas incluem alguma atividade como maltratar, ser maltratada ou ter sexo em grupo, é possível que você jamais queira fazer isso de verdade, mas pode perfeitamente gostar e achar excitante o caráter proibido de determinadas situações sexuais. Lembre-se de que enquanto estávamos crescendo e descobrindo o que queria dizer sexualidade, nos ensinaram que tudo que era ligado ao sexo era proibido. Portanto, não é de surpreender que ainda tenhamos essa sensação, do proibido e da curiosidade que ele desperta. É possível, porém, que você queira incluir algumas de suas fantasias em suas relações amorosas. Você pode consultar o livro de Alex Comfort, *Os Prazeres do Sexo*, e tirar algumas idéias de como fazer essa brincadeira de um jeito gostoso e com amor.

Outra maneira de você lidar com seus sentimentos negativos em relação à fantasia é tentar conversar sobre alguns desses sentimentos com o parceiro. Você talvez queira lhe contar algumas de suas fantasias, e pedir que ele faça a mesma coisa. Alguns casais também gostam de tentar construir uma fantasia conjunta: uma espécie de história erótica. Essas são duas formas de compartilhar e se sentir mais à vontade com a idéia de ter fantasias sexuais na presença do parceiro. Outra alternativa é você decidir *não* contar suas fantasias. Muitas vezes o que torna a fantasia algo especial é justamente o ar de segredo em torno dela; se é isso que acontece com você, guarde a fantasia só para si. O importante é comunicar ao parceiro a aceitação mútua do lado fantasioso de sua sexualidade, mostrando que as fantasias só intensificam o prazer e, portanto, podem ter uma influência positiva na expressão sexual de vocês como casal.

Quando vocês compartilham suas fantasias, uma das preocupações mais comuns é a possibilidade de o parceiro estar sonhando com outra pessoa. A maioria das pessoas não se importa se as fantasias incluírem sexo com uma estrela ou modelo de revista, mas aparece o ciúme se a fantasia do parceiro incluir uma pessoa conhecida. Se suas fantasias são desse tipo, é possível que não queira compartilhá-las. Se chegar a contá-las ao parceiro, deixe claro que são apenas fantasias. Vocês dois devem se lembrar de que é normal ter atração sexual por outras pessoas. Tal atração não quer dizer que você não se sente atraída por seu parceiro e, também, não significa que você seja promíscua ou pretenda realizar suas fantasias na vida real. Já discutimos essas questões no Capítulo 5, e agora pode ser uma boa oportunidade para rever essa seção.

Lembre-se também de que você não deve se preocupar se não usa a fantasia durante a relação sexual, porque não tem vontade especial de usá-la. Se você simplesmente focalizar seu prazer físico e o do companheiro, isso também vai lhe dar muito prazer e vai deixar vocês dois satisfeitos.

## O QUE É NATURAL PARA AMBOS

É muito importante que vocês dois se dêem o tempo necessário para suas descobertas e que aceitem as necessidades e desejos sexuais do outro, quaisquer que sejam. Vocês não devem se comparar com outros casais; talvez pensem que nunca vão conseguir uma determinada coisa, e, com isso, terão uma sensação de derrota. A idéia de crescimento sexual implica vários meios e formas de crescer. Se a excitação e o orgasmo só forem possíveis através dos movimentos rápidos e fortes de um vibrador, então é isso que é natural e certo para vocês, agora. Com o tempo, os desejos e as necessidades poderão mudar, mas deixem que essa mudança seja natural, e não uma decorrência de incertezas em relação ao que *deveria* estar acontecendo.

# 11

# O ato sexual: outra forma de prazer mútuo

Muitas vezes, quando ouvimos a palavra sexo, pensamos automaticamente que a conversa está girando em torno do ato sexual. Isso acontece porque o ato sexual parece desempenhar um papel muito importante em nossa sexualidade.

Em termos biológicos, isso certamente é verdade: a concepção envolve a penetração. A importância da concepção e os direitos e responsabilidades da paternidade, de certa maneira, separaram o ato sexual das demais atividades sexuais. Por causa disso, em parte, ele é regulado por códigos de todos os tipos, morais, religiosos e legais. Esses padrões enfatizam a importância do ato sexual e, em geral, restringem-no ao casamento, pelo menos em nossa cultura. Impor restrições a atividades desejáveis aumenta nosso interesse por elas.

Dadas as contribuições dos avanços na biologia e da cultura, muitas mulheres aprenderam que a penetração é melhor do que as outras formas de expressão sexual, e que quando nos casamos ou nos envolvemos numa relacionamento amoroso, todos os encontros sexuais devem inclusive terminar no ato sexual.

Esse tipo de idéia pode influenciar o seu crescimento sexual de muitas formas. Por exemplo, se você e seu parceiro acreditarem que precisam praticar a penetração propriamente dita sempre que tiverem uma relação, não se sentirão livres para tentar descobrir outras possibilidades de manifestação da sexualidade. Para quem pensa assim, os jogos preliminares em geral serão feitos às pressas, e, de fato, tornam-se uma breve introdução, cuja função é anteceder o ato sexual em vez de serem em si uma fonte de prazer.

Da mesma maneira, você pode se sentir culpada todas as vezes que não puder ou não estiver com vontade de ter o ato sexual. Pode ser, por exemplo, que a mulher não queira ser penetrada durante a menstruação; por sua vez, pode ser que o homem não queira o ato sexual quando está sendo difícil conseguir manter o pênis ereto, e a penetração pode não ser desejável, também, quando um dos dois está cansado. E, se as outras atividades sexuais não são encaradas como tão boas, aquele que prefere mais a penetração, muitas vezes, acaba se sentindo frustrado e ressentido.

Outro problema que pode resultar da ênfase exagerada que se dá ao ato sexual é a tendência de julgar nosso relacionamento e nossa competência sexual com base naquilo que ocorre durante a penetração. Temos visto casais que acham que há algo de errado com eles se percebem que o ato sexual não lhes dá tanto prazer quanto outras carícias. Muitas mulheres chegam ao orgasmo se masturbando e através do estímulo manual ou oral pelo parceiro, mas não durante a penetração. Esses casais, em vez de encararem a excitação e o orgasmo durante o ato sexual como algo a ser aprendido, podem acreditar que o fato de o orgasmo não ocorrer na penetração é sintoma de um problema físico ou emocional. Isso provoca todo tipo de preocupações sobre coisas tais como o tamanho do pênis, da vagina, do clitóris, bem como dúvidas sobre o relacionamento em si e sobre a própria pessoa (será que isso significa que eu não sou capaz de dar amor?).

Um bom começo para tentar resolver esses problemas é conversar com seu parceiro e explicar seus sentimentos. Tendo consciência daquilo que você sente, e de suas idéias ou expectativas em relação à penetração, você estará em melhor situação para fazer as mudanças que podem contribuir para um crescimento sexual positivo de vocês como casal.

Eis algumas perguntas que vocês podem considerar quando forem compartilhar seus sentimentos:

1. Um de vocês (ou ambos) fica insatisfeito quando um encontro sexual não inclui a penetração? Por quê? Onde e como você aprendeu a se sentir assim?
2. O que mais, além das sensações genitais, é gostoso para vocês dois durante o ato sexual? Por exemplo, vocês se sentem mais próximos emocionalmente?
3. É muito importante para vocês dois que o homem ejacule durante a penetração? E se a ejaculação ocorrer durante alguma outra atividade sexual, como, por exemplo, quando a mulher lhe dá prazer com a boca ou com a mão? E se a ejaculação não chega a ocorrer? Que influência tem isso sobre sua experiência?
4. Se a mulher chega ao orgasmo, antes ou depois da penetração, e não durante, como é que cada um de vocês se sente?

Talvez, ao conversarem sobre essas questões, vocês descubram que são, na verdade, bem mais flexíveis do que imaginavam. Pode ser que estejam dispostos a reavaliar seus sentimentos em relação ao ato sexual e em relação ao orgasmo durante a penetração. Vocês poderiam tentar ter algumas relações sexuais excluindo totalmente a penetração, e ver o que podem descobrir sobre outros prazeres eróticos. Ou vocês poderiam ter a penetração no meio da relação e depois, através de alguma outra forma de estímulo, chegar ao orgasmo. Uma das vantagens dessas outras maneiras é que elas reduzem a sensação de estar se forçando ao orgasmo durante o ato sexual, e permitem que você torne a experiência mais lenta e sensual. Outra coisa que pode enriquecer a comunicação entre vocês é fazer os movimentos sensuais por algum tempo, e depois interrompê-los. Enquanto estão parados, focalizem a sensação aconchegante de estarem um perto do outro. Dê-se a oportunidade de experimentar o ato sexual como uma forma de fazer o amor, com suas qualidades próprias. O ato sexual não precisa ser uma corrida rumo ao orgasmo, nem uma condição para que você se sinta bem consigo mesma ou com o parceiro, e sua sexualidade.

 Talvez um de vocês goste da penetração mais do que o outro. Freqüentemente, o homem acha que o ato sexual é um pouco mais estimulante e a mulher acha que não é tanto (daqui a pouco falaremos sobre isso com mais detalhes). Também há outras razões: uma delas é o arraigado sentimento de que a penetração *é* a atividade mais importante da sexualidade. Se você se sente assim, procure pensar que o sexo em geral é mais do que simples estímulo genital: através dele, você expressa a sua atração pela outra pessoa, a preocupação e o carinho que tem por ela, e seu desejo de compartilhar intimidade e afeição, além de seu senso de responsabilidade e comprometimento com a manutenção do relacionamento. Uma vez que o sexo envolve vocês dois, você deve ser sensível e saber agradar o parceiro. Isso significa estar atenta às coisas que ele gostaria de receber. Às vezes, você pode querer atividades que agradem mais a ele do que a você mesma (e a penetração pode ser uma delas). Outras vezes, pode querer uma atividade que seja mais estimulante para você. Podem ainda existir atividades que dêem igual prazer aos dois.

 Tendo chegado até aqui, você provavelmente já aprendeu muita coisa a respeito de seu corpo e do corpo do parceiro, bem como formas de comunicar-lhe suas descobertas e ouvir as dele. Agora, vocês poderão começar a integrar a penetração em suas sessões de descoberta a dois, considerando-a como mais uma atividade natural e amorosa onde um procura dar prazer ao outro. Para fazer isso, talvez vocês precisem aprender novas formas de tornar a penetração o mais prazerosa possível para cada um, de modo que possam compartilhar da experiência. Isso pode parecer simples, mas a comunicação sexual é tão complexa quanto as necessidades mutáveis das pessoas nela envolvidas. Você descobrirá que é preciso muita paciência e respeito mútuo e estar preparada para o fato de isso não acontecer automaticamente.

 Procure perceber o que já conseguiu. Você pode ter chegado ao orgasmo com seu próprio estímulo, com o estímulo do companheiro, ou ambas as alternativas. Se você ainda não teve um orgasmo, isso não significa que há algo de "errado" com você. Pode significar que você precisa passar mais um pouco de tempo revendo os estágios anteriores deste processo de crescimento. Se você está conseguindo ficar excitada, pelo menos algumas vezes, então você está descobrindo seu caminho.

Se você acha que está ficando mais excitada nas horas em que você e o parceiro se dão prazer mútuo, e não quando está sozinha, pode ser que queira passar mais tempo nas descobertas mútuas. Se acha que fica mais satisfeita quando se dá prazer sozinha, em comparação a quando está com o parceiro, talvez queira diminuir um pouco as vezes em que vocês se descobrem juntos, concentrando-se em suas descobertas individuais. Cada mulher segue o seu próprio caminho: algumas acham que é mais fácil ficarem excitadas sozinhas porque se distraem menos e se sentem mais capazes de concentrar a atenção em si mesmas, sem constrangimentos. Outras acham que a presença do companheiro intensifica a sua própria capacidade de se excitar.

Recomendamos que você espere para incluir a penetração em sua prática amorosa, pelo menos até sentir que tem alguma excitação, seja quando se dá prazer sozinha, ou quando está com o parceiro. Não é necessário que você tenha chegado ao orgasmo. Entretanto, se *você* sentir que não gostaria de ter uma relação sexual com penetração sem, primeiro, ter aprendido a ficar mais excitada, ou sem ter chegado ao orgasmo, tudo bem. Converse sobre estes sentimentos com o parceiro.

Antes de descrevermos o que gostaríamos que você tentasse fazer, queremos compartilhar alguns sentimentos e preocupações que outros casais chegaram a ter neste ponto. Se, ao ler, sentir que um ou alguns desses sentimentos e preocupações dizem respeito a qualquer um de vocês dois, ou a ambos, conversem sobre as suas reações: isso, sem dúvida, facilitará o entrosamento entre ambos.

*Lembranças desagradáveis.* Às vezes, um dos dois (ou ambos) sente um certo nervosismo ao tentar coisas novas durante o ato sexual, por causa de experiências frustradas ou insatisfatórias do passado. Nesses casos, em geral, o ato sexual deve ter sido acompanhado de algum tipo de pressão para que a pessoa se saísse "bem". Você pode ter se sentido inadequada no passado por não ter conseguido chegar ao orgasmo; seu parceiro pode ter sentido algo semelhante, se costumava ejacular cedo ou tarde demais. Essas situações, em geral, fazem brotar sentimentos de fracasso, decepção e ressentimento. Se você ou ele têm recordações desagradáveis, é importante se tranqüilizarem mutuamente, assegurando que essas situações não voltarão a se repetir. E, se compartilharem seus sentimentos deixando de sentir qualquer tipo de pressão para chegar ao orgasmo, vocês só terão a ganhar.

*Ninguém consegue mudar totalmente.* Algumas mudanças na área sexual poderão ser fáceis. Às vezes, porém, um dos dois (ou ambos), pode perceber que há alguns aspectos nos quais não está disposto a mudar, ou parece difícil fazê-lo. Se a questão não tem muita importância, às vezes o outro simplesmente é capaz de aceitar a diferença, e não deixar que ela atrapalhe a convivência. No entanto, se vocês chegaram a um impasse a respeito de uma questão básica, isso poderá impedi-los de até mesmo tentarem prosseguir juntos com seu processo de autodescobertas. Se lhes parecer inútil conversar a respeito, eis algumas sugestões que podem se aplicar a mudanças que vocês queiram fazer em alguma área de sua vida.

1. Conforme mencionamos no último capítulo, tentem manter a noção de que o objetivo comum é mudar seu relacionamento sexual e *não* um ao outro. Em geral, as pessoas se sentem mais dispostas a mudar se não ficam sendo instruídas sobre o que fazer e o que há de errado com elas, mas quando são convidadas a contribuir com mudanças numa situação.

2. Concentrem-se primeiro nas áreas em que vocês dois concordam que devam haver mudanças, assim, mais uma vez, aumentarão a probabilidade de acerto, já que os dois estão interessados nisso.

3. Seja específica em relação às mudanças que precisam ser feitas. Por exemplo, não diga "eu gostaria que você tivesse mais vontade de ter relações"; diga: "esta semana eu gostaria que você tomasse mais a iniciativa".

4. Em vez de atacar o problema como um todo, vocês poderiam chegar a um acordo sobre aspectos isolados. As pessoas sempre têm a tendência de procurar superar uma dificuldade o mais depressa possível, querendo resolver o problema todo de uma só vez; e, às vezes, o que ocorre é que há muita coisa para ser resolvida. É melhor começar com uma mudança pequena de que o parceiro sente que é capaz, em vez de esperar mudanças drásticas da noite para o dia. Começar com coisas pequenas também torna maior a probabilidade de essa mudança dar certo e de não se desapontarem mutuamente. Um exemplo disso seria: "eu gostaria muito que você me beijasse mais quando estamos tendo uma relação", em vez de "eu gostaria que você fosse mais romântico".

5. Procurem compartilhar o que cada um acha gratificante e prazeroso; demonstrem o seu interesse e entusiasmo em relação a qualquer progresso feito pelo outro. Isso é extremamente importante. Você sem dúvida se sente desencorajada e com vontade de desistir sempre que os seus esforços não são reconhecidos. Reconhecer e apreciar os esforços que a outra pessoa faz para mudar incentivam mais mudanças.

Durante nossa vida, o reconhecimento nos é demonstrado das mais diversas maneiras. Quando crianças, recebemos um carinho, um abraço, um "muito bem" ou um presentinho especial. Quando ficamos adultos, o reconhecimento por meios materiais (presente, dinheiro) e não-materiais (tapinha carinhoso no ombro, frases, sorrisos) pode ser muito estimulante. Às vezes, basta ouvir alguém dizer: "isso foi muito bom para mim", para que nos sintamos tremendamente reconhecidos. É importante reconhecer *qualquer* esforço de mudança, porque isso encoraja a pessoa a levar a mudança adiante. É claro que vocês precisam saber quais são as formas de reconhecimento que o outro deseja valorizar. Duas pessoas, em geral, diferem em relação a como gostariam que o parceiro reconhecesse e recompensasse os seus esforços. Por exemplo, um homem pode gostar muito que a parceira lhe diga "eu te amo". Todavia, para ela, uma forma melhor de o homem demonstrar seu reconhecimento seria por meio de ações, em vez de palavras. Exemplificando: se ele ajudar a colocar as crianças para dormir ou convidá-la para jantar fora, isso poderá satisfazê-la muito mais do que uma linda declaração de amor. Vocês dois devem trocar idéias sobre isso.

6. Ambos têm a responsabilidade de tentar fazer algumas mudanças. Às vezes isso é difícil, e muitas vezes o casal fica preso à discussão sobre quem deve mudar primeiro. Em vez de cada um assumir um risco e se tornar vulnerável, ambos se envolvem numa luta de poder para ver quem está com a razão, e, com isso, a situação permanece a mesma. Para evitar isso, é preciso que *ambos* concordem em efetuar algumas mudanças em *seu próprio* comportamento. Você provavelmente perceberá que o seu parceiro está muito mais disposto a tentar mudanças que você considera importantes se você fizer o mesmo.

Se vocês chegarem a um obstáculo, a um ponto em que não conseguem entrar em acordo, pensem nas razões que os estão levando a não querer mudar. Às vezes, determinados padrões de comportamento nos dão a sensação de segurança, mesmo que sejam prejudiciais, ou não passem de bobagens. Você tem medo do que poderia lhe acontecer se mudasse? Ou tem medo da possível reação do parceiro? Quais são, especificamente, os aspectos que você acha que o seu parceiro está dificultando para você mudar? Como é que ele poderia facilitar as coisas? Procurem conversar sobre a situação e vejam se conseguem contornar o obstáculo. Se não conseguirem chegar a lugar algum, talvez queiram considerar a possibilidade de uma terapia de casal ou familiar para lidar com essa área do seu relacionamento.

*Preocupações com problemas físicos.* Uma preocupação freqüente dos homens, numa certa fase de seu crescimento, é que o pênis seja pequeno demais. Não tanto, mas também com uma certa freqüência, as mulheres pensam que sua vagina pode ser grande ou pequena demais. O tamanho dos órgãos genitais, na verdade, varia de uma pessoa a outra, mas isso não significa comprometimento da capacidade de excitar-se e ao outro.

Se você voltar um pouco atrás e olhar os desenhos do Capítulo 2, nos quais se ilustram as etapas do ciclo da resposta sexual feminina, verá que a vagina é uma espécie de órgão fechado, ou o que se chama de *espaço potencial*. Quando o pênis a penetra, ela o acomoda e se adapta ao seu tamanho e formato. As mulheres também podem aprender a contrair os músculos vaginais para conseguir um máximo de contato entre o pênis e a vagina (exercício de Kegel). Apenas a terça parte inferior da vagina é sensível ao tato, sendo que os 2/3 superiores são quase insensíveis. A maior parte do estímulo para a mulher, durante a penetração, provém do estímulo do clitóris, seja através do toque direto, seja indiretamente, quando os movimentos de penetração repuxam os pequenos lábios causando a excitação desse órgão. Portanto, não é necessário haver uma penetração profunda durante o ato sexual para que a mulher tenha prazer ou chegue ao orgasmo. Outras sensações gostosas podem vir do contato físico total, de sensações de preenchimento e pressão dentro da vagina, do contato entre a cabeça do pênis e o colo do útero (embora algumas mulheres achem esse contato desconfortável) e, é óbvio, de ver, sentir o odor e ouvir os sons do parceiro. Variar de posição também oferece sensações diferentes, possibilitando uma penetração mais superficial ou mais profunda.

Portanto, não é necessário que o homem tenha um tamanho ou formato específico de pênis, nem que a mulher tenha um tamanho ou formato específico de vagina, para sentirem excitação e prazer. O prazer e o estímulo dependem do que vocês fazem e sentem um pelo outro, e não do tamanho de seu aparelho genital. É possível, naturalmente, que o tamanho seja estimulante para alguns, mas trata-se apenas de um estimulante psicológico que, sozinho, não é suficiente para uma experiência sexual satisfatória.

Outra preocupação bastante comum das mulheres é a de sentir algum tipo de dor ou desconforto durante o ato sexual. Isso pode ter diversas causas. Certas posições, às vezes, são desconfortáveis por causa do ângulo ou da profundidade da penetração. Uma infecção urinária ou vaginal pode causar irritação ou ardor durante ou após a penetração. Se você acha que pode ser isso que está acontecendo, deve consultar seu ginecologista.

Se você está tensa durante a relação sexual, seus músculos vaginais podem estar retesados, tornando a penetração desconfortável. Uma coisa que pode lhe fazer bem é treinar um pouco mais os exercícios de relaxamento. Você poderia tentar fazer o exercício de relaxamento antes de terem uma relação amorosa. Continue também a fazer os exercícios de Kegel, pois assim conseguirá maior controle de seus músculos vaginais. Com o tempo, será mais fácil para você relaxar esses músculos, assim como aprender a relaxar outras partes de seu corpo. Se estiver se sentindo tensa na hora da penetração, tente fazer alguns exercícios de Kegel, e quando sentir que os músculos estão mais soltos, introduza você mesma o pênis em sua vagina. Você deve fazer isso lentamente. Algumas mulheres sentem que empurrar os músculos vaginais para baixo e para fora enquanto o pênis está sendo introduzido ajuda na penetração, porque impede que os músculos se retesem, já que é impossível as duas coisas (empurrar para fora e retesar) acontecerem ao mesmo tempo.

Procure também algumas posições que tornem a penetração mais fácil. Você poderá querer introduzir o pênis estando numa determinada posição (por exemplo, quando estiver por cima), e então se virar até encontrar outra posição, antes de vocês começarem os movimentos de vaivém. Isso requer um pouco de prática, de modo que não estranhem se se sentirem um pouco desajeitados no começo. Outra coisa: a falta da lubrificação vaginal pode provocar irritação; procurem usar vaselina ou algo parecido, tanto no pênis quanto na abertura da vagina. Se, apesar de tudo, mesmo conversando com o parceiro, sua sensação de desconforto durante a penetração não melhorar, consulte um médico ou procure orientação sexual.

## CONQUISTANDO O PRAZER NO ATO SEXUAL

É comum o homem ter mais prazer do que a mulher no ato sexual. Isso varia de um casal para outro, dependendo de como os dois se "encaixam" fisicamente, e também da posição usada na hora do ato sexual. O pênis em geral recebe estímulo direto, ao passo que o do clitóris é indireto, no momento da penetração. Para algumas mulheres, esse estímulo indireto é suficiente para excitá-las e fazê-las chegar ao orgasmo, mas, para muitas outras, é preciso um estímulo adicional, isto é, estímulo direto da área clitoriana na hora da penetração, que pode ser feita manualmente ou com o vibrador.

Mesmo que muitas mulheres necessitem desse estímulo, há muitas que pensam, assim como também os parceiros, que isso é anormal ou errado. Se for assim com você, pense na questão por alguns minutos: tente descobrir como esse sentimento surgiu e veja se consegue encará-lo de um modo diferente. Eis aqui alguns fatos que podem ajudá-la a reavaliar suas idéias.

Primeiro, a maioria das mulheres é ensinada que a vagina é o seu órgão sexual básico, sua maior fonte de prazer sexual. Em geral, em nossa sociedade, as mulheres não sabem o que é o clitóris, onde ele se localiza ou para que existe, mesmo que já tenham aprendido há muito tempo a função da vagina. Assim, mesmo que o clitóris seja muito mais sensível que a vagina, sua existência tende a ser ignorada no desenvolvimento sexual da mulher. A mensagem que, em geral, recebemos é que o clitóris não tem importância nenhuma ou que não deveria ter, para uma boa relação sexual; e que se nós gostamos das sensações clitorianas é porque existe uma coisa errada em nós.

Compreenda que, ao desejar estímulo no clitóris durante a relação amorosa, você está apenas pedindo o mesmo tipo de estímulo que dá prazer ao parceiro durante o ato sexual porque, nesse momento, ele recebe estímulo na área mais sensível de seu pênis (glande). Portanto, é natural que você também receba estímulo direto em seu clitóris, por ser sua área mais sensível.

Nas ocasiões em que você não desejar esse tipo de estímulo adicional durante o ato, é bom que você se deixe excitar bastante, antes de começar a penetração. Também é muito importante que você diga ao parceiro (com palavras ou gestos) quando quer que ele a penetre, assim como a rapidez e a intensidade da penetração que faz com que você continue bastante excitada. Algumas maneiras de prolongar a penetração serão mencionadas no Capítulo 13. Uma maneira que muitos casais descobriram de provocar o orgasmo durante o ato sexual é a seguinte: depois que a mulher fica bem excitada — quase a ponto de ter orgasmo — o homem começa a penetração, fazendo movimentos bem rápidos ou fortes e profundos. A mulher, então, dirige com as mãos o ritmo e a profundidade dos movimentos do parceiro.

Se você ainda sente que gostaria de poder ter um orgasmo sem precisar sempre do estímulo manual ou de um vibrador, pode experimentar o seguinte:

Fique bem excitada com outras formas de estímulo (manual, oral, masturbatório), e, depois da penetração, diga ao parceiro quais são os movimentos dele que mais a agradam. Fique numa posição boa, na qual você possa usar as mãos para conduzir os movimentos dele e, ao mesmo tempo, deixe livre o seu quadril para movê-lo de acordo com suas necessidades. No começo, você poderá perder *um pouco* da excitação, durante os breves segundos em que trocar o estímulo direto pelo indireto, no instante da penetração. Não se preocupe com isso, porque uma vez tendo chegado e permanecido por algum tempo num nível de alta excitação, o corpo leva um tempo bem maior (de cinco a sessenta minutos ou mais), para voltar a um ponto de não-excitação. Assim, pode ser que você sinta que a excitação "foi embora", mas na realidade seu corpo ainda está excitado.

Outra forma de você conquistar prazer diretamente com o estímulo da penetração é, primeiro, chegar a um nível bem alto de excitação estimulando o clitóris. Quando estiver bem excitada, bem perto do orgasmo (com o tempo você será capaz de identificar esse momento), interrompa o estímulo adicional e, mais uma vez, conduza os movimentos do parceiro, para que o vaivém dele a estimule da melhor forma possível. Se isso der certo, com o correr do tempo, vá deixando de lado o estímulo manual e/ou com o vibrador, cada vez mais no começo da relação. Com o tempo, você pode aprender a ter um prazer maior só com a penetração, embora, provavelmente, sempre vá querer e precisar de algum estímulo de toda a região clitoriana, no começo.

Decida quais são as mudanças que você prefere, mas lembre-se de que elas requerem tempo, muita paciência e uma boa dose de cooperação por parte do parceiro. É muito importante que ele entenda a necessidade de você dirigir os movimentos. Se você quiser mudar, peça-lhe que leia este capítulo, e conversem sobre o que você quer conseguir, antes de tentarem juntos.

Lembre-se também de que o estímulo do clitóris na hora da penetração não é *obrigatório*: na verdade, algumas mulheres acham que o estímulo indireto é mais gostoso. E também há ocasiões em que a área em torno de seu clitóris e de sua vagina pode estar mais ou menos sensível (por exemplo, durante certas fases de seu ciclo menstrual). Você poderá descobrir que uma pressão ou uma carícia ligeiramente diferentes podem lhe dar um máximo de prazer nessas ocasiões. Não espere que o parceiro adivinhe o que é gostoso para você. Dirigindo-o e comunicando-se com palavras e gestos você poderá fazê-lo perceber quando está sentindo prazer.

Outra expectativa de muitos casais é que ambos devem chegar ao orgasmo ao mesmo tempo. O orgasmo simultâneo ocorre mais com alguns casais do que com outros, mas é raro acontecer regularmente. Seria uma coisa muito irreal você ter agora a expectativa de um orgasmo simultâneo; na verdade, essa noção pode ser até mesmo prejudicial para o seu crescimento sexual. Por quê? Porque isso, de novo, faria com que vocês dois procurassem "forçar" o orgasmo, em vez de simplesmente desfrutarem as sensações de prazer. Cada um se sentiria forçado a se conter ou apressar. Ao fazer isso, vocês estariam realmente se impedindo de perceber o surgimento natural do prazer erótico. Estariam também dando mais ênfase ao orgasmo do que ao prazer do outro, e poderiam perder muitas das intensas sensações eróticas que o produzem. A mulher, principalmente, ao estabelecer o momento do orgasmo, pode estar na verdade se impedindo de alcançá-lo.

Não estamos tentando diminuir o quanto é gostoso um orgasmo simultâneo. Estamos apenas sugerindo que ele não seja buscado como a experiência sexual máxima. Com isso em mente, você poderá ter prazer, se ele acontecer, mas não ficará desapontada e nem inibirá outros aspectos de sua relação amorosa se ele não acontecer. Além disso, o fato de cada um chegar ao orgasmo em momentos diferentes também tem os seus próprios aspectos recompensadores: isso permite que você aprecie cada orgasmo de uma forma mais completa. Sentir como ele vai ficando excitado, ouvir seus sons, estar perto física e emocionalmente no momento do orgasmo, tudo isso pode ser uma experiência muito íntima para vocês.

## ORGASMO DURANTE A PENETRAÇÃO

Já mencionamos rapidamente o desejo de ter orgasmo durante a penetração. Neste ponto do trabalho, você talvez já esteja preparada para considerar essa questão com mais detalhes.

São muitas as mulheres e seus parceiros que participam deste programa de crescimento sexual com a meta específica de tornar a mulher capaz de chegar ao orgasmo durante a penetração. Os dois consideram um "problema" o fato de o orgasmo acontecer em outros momentos fora do coito. No plano físico, a resposta orgásmica parece ser bastante semelhante, seja qual for o tipo de estímulo (mão, boca, pênis, vibrador). Muitas pesquisas psicológicas demonstraram, de maneira conclusiva, que não há diferenças em termos de feminilidade, de ajustamento sexual, de maturidade, de saúde psicológica, entre as mulheres que têm orgasmos durante a penetração e as que só os têm em outros momentos. Da mesma forma, a masculinidade do homem, sua habilidade como parceiro amoroso, o tamanho de seu pênis são fatores que não interferem em absoluto no fato de a mulher ter ou não orgasmo na penetração. Em poucas palavras, não entendemos, realmente, por que mais ou menos 50% das mulheres têm orgasmos regularmente durante a penetração e os outros 50%, não. Podem existir apenas diferenças naturais relativas à sensibilidade das vaginas dessas mulheres ao toque e à pressão. Podem haver diferenças também quanto à forma como as pelves dos parceiros se encaixam, havendo casais que produzem mais estímulo indireto do clitóris durante a penetração através dos ossos pélvicos do homem e de seu baixo ventre. Os movimentos rítmicos também podem ser melhor ou pior coordenados e, às vezes, a preferência "natural" de uma pessoa por certa velocidade e duração do movimento pode ser muito diferente da outra. É possível aprender novas formas, mas pode levar algum tempo até elas também parecerem naturais.

Talvez o ingrediente erótico mais importante, que pode interferir em todos os demais fatores físicos, seja o que a pessoa pensa e sente sobre o valor, a importância e a sensualidade da penetração. Se a pessoa acreditar que esse é o ato que mais a excita sexualmente, essa noção favorecerá qualquer estímulo físico nesse sentido. Por outro lado, se a penetração é considerada invasiva, exclusivamente destinada ao prazer do homem, uma obrigação, não será uma atividade beneficiada pelo estímulo subjetivo da excitação.

O ponto importante que você e seu parceiro devem levar em conta é o seguinte: por que você(s) quer(em) ter orgasmo com a penetração? Se você pensa que não chegar a esse clímax com o coito é sinal de que algo vai mal com alguém ou com a relação, é preciso que ambos conversem abertamente a respeito e fiquem convencidos de que não há nada errado. Por outro lado, se você está satisfeita com o modo como evolui na direção do orgasmo, mediante outras alternativas de excitação, e gostaria apenas de experimentar a penetração com orgasmo como uma experiência a mais, há algumas técnicas específicas que vocês poderão tentar. Antes de descrevê-las, no entanto, queremos adverti-los de que são, até certo ponto, procedimentos mecânicos de treinamento, que exigem bom tempo de ensaio até surtirem os efeitos desejados e que, nessa medida, podem reduzir a satisfação que vocês já usufruem de sua prática amorosa espontânea. Muitos casais que experimentam essas técnicas para chegar ao orgasmo com a penetração consideram-nas mais problemáticas do que interessantes. Como se pronunciou uma de nossas clientes:

"Antes eu tinha orgasmos deliciosos quando ele me tocava e realmente estava tendo muito prazer com a penetração. Agora, tentando fazer com que nós dois cheguemos lá juntos, não estou mais gostando nem de uma coisa nem de outra". Incentivamos esse casal a reavaliar o quanto para eles era especificamente importante que atingissem o orgasmo na penetração. Assim que pararam de tentar chegar nessa meta, recuperaram sua prática amorosa mais erótica e espontânea.

Se você quer experimentar um pouco, e ver se consegue chegar ao orgasmo na penetração, há três técnicas que podem ajudá-la.

1. Como dissemos acima, tente simplesmente continuar com o estímulo direto do clitóris durante a penetração. Mais adiante, ainda neste capítulo, apresentaremos algumas posições para penetração nas quais será fácil tanto para você quanto para o parceiro tocarem o clitóris durante o coito. Não se constranja nem se iniba com idéias de que, de alguma forma, é errado para você se tocar, ou é errado que seu companheiro o faça, ou que não se deve usar um vibrador durante a penetração. Lembre-se, sabemos que o clitóris é o foco do orgasmo para a maioria das mulheres e que tocá-lo diretamente (mais do que só estimulá-lo de forma indireta com a pressão exercida pelos ossos púbicos do homem) é uma coisa simplesmente lógica se você quer chegar ao orgasmo durante a penetração.

No entanto, algumas mulheres acham que apenas manter o estímulo clitoriano direto na penetração não funciona em seu caso. O clitóris pode perder parte de sua sensibilidade agradável, ou então tornar-se tão sensível que o toque direto se torna desagradável durante a penetração.

2. Algumas mulheres sentem que não é mais excitante tocar diretamente o clitóris depois de iniciada a penetração. Para elas, costumamos sugerir um procedimento de "aproximação" gradual: são uma série de pequenos passos, que aos poucos mesclam o modo como você consegue chegar hoje ao orgasmo com o objetivo de tê-lo na penetração. Com o seguinte exemplo de um caso que atendemos esperamos ilustrar com mais clareza do que se trata:

Uma certa paciente nossa (vamos chamá-la Ann) conseguia chegar ao orgasmo masturbando-se. Ela o fazia friccionando diretamente o clitóris. Também conseguia o orgasmo quando seu marido, Tom, tocava o clitóris diretamente. No momento, também estava gostando da penetração e parecia que perdia sua excitação se ela ou Tom tocassem diretamente seu clitóris, durante a penetração.

Como primeira providência, sugerimos a Ann que voltasse a masturbar-se sozinha porém prestando atenção a um novo detalhe. Em vez de apenas tocar seu clitóris, ela deveria colocar um dos dedos dentro da vagina, *antes de* começar a masturbar-se. Com essa manobra, que significava uma grande diferença em termos de esperar até ficar muito excitada para então introduzir algo em sua vagina, ela não perdia a sensibilidade em seu clitóris, como vinha acontecendo em suas tentativas de prover estímulo clitoriano durante a penetração. Em algumas sessões já estava conseguindo chegar ao orgasmo com masturbação enquanto um dedo estava na vagina. Essa foi para ela uma importante experiência de aprendizagem, pois as contrações orgásmicas costumam ser diferentes quando há algo dentro da vagina contra o que os músculos se retesarem.

A seguir, Ann começou a mexer o dedo para dentro e para fora da vagina enquanto se masturbava. Mais uma vez, depois de poucas sessões aprendeu a ter orgasmo dessa forma. A próxima providência foi ela se masturbar dessa forma com Tom presente.

O passo seguinte consistiu em Tom inserir suavemente seu dedo na vagina de Ann, novamente *antes* que ela começasse a tocar o clitóris. Depois de algumas sessões, Ann conseguiu masturbar-se até o orgasmo enquanto o dedo do marido estava em sua vagina. Nas sessões seguintes, ele começou a deslizar seu dedo para dentro e para fora da vagina da esposa enquanto acariciava seu clitóris ao mesmo tempo. Outra vez, dentro de mais algumas sessões ela conseguiu chegar ao orgasmo dessa forma.

A etapa seguinte consistiu em Tom colocar seu pênis na vagina de Ann e ficar imóvel, enquanto eles dois acariciavam o clitóris. Quando ela começou a ter orgasmos dessa forma, Ann passou a movimentar seu corpo, de modo que o pênis de Tom entrasse e saísse de sua vagina. Por fim, Tom começou também a se movimentar e os dois puderam chegar a ter orgasmo durante a penetração.

Como se pode ver a partir deste exemplo, esse procedimento de aproximações graduais leva um bom tempo, exige bastante paciência e disposição para seguir um plano durante as sessões de prática amorosa, que por algum tempo deixam de ser espontâneas e lúdicas. Será importante que você pense com cuidado em até que ponto, para você, o orgasmo na penetração é uma meta importante, pois depois que começar com este trabalho, ele a ocupará bastante! Se você decidir-se a segui-lo, tente elaborar de oito e dez passos intermediários entre o modo como você chega ao orgasmo no momento e a meta de tê-lo durante a penetração. Pratique cada passo várias vezes e não desanime se forem necessárias várias tentativas para aprender a ter orgasmos em cada novo estágio. Tente considerar essa abordagem como algo que mistura elementos de um jogo e de um experimento, em vez de algo que você deve se proporcionar para sentir-se bem consigo mesma.

3. Uma terceira abordagem funciona melhor com aquelas mulheres que só conseguem chegar ao orgasmo de uma maneira que não se presta a um trabalho de aproximação gradual até o orgasmo com penetração. Chamamos tal procedimento de técnica da *mudança rápida* e, mais uma vez, um exemplo de caso tornará mais claro o que estamos sugerindo:

Bill e Sue tinham progredido até o ponto em que Sue conseguia chegar facilmente ao orgasmo, mas somente quando Bill tocava oralmente seu clitóris. É evidente que você não pode fazer isso e, simultaneamente, ter penetração, e não tínhamos claros que passos poderiam servir como estratégia de aproximação entre sexo oral e penetração. Por esses motivos, empregamos com este casal a técnica da mudança rápida. A meta dessa estratégia é generalizar a excitação e o orgasmo das carícias orais para outras atividades sexuais.

Como primeiro passo, continuaram com a mesma forma de atividade até que Sue estivesse prestes a ter o orgasmo; nesse momento, eles interrompiam essa modalidade e Bill tocava seus genitais com a mão enquanto ela dava livre curso ao orgasmo. Embora Sue não tivesse tido orgasmos com os toques manuais de Bill, depois que um orgasmo se inicia ele não pára de repente por causa de uma mudança de estímulo. Primeiro, Sue tinha orgasmos menos intensos e bastante curtos mas, depois de algumas sessões, ela começou a conseguir orgasmos mais inteiros e intensos.

O passo seguinte consistiu em mudarem do estímulo oral para o manual, *antes* que Sue começasse a ter orgasmo. Especificamente, eles deveriam usar o estímulo oral até Sue ficar muito excitada e, depois, mudar para toques manuais no clitóris por 10 a 15 segundos, no máximo. Se seu nível de excitação começasse a baixar, voltariam depressa para o sexo oral por mais 30 segundos, mais ou menos. Bill e Sue deveriam alternar entre as duas formas (sexo oral e estímulo manual) tantas vezes quantas quisessem em cada oportunidade em que fizessem amor e, com o tempo, as carícias manuais tornaram-se tão excitantes quanto o estímulo oral.

Depois, a penetração começou a fazer parte das mudanças rápidas. Enquanto faziam amor, Bill e Sue deveriam alternar toques com a mão, com a boca e penetração, a cada 30 segundos mais ou menos. Desta forma, o alto nível de excitação e prazer obtido com as carícias orais e manuais era transferido para a penetração.

Assim que o orgasmo de Sue passou a ser desencadeado pelo estímulo oral ou manual, Bill começou a, imediatamente, inserir o pênis em sua vagina de modo que a maioria de seus orgasmos começou a acontecer com a penetração. Depois de muitas sessões em que essas mudanças rápidas foram praticadas, Sue começou a ter orgasmos com uma série contínua e direta de carícias manuais em seu clitóris, na penetração, e eles puderam então abrir mão dessas estratégias de trocas rápidas.

Tal como o procedimento de aproximações sucessivas, este também é muito programado e mecânico e, para sermos honestos, só dá certo com casais que podem fazê-lo com senso de humor. O procedimento, em geral, é mais ou menos como um filme cômico acelerado, em que os atores ficam trocando de posições a cada poucos segundos. Muitos casais consideram esse procedimento algo que os desvia do verdadeiro deleite de sua prática amorosa e isso os leva a repensar seu desejo de atingir o orgasmo na penetração.

Se você decidir-se a tentá-lo, fique ciente de que serão necessárias algumas — ou mesmo muitas — sessões de trocas rápidas conforme descrevemos, para que suas metas sejam atingidas.

Depois que você e seu parceiro leram essas três técnicas para chegar ao orgasmo na penetração, tentem resolver se vão usar alguma delas e, então, qual delas parece adequar-se melhor à situação atual de vocês. Se vocês não considerarem proveitosa uma delas, tentem as demais. Se experimentarem todas três sem evolução, não sugerimos que iniciem uma campanha em busca dessa meta. Em vez disso, relaxem e desfrutem de suas formas já bem-sucedidas de fazer amor. Desfrutem os orgasmos e a penetração em separado, como partes distintas e igualmente valiosas de sua sexualidade.

## "FAZENDO AMOR"

Comecem simplesmente ficando bem à vontade um com o outro, fazendo só o que vocês dois gostam de fazer (de início, seria importante tentar satisfazer os desejos da mulher, para que ela fique bem descontraída). Vocês podem conversar, fazer massagem um no outro, se beijar, se acariciar, ou fazer qualquer outra coisa que lhes dê prazer. Se vocês gostam do vibrador, podem usá-lo à vontade para estimular todo o corpo um do outro. Esse tempo de preparação é muito importante, tanto para criar uma atmosfera gostosa, de carinho e sensualidade, como para vocês se excitarem. Não façam esses jogos preliminares às pressas. Demorem quanto tempo desejarem: meia hora, uma hora. Isso só vai depender de vocês dois. Nessas primeiras vezes, é bom a mulher decidir quando deve começar a penetração. O "momento certo" vai depender de quanto você está excitada, e de como está a sua lubrificação vaginal. Mas você não precisa estar extremamente excitada, nem molhada na área genital para que haja penetração. Simplesmente espere até o momento em que você *quiser* que ela ocorra.

Nessa hora é importante que a mulher coloque o pênis em sua vagina. Se sua lubrificação vaginal não for suficiente, use um pouco de vaselina ou algo parecido, passando o produto sobre o pênis e dentro da vagina (com um pouco de prática, você poderá transformar essa lubrificação manual em algo gostoso e estimulante). Quando o pênis estiver dentro da vagina, não se sinta na obrigação de imediatamente começar a fazer movimentos rápidos com os quadris e a pelve. Dê a si mesma o tempo de que precisa.

No começo, vocês podem tentar ficar deitados juntos sem se moverem, só sentindo o pênis dentro da vagina. Aproveitem para falar de amor e se acariciar. Aperte sua vagina um pouco, algumas vezes, e veja se o parceiro consegue sentir o que você está sentindo. Vocês poderão ter vontade de acariciar os órgãos genitais um do outro; mesmo durante a penetração, o homem pode alcançar facilmente o clitóris, os seios da mulher e, ela, seus testículos. Ao começarem a se mover, façam primeiro movimentos suaves, bem lentos. A mulher é quem deve regular a movimentação, mostrando e dizendo ao companheiro até *onde* o pênis pode chegar sem machucar, com que *rapidez* e durante *quanto tempo* ele deve continuar; aos poucos, ambos chegarão a se entender sem que isso tenha que ser dito. Não há meio de o parceiro poder *saber* essas coisas se a mulher não demonstrar por meio de palavras e gestos. Vocês descobrirão também que suas preferências podem mudar, dependendo da ocasião, e também conforme a posição que estão usando. Assim, procure sempre indicar ao parceiro o que é gostoso e o que não é.

Na hora da penetração, é importante que você ou o seu companheiro esteja estimulando a sua área genital. Ele poderá fazer isso com a mão ou com o vibrador, dependendo do que você preferir (experimente as duas coisas). Lembre-se de deixar fluir suas sensações, e conduzir a mão dele ou dizer-lhe o que você prefere, exatamente da maneira como fez até agora.

Se você ainda não chegou a experimentar um ato sexual com estímulo manual, é possível que no começo você se sinta um pouco sem jeito. Leva algum tempo para aprender a ajeitar o corpo, os braços e as mãos. Há várias posições que facilitam isso, e que outras pessoas acham gostosas. Cada posição proporciona os seus prazeres especiais: procurem descobrir aquelas que satisfazem mais as suas necessidades e desejos.

Uma delas é a que o homem fica deitado de costas e a mulher ajoelhada, com as pernas abertas sobre ele. Esta posição permite que o homem alcance os seios e os órgãos genitais da mulher, ao mesmo tempo que ela pode acariciar o peito, as coxas e os testículos dele. Essa posição dá também a ambos a possibilidade de se olharem e se dizerem coisas agradáveis enquanto se acariciam. Abraçar e beijar é um pouco mais difícil, já que a mulher está praticamente sentada sobre o pênis do parceiro. Uma das melhores coisas para a mulher nesta posição é a liberdade para se movimentar durante o ato sexual, muito mais difícil quando o homem está por cima. Ela pode conduzir com facilidade o pênis para dentro de sua vagina, controlar a rapidez e a profundidade da entrada, e dirigir o ritmo dos movimentos. Se o seu companheiro ficar excitado muito depressa e vocês quiserem retardar a ejaculação dele, basta levantar-se um pouquinho e o pênis deslizará para fora; assim, vocês poderão continuar acariciando outras partes do corpo, até ele sentir que já pode penetrar novamente sem ejacular logo. Outra possibilidade é apenas fazer uma pausa, e ficar parada com o pênis dentro da vagina. É importante que o homem seja capaz de perceber quando o estímulo precisa ser interrompido ou seguir num ritmo mais lento. Uma vez que ele sente a necessidade de ejacular, não dá para impedir o reflexo ejaculatório. Como sempre, o melhor mestre é a experiência; estejam preparados para a possibilidade de a ejaculação algumas vezes vir rápida demais. No Capítulo 13 apresentamos alguns detalhes sobre formas de aumentar o controle da ejaculação.

Existe outra situação bastante comum: se vocês sentirem que a ereção está diminuindo, podem retirar o pênis da vagina e se dar prazer de outras maneiras (em áreas genitais e não-genitais) até sentirem vontade de ter uma nova penetração. Se, mesmo ficando ereto, durante a penetração, o pênis sair da vagina, não se preocupem: a mulher sempre pode recolocá-lo para dentro ou pode também aproveitar que o pênis está umedecido e com ele acariciar a região do clitóris.

Outra posição é quando os dois estão deitados de lado, a mulher de costas para o homem. Embora essa posição não permita que os dois se olhem, o homem pode alcançar facilmente os órgãos genitais e os seios da mulher, bem como beijar e acariciar a região em torno do pescoço e dos ombros dela. É uma posição que tende a ser muito aconchegante, com os dois podendo se sentir muito próximos. E também é uma boa posição para usar o vibrador. Quando o homem toca os órgãos genitais da mulher, ela pode colocar sua mão sobre a mão do companheiro, para mostrar o ritmo e a pressão com que ele deve tocá-la.

Na posição lateral, os dois ficam deitados de frente um para o outro. As pernas se entrelaçam e vocês têm que se ajeitar de modo que

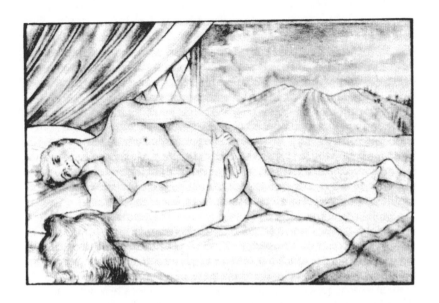

encontrem uma forma de a vagina poder receber o pênis. Assim que descobrirem essa posição, terão uma série de possibilidades de se dar prazer. Já que nenhum dos dois está sustentando o peso do outro, vocês têm a liberdade de se tocarem e se acariciarem no rosto, na parte superior do corpo, nos órgãos genitais; podem, portanto, se acariciar simultaneamente. Entretanto, a mulher deve por enquanto conduzir mais, de modo que não se sinta pressionada nem desconfortável. Uma coisa divertida e gostosa dessa posição é que vocês poderão balançar de um lado para o outro e rir quando o pênis escorregar para fora da vagina (no começo, é provável que isso aconteça). Uma vez que vocês tiverem começado os movimentos de vaivém, poderão ter vontade de segurar as nádegas um do outro; isso ajuda a manter o pênis no lugar e faz um pouco de pressão sobre a área genital, o que em geral agrada aos dois. Mas é possível que a mulher precise também de um pouco de estímulo suplementar na área do clitóris, de modo que o homem deve procurar formas diferentes de tocar os órgãos genitais da parceira durante o ato sexual nessa posição.

Na penetração por trás, a mulher fica de quatro, ou curvada de joelhos, e o homem a penetra por trás. É uma posição muito boa para o estímulo genital da mulher, uma vez que o homem pode abraçá-la e tocar facilmente seu clitóris. Há inúmeros mitos sexuais sobre essa posição. Um deles é que se trata de uma posição "animalesca", e não humana porque muitos animais praticam o coito dessa maneira. Uma forma melhor de encarar essa posição é que ela oferece mais uma oportunidade de compartilhar tipos diferentes de sensações prazerosas. Em algumas sociedades, essa posição por trás é considerada uma das mais interessantes. Outro mito sobre essa posição é que ela é usada nas relações homossexuais. Nesse caso, ela se refere ao coito anal, no qual o pênis é introduzido no ânus. Embora o coito anal também possa ser agradável, sendo praticado de quando em vez por muitos casais heterossexuais, é *diferente* de penetrar na vagina por trás.

A posição por trás permite que o pênis penetre mais fundo (de modo que os movimentos devem ser mais suaves); permite também o estímulo das nádegas e que o homem alcance facilmente os seios e o clitóris da mulher. Muitos homens também consideram muito excitante a visão da companheira por trás (observe que a posição onde os dois estão deitados de lado, com a mulher de costas para o homem, é uma variação desta posição). Há ainda outras variações, sendo as mais comuns: 1) a mulher fica apoiada nos joelhos e nas mãos, enquanto o homem se ajoelha e a penetra por trás. As mãos dele ficam livres para apertar os quadris e as coxas da companheira, ou para acariciar seus seios e o clitóris; 2) a mulher se ajoelha no chão e apóia a parte superior do corpo na cama (ela pode usar uma almofada para não machucar os joelhos). O homem a penetra de joelhos ou de cócoras. Embora a penetração por trás não permita à mulher tanto movimento como algumas outras posições, ainda assim permite que ela mova livremente os quadris e receba estímulo suficiente no clitóris. Se você estiver hesitando em experimentar essa posição ou qualquer outra, lembre-se de compartilhar suas dúvidas com o parceiro. Procure fazer sugestões que possam reduzir seus sentimentos negativos, de modo que vocês dois se sintam cada vez mais à vontade para descobrir novas formas de estímulo mútuo.

Finalmente, a conhecida posição com o homem por cima. Ela tem uma série de apelidos, o mais conhecido dos quais é "papai-mamãe". Essa posição parece ser a preferida da maioria dos casais. Ela tem muitas vantagens. Proporciona um contato pleno do corpo, e grandes possibilidades de abraçar, beijar e aconchegar o outro durante a relação amorosa. Algumas mulheres gostam de sentir o peso do homem (mas, em geral, não o peso todo). O estímulo dos movimentos de vaivém dele pode ou não ser suficiente para deixar a mulher bem excitada. Como casal, vocês devem descobrir maneiras diferentes de continuar a acariciar o clitóris, enquanto o pênis está dentro da vagina. Nessa posição é um pouco difícil para o homem acariciar o clitóris, mas isso pode ser conseguido se ele ficar apoiado na mão ou no cotovelo, um pouco de lado; com a prática, essa variante se torna mais fácil. A mulher pode querer interromper o estímulo clitoriano durante os movimentos de vaivém ou continuar se estimulando.

Nessa posição, é extremamente importante comunicar-se. Aqui o homem tem maior controle dos movimentos, de modo que para a experiência sexual ser a mais satisfatória possível para ambos, a mulher deve manifestar suas necessidades e o homem deve prestar muita atenção aos sinais que ela lhe dá (um suspiro, um sorriso, um gemido). E isso pode fazer toda a diferença entre uma experiência amorosa frustrante e uma gratificante. Lembre-se que um dia nunca é igual ao outro. As necessidades e os desejos sexuais variam, de modo que não fiquem achando que algo que lhes dá prazer uma vez vai lhes dar prazer durante a vida toda.

Há muitas variações que podem tornar essa posição mais excitante para ambos. Por exemplo: uma almofada colocada sob as nádegas da mulher pode fazer com que ela receba mais estímulo clitoriano durante os movimentos pélvicos. A mulher pode também variar a posição das pernas, podendo deixá-las bem abertas ou fechá-las com força para que o homem receba maior estímulo. E se ela quiser se mexer mais, ele pode levantar o peito e apoiar-se nas mãos, de modo que sua pelve se erga; assim, ela também pode movimentar os quadris, erguendo-os ou abaixando-os à vontade. Vocês podem ajudar a controlar os movimentos de vaivém segurando com força as nádegas um do outro. E, lembrem-se, além dos movimentos de entra e sai, é muito importante usar as mãos para acariciar o corpo do parceiro, como também dizer palavras carinhosas, de caráter sensual ou sexual, ou simplesmente fazer qualquer tipo de ruído. Como vocês provavelmente já fizeram amor nessa posição muitas vezes, antes de tentarem outra vez procurem conversar sobre o que cada um gosta e não gosta. O que gostariam de mudar? O que vocês acham da idéia do estímulo clitoriano direto durante a penetração?

## ANTES DE COMEÇAR

Antes que vocês realmente comecem a usar essas posições, experimentem cada uma delas; assim, poderão descobrir aquelas que são mais confortáveis e lhes dão mais prazer, o que também permitirá que descubram como se ajeitar um com o outro, onde encaixar o braço ou a perna, para que não fique dormente ou incomode o companheiro. Não esqueçam de conversar sobre qualquer coisa de que vocês não gostam numa ou noutra posição: você certamente não vai ter prazer numa posição nova, sentindo que é obrigada a suportá-la...

Não se sintam obrigados a usar apenas estas posições. O peso e a forma do corpo, bem como as preferências de cada um, podem se ajustar a outras variações. Vocês poderão dar uma olhada no livro de Alex Comfort, *Os prazeres do sexo*, de onde poderão tirar mais algumas idéias. Sintam-se livres para inventar o que mais lhes agrada. O importante é lembrar que a estimulação com o pênis deve ser acompanhada de estimulação clitoriana direta, dependendo, é claro, das necessidades de vocês dois.

Aproveitem os momentos em que estão juntos para descobrir os detalhes de cada posição e como ela pode lhes dar prazer. Procurem se dar o maior tempo possível. Após a penetração, tentem ficar deitados juntos sem se mexer por alguns momentos, com o pênis dentro da vagina; aí comecem a movimentar o corpo de forma lenta e suave, por algum tempo, e deixem que estes movimentos se transformem aos poucos numa estimulação mais rápida e forte. Dependendo da posição, vocês poderão ter maior prazer com movimentos de vaivém lentos, só na entrada da vagina, ou com movimentos fortes e profundos, ou ainda lentos, circulares e sensuais. Procurem focalizar sua atenção no que estão sentindo, em vez de ficarem se preocupando com o que estão fazendo. Tentem expressar através de palavras e gestos aquilo de que gostam, e fiquem atentos aos sinais um do outro, perguntando também o que é gostoso e o que não é. Experimentem cada posição diversas vezes em ocasiões diferentes; à medida que vocês forem ficando mais à vontade, irão descobrir coisas novas.

Muitos casais acham que tendo o pênis penetrado na vagina o ato sexual deve continuar até que um dos dois tenha chegado ao orgasmo. Isso não precisa ser sempre assim: vocês podem ter uma penetração sem orgasmo e depois passar para a estimulação manual, ou para a estimulação oro-genital; ou podem simplesmente se abraçar e rolar juntos, e depois ter outra penetração. A penetração, como dissemos antes, não precisa ser a última atividade da relação sexual. Vocês, se quiserem, podem terminar ou chegar ao orgasmo com a estimulação manual, oro-genital, ou então com cada um se dando prazer. Tratar a penetração como mais uma forma de estimulação os ajudará a colocar mais variedade e prazer em suas relações sexuais. E também encarar o ato sexual desta maneira os ajudará a não sentirem tanta obrigação de ficarem excitados e chegarem ao orgasmo durante a penetração.

Se você conseguiu chegar ao orgasmo através da masturbação, veja se consegue se soltar e ter um orgasmo com seu companheiro. Talvez isso seja fácil, talvez não. Se você sentir que as coisas estão indo devagar, não desanime. Ao contrário, procure se concentrar nas pequenas diferenças que você percebe, e que são aspectos melhores. Todas as coisas que você aprendeu acerca de si mesma e do parceiro são importantes. Lembre-se de nossas sugestões para facilitar o orgasmo e procure usá-las se você sentir que está muito excitada mas não consegue se soltar e deixar o orgasmo acontecer. Às vezes, você poderá usar a fantasia. Não se sinta responsável pelo prazer do companheiro a ponto de se impedir de sentir o próprio prazer. Lembre-se de que ele provavelmente está tendo prazer com o seu prazer e, às vezes, ele também se perderá nos seus próprios devaneios. Sua atenção vai desviar-se do foco externo sobre o parceiro e os movimentos dele, para o foco interno sobre suas próprias sensações e sentimentos.

## DEPOIS DA PENETRAÇÃO

O que acontece nesta hora pode variar, dependendo de se você teve ou não orgasmo, e dependendo também de seus sentimentos e sensações.

Às vezes, você poderá ter vontade de depois de aproveitar as sensações de penetração, retirar o pênis de sua vagina e chegar ao orgasmo estimulando-se com a mão ou com o vibrador. Se a mulher consegue chegar várias vezes ao orgasmo (orgasmo múltiplo), o homem poderá ter vontade de estimulá-la com a mão ou com a boca após o ato sexual, de modo que ela possa chegar novamente ao orgasmo.

Muitas vezes vocês poderão simplesmente querer ficar deitados quietos, se acariciando, conversando, antes de adormecer. Vejam o que querem fazer, e mesmo estando relaxados, continuem atentos aos sentimentos um do outro.

Muitas mágoas se acumulam porque um dos dois apenas se vira para o lado e dorme no mesmo instante, depois de fazerem amor. Descubram o que o companheiro gostaria de fazer, para compartilharem esta hora com o mesmo grau de prazer que experimentaram durante toda a relação amorosa.

# 12

# Sexo no mundo moderno: questões reais de relacionamento

Nossa geração não é a primeira a ter que enfrentar perigos e complexidades em seus relacionamentos sexuais. Há cem anos, nossas bisavós corriam enormes riscos de morrerem no parto e, por isso, a gestação e a penetração sexual significavam um perigo para a saúde feminina. Na Inglaterra vitoriana, as classes favorecidas consideravam o sexo uma pesada incumbência para as mulheres e os maridos eram delicados ao freqüentarem prostitutas, poupando as esposas de seus desejos sexuais. A sífilis, doença degenerativa transmitida por via sexual, podia ser letal e não se conhecia tratamento sequer parcialmente eficiente, ainda em 1909. A gonorréia, que pode tornar-se séria se não for tratada, só foi passível de controle medicamentoso em 1935. Muitos homens eram portadores de uma dessas doenças. Estima-se que entre 25 a 50% dos soldados, em 1914, tinham ou sífilis ou gonorréia. Fazer amor com recrutas era um empreendimento altamente arriscado para namoradas e esposas.

Hoje, ao nos aproximarmos do final do século vinte, estamos diante de pressões de outra ordem. A gravidez é mais segura, mas também mais complicada, diante das novas possibilidades de experimentos genéticos, de técnicas de fertilização e de "barrigas de aluguel". A AIDS está entre nós e, sem dúvida, ainda vai durar algum tempo, enquanto aumentam suas possibilidades de tornar-se uma epidemia cada vez mais disseminada. O índice de estupros é mais alto nos Estados Unidos do que em qualquer outro país industrializado. O abuso sexual de crianças, embora não seja em absoluto um fenômeno exclusivo do mundo contemporâneo, pode acontecer a uma entre cada cinco meninas, e a um entre cada dez meninos.

Diante dessas circunstâncias, tentamos todos desenvolver uma vida sexual significativa e satisfatória. Para algumas pessoas, o caminho para uma sexualidade gratificante é bastante simples, direto e objetivo. Mas a maioria dos indivíduos tem percalços, de tempos em tempos, e precisa então ajustar-se a mudanças ou efetuá-las. Temos em mente debater três dos problemas mais comuns que, a nosso ver, estão vinculados às pressões atuais: livrar-se de traumas sexuais passados, encontrar novos parceiros sexuais e viver em relações sexuais de longo prazo.

## LIVRAR-SE DE TRAUMAS SEXUAIS

Você alguma vez participou de uma atividade sexual com um adulto, antes dos 12 anos? Segundo pesquisas atuais, entre 15 e 20% das mulheres americanas responderão sim. No caso dos homens, a estatística é bem menor, mas isso pode ser porque os meninos talvez não contem para ninguém. Além disso, a pesquisa mostra que entre 5 e 25% das mulheres adultas são estupradas uma vez na vida (esses dados são difíceis de constatar porque muitos casos não são relatados). Essas duas atividades são consideradas sexualmente abusivas ou molestas, e enfatizam o fato de os direitos de recusa da pessoa terem sido violados. No caso de crianças com menos de 12 anos, não é importante elas terem resistido ou não ao contato sexual, pois a criança não é considerada capaz de consentimento adulto, baseado em informações. As crianças podem não entender, e mesmo que entendam, ainda assim não têm liberdade total para dizer sim ou não, por causa do diferencial de poder entre elas e os adultos.

Caso você não tenha sido vítima de tipo algum de abuso sexual, pode ser interessante passar à seção seguinte deste capítulo. Mas se esses casos fazem parte de sua história, esperamos que os comentários seguintes representem um começo útil para você entender suas reações ao acontecido, e uma possibilidade de dar um basta a seus efeitos deletérios. Se você conhece alguém que teve este problema, pode ser proveitoso que você leia. Na Bibliografia encontrará mais informações e detalhes.

*Lembrar-se do que aconteceu.* Uma das coisas mais difíceis quando se é molestado sexualmente é lembrar do que aconteceu. Algumas mulheres não suportam pensar nisso. Algumas esqueceram o incidente para se proteger do que sentem a respeito. Algumas das que se lembram acham que o incidente não causou um impacto significativo em suas vidas, mas sentem-se incomodadas porque recebem a mensagem de que há algo de errado com elas por não se sentirem traumatizadas, nem abaladas, ou por não odiarem a pessoa que as molestou.

Se faz parte de sua história algum incidente de abuso sexual, o primeiro passo é examinar seu padrão atual de problemas e ver se pode haver alguma ligação com suas experiências passadas. Não há um percurso específico que vá do incidente de abuso sexual à formação de dificuldades pessoais futuras, mas há alguns padrões mais freqüentes, que podem ter alguma relação com o trauma. Entre eles estão: problemas na esfera sexual; depressão; práticas sádicas; dependência ou abuso de drogas e álcool; incapacidade para manter qualquer relação duradoura com homens e mulheres; graves problemas de alimentação (anorexia, bulimia, obesidade) e uma infinidade de queixas físicas, além de certos medos específicos como agorafobia. Claro que você pode ter algum desses problemas sem ter sido vítima de abuso sexual. O que tentamos apontar é o seguinte: se você tem algum desses problemas e uma história passada de abuso sexual, pode ser útil examinar o que aconteceu. Por outro lado, se você consegue dar conta de sua vida diária, de seu trabalho, e mantém relacionamentos que vão razoavelmente bem, talvez não precise examinar os efeitos e o significado do abuso sexual. Algumas mulheres são capazes de colocar suas primeiras experiências sexuais de lado com relativa facilidade, por vários motivos, e são menos vulneráveis a abusos sexuais. Embora não saibamos exatamente por que é assim, sabemos que as mulheres que têm dificuldade para integrar essa experiência abusiva em suas vidas, anos e anos após sua ocorrência, são pessoas que:

- Foram severamente espancadas ou fisicamente maltratadas no incidente;
- Foram ameaçadas de morte, de maus-tratos a outras pessoas, de vingança de figuras de autoridade (do outro genitor, de Deus, do próprio agressor) ou de perda do afeto do próprio agressor;
- Tinham uma relação de confiança e proteção inquestionáveis com o agressor (como qualquer criança deve esperar dos adultos da família);
- Foram envolvidas por um longo período em momentos de abuso sexual numa situação privada de saídas possíveis (em família, por exemplo);
- Amavam o agressor ou sentiam-se amadas por ele;
- Foram vítimas do abuso no local em que viviam, e não numa outra situação menos íntima;
- Desejavam contato com o agressor e ficaram sexualmente excitadas durante o contato;
- Sentiam-se extremamente carentes de atenção e amor durante a meninice;
- Foram incapazes de contar o sucedido; se contaram, não receberam apoio e, em vez disso, foram ou ignoradas ou acusadas de mentir ou exagerar.

Em outras palavras, os incidentes mais difíceis de resolver no plano emocional são os que causam mais terror, mais invadem a pessoa, mais devem ficar em segredo, são os menos ignoráveis, e envolveram uma pessoa que era objeto de amor e confiança. O modo como a própria mulher percebe o incidente é crucial; para uma delas, o abuso que constou "apenas" de tocar os genitais e os seios por cima da roupa pode ser extremamente abalador e ter conseqüências prolongadas, embora para uma outra pessoa possa ser considerado um incidente leve.

*O que é abuso sexual?* Há duas perspectivas que definem o que é abuso: a da vítima e a da sociedade (a legal tem outras definições específicas). Se uma atividade lhe pareceu abusiva, então esse é um ponto válido para se começar o debate. A sociedade pode ter uma idéia diferente do que seja um abuso, mas isso automaticamente não significa que a pessoa envolvida esteja enganada. Por exemplo, até pouco tempo, a maioria dos Estados americanos considerava a penetração forçada um estupro só quando as pessoas não eram casadas; se fossem, não poderia haver a acusação de estupro, mesmo que a força tivesse sido empregada. Por outro lado, várias mulheres que atendemos citam um amigo ou um irmão bem mais velho que praticou atividade sexual (com ejaculação) com elas, embora essas mulheres não considerassem tais atividades absolutamente abusivas. Inclusive uma delas disse: "Foi a única vez em que me senti realmente amada e segura com alguém; o resto do tempo eles (a família) gritavam, criticavam ou batiam". Embora a sociedade possa ainda assim chamar essa situação de abuso sexual, é importante acatar a diferença em termos da vivência da mulher envolvida.

*Remodelar os efeitos do passado.* Nosso passado faz parte de nós. Não há nada a fazer para mudar o que já aconteceu. Mas temos a possibilidade de mudar nossa reação ao que aconteceu. Talvez você se lembre de uma fase de sua adolescência em que seu pai agia com muita severidade em relação ao seu tempo livre e aos trabalhos escolares; para você, era sem dúvida porque ele não queria que você se divertisse. Muitos anos depois, refletindo sobre aquelas atitudes, você talvez mude de opinião e decida entender que era assim que ele demonstrava o quanto se importava com seu bem-estar.

Se um acontecimento sexualmente traumático aconteceu com você há pouco tempo, talvez prefira deixar pelo menos uns três meses passarem antes de tentar as sugestões seguintes, pois talvez se sinta melhor sem passar o incidente em revista logo depois de ocorrido. Se nesse momento de sua vida você está sendo vítima de abusos sexuais, recomendamos que procure diretamente um terapeuta ou telefone para o Serviço de Proteção à Mulher. Caso você procure um terapeuta, ele é obrigado por lei a denunciar a atividade de abuso se você tiver menos de 18 anos. A denúncia será feita a uma agência do governo, que irá então investigar e recomendar os tratamentos e as providências legais cabíveis no caso.

As sugestões seguintes são aplicáveis se o incidente de abuso se deu há pelo menos três meses. Se for mais recente, e você estiver muito abalada, ou se tiver passado por uma série de perdas e mudanças nos últimos anos, talvez seja mais proveitoso procurar um terapeuta com quem elaborar todas essas questões.

Um dos passos no caminho da recuperação de um abuso sexual consiste em tentar reviver mentalmente o incidente. Pense sobre o que aconteceu, com todos os detalhes, do começo ao fim. Permita-se sentir, tocar, ouvir, ver e sentir o odor tanto das circunstâncias quanto das ações, na medida do possível. Anote alguma coisa se sentir vontade. Repita esse relato detalhado pelo menos umas dez vezes, do começo ao fim, sem interrupção. Talvez seja o caso de pedir a uma amiga ou amigo íntimo que ouça sua história. Essa pessoa não precisa ajudá-la a sentir-se melhor: ninguém, aliás, poderá fazer isso. Ela só precisa estar ali e ouvir.

Há vários motivos para fazer esse exercício. Um é óbvio: vivê-lo de novo e sobreviver a ele. Além disso, algumas emoções podem ficar mais intensas; outras podem se atenuar. É provável, por exemplo, que você constate menos medo e mais raiva. Em si, as emoções não são nem boas nem más. Suas emoções podem ser muito úteis como sinais daquilo que você precisa enfrentar em sua vida. Raiva e ressentimento, assim como medo, são reações compreensíveis ao abuso sexual. Se você conseguir recolocá-las no incidente do abuso, talvez esteja mais apta a reorganizar as emoções que vem sentindo desde então. Por exemplo, em lugar de sentir raiva e desconfiança de todos os homens, você precisa admitir sua raiva e sua desconfiança em relação ao homem (ou homens) que abusou de você. Seus temores, em vez de se difundirem a todas as situações sociais, conhecidas ou não, estão na realidade vinculados à ameaça de se aproveitarem de sua pessoa e ao fato de você ter sido ameaçada, naquela situação do passado. Admitir e acolher sentimentos é, às vezes, um empreendimento difícil porque uns entram em conflito com outros. Por exemplo, se foi seu pai quem abusou sexualmente de você, pode ser difícil reconhecer sua raiva dele, de sua mãe, se você também os amava. No entanto, é imprescindível reconhecer a raiva. Isso pode ajudar a relacionar sentimentos, ações e pessoas, e, dessa forma, você pode começar a libertar-se dos grilhões dos temores gerais e da raiva vaga e não-identificada contra você e os outros.

*Uma noção equivocada da responsabilidade pelo sucedido* é uma reação comum nas experiências de abuso (semelhante em vários sentidos ao que acontece com quem sofre acidentes, lesões corporais e outros infortúnios). Talvez você sinta que poderia ter evitado a situação; pode ser, inclusive, que acabe julgando seu comportamento interessado. Na realidade, *você não foi responsável e não poderia ter feito mais nada.* Naquele momento, você fez o que podia para sobreviver. O que você não fez foi induzir o outro a forçar sua sexualidade em você. Foi o agressor que tomou essa decisão. Se o caso foi de estupro e, por acaso,

aconteceu numa parte perigosa da cidade, será aconselhável evitar esse setor quando possível, mas talvez nem sempre. *As mulheres não levam os homens a estuprá-las.*
O que havia na situação que a fez sentir-se responsável pelo caso? Alguém falou que você não "presta", ou disse que a culpa era sua? De quem é essa voz?
Nas situações de incesto, em especial, uma sensação de culpa e responsabilidade pode ser desencadeada por ter existido uma expectativa de alguma forma de contato com o agressor. Algumas mulheres vítimas de abuso em família queriam ter um contato físico porque só nesses momentos é que se sentiam atendidas ou importantes. A combinação entre amor e abuso sexual nas famílias causa uma extrema confusão nas crianças. Muitas mulheres nessas circunstâncias familiares, em particular aqueles carentes de demonstrações mais apropriadas de afeto por parte do pai, podem ficar estarrecidas quando se dão conta de que esse padrão de abuso se repete quando têm filhos. Passar por situações combinadas de abuso e amor dá às crianças a sensação de que essas emoções têm uma ligação automática: mostrar amor implica ou consente o abuso sexual. Essas mulheres talvez não tenham consciência de que estão aprendendo a fazer essa espécie de ligação, assim como a maior parte das pessoas não está ciente de outros padrões de interação que adotamos de nossas famílias de origem.
Um outro aspecto carregado de culpa e ligado ao abuso sexual é a excitação. Muitas mulheres, quando perguntadas a respeito, irão admitir que estavam sexualmente excitadas, que chegaram até ao orgasmo, e isso faz com que se sintam quase "pervertidas" quando, já adultas, retomam o incidente e suas reações. Não obstante, certamente pode-se entender que uma criança ficasse sexualmente excitada se a pessoa que começa a beijá-la e acariciá-la mostrou-se até então amorosa e interessada por ela. Os atos e reações são normais. Os papéis dos atores e o contexto é que não são aceitáveis.

*Formas de se ajudar.* Algumas das idéias seguintes serão mais interessantes que outras, em seu caso particular. Começaremos com a recordação de casos de abuso na infância:

• Já falamos da importância de pensar a respeito do acontecido e de discernir o medo, a raiva, a tristeza, a impotência, todos os sentimentos daí decorrentes. Se o caso aconteceu em família, observe quais são seus sentimentos *hoje* em relação às pessoas envolvidas *naquela ocasião*: pai, padrasto, irmão, irmã, outros parentes. Tente imaginá-los sentados com você na mesma sala. Sabendo o que sabe, o que gostaria de ter dito a cada um deles? O que gostaria que eles tivessem dito ou feito naquela época? E agora?
Pode ser interessante anotar suas reações, de modo a poder considerá-las. Esse exercício escrito ajuda a esclarecer os sentimentos predo-

minantes vinculados a cada pessoa e os anseios e esperanças implícitos nas suas relações com elas. Por exemplo, você pode descobrir que a raiva que você sente de sua mãe é maior do que a que sente por seu pai, mesmo que tenha sido ele a praticar o contato sexual com você. É importante reconhecer e distinguir seus sentimentos como ponto de partida para uma retomada de seu passado.
• Tente imaginar-se na idade em que se deu o incidente sexual. Imagine onde você morava, sinta de novo como eram seus brinquedos prediletos, o cheiro da comida de todo dia e os sons da casa na hora das refeições. Se você tem uma fotografia sua com essa idade, olhe para ela. Caso não tenha, basta que se imagine como criança no lugar onde passava a maior parte do tempo e finja que essa criança está sentada a seu lado. Que sente você por essa criança? Você pode confortá-la? Como? Se ela se sente responsável pelo que aconteceu, ou por não ter feito outra coisa na hora, você pode perdoá-la? Antes de despedir-se da imagem dessa criança, tente transmitir-lhe algo do que já aprendeu na vida desde então.

Essa viagem pela imaginação pode trazer muitas revelações, apontando algumas dificuldades internas com as quais você se debate, insistindo numa disponibilidade para abandonar o julgamento sumário de si mesma, enfatizando a necessidade imediata de separar quem você é no presente da criança que você já foi.
• Dependendo da forma como você prefere se expressar, tente escrever num papel o que aconteceu ou desenhar — mesmo que em esboço — a série de cenas que se mantêm vivas em sua mente. Apresente esse trabalho para alguém que você conheça bem e peça-lhe que apenas ouça. Se lhe pedirem para ouvir uma história assim, tente simplesmente compreender o que está sendo dito, em vez de tentar dar conselhos.
• Se o incidente do abuso foi mantido em segredo, pode ser que agora você queira revelá-lo aos membros de sua família. É fundamental você saber que não deve esperar simpatia, apoio e nem mesmo aliança da parte deles. Há famílias que chegam até a se zangar com a vítima. Algumas famílias se dissolvem depois dessa informação, dependendo das circunstâncias, mas nem todas. Considere que essa atitude pode ser tomada, desde que você esteja fazendo algum trabalho de aconselhamento ou terapia que a ajude a dar a notícia.
• Se o incidente de abuso foi recente, pode ser que algumas providências sejam necessárias para que você se sinta segura: mudar seu número de telefone, instalar um serviço de segurança (alarme) em sua casa, arranjar um cachorro, tomar aulas de defesa pessoal. Se você tiver escolhido comprar uma arma, não deixe de fazer um curso de tiro para sentir-se mais à vontade em seu manejo.
• Se você foi estuprada e não consultou um médico, faça-o. É importante ser testada para verificar a presença de doenças venéreas e, no caso de ter havido ejaculação, se engravidou ou não. Você não precisa re-

latar o incidente à polícia. O médico e/ou o hospital farão isso. No entanto, se você sabe qualquer coisa a respeito do agressor ou pode identificá-lo, ajude a polícia a localizá-lo.
* Observe quaisquer sinais de auto-recriminação, impotência, e raiva ou medo excessivo. Tranqüilize-se se perceber que está sempre pensando coisas como "eu poderia...", "mas se eu, pelo menos, tivesse...". Você pode ter pedido amor e atenção, mas não queria ser molestada e não "merece" o que lhe aconteceu. Sentir-se impotente é perigoso; sentir medo ou raiva excessivos (ser incapaz de controlar tais sentimentos pelo menos parte do tempo) pode tornar-se um elemento destrutivo para o resto de sua vida. Por exemplo, você pode começar a ter aversão por todos os homens ou ser incapaz de ter prazer ou qualquer forma de sexo. Além do que dissemos antes sobre tentar separar as fontes e os verdadeiros alvos desses sentimentos, esses problemas são melhor enfrentados junto com amigos sensatos e interessados e com a ajuda de algum psicoterapeuta.
* Considere as várias formas de terapia, dependendo do que você pode fazer nesse momento de sua vida: um tratamento individual, um terapeuta de casal, se seu relacionamento está sendo afetado, ou um terapeuta familiar, se a família deve participar. Por outro lado, pode haver interesse num grupo de mulheres que também tenham sofrido o mesmo problema.

A importância de se tomar uma atitude com respeito ao trauma sexual vivido é que, assim, ele pode ser visto com clareza, em todos os seus possíveis detalhes, para que não domine mais sua vida atual. Essas sugestões podem ter despertado recordações e sentimentos em você; quando essas vivências se acalmarem, deverão estar um pouco modificadas, fazendo parte mais integrada de sua vida atual.

## COMO ENCONTRAR PARCEIROS EM TEMPOS DE AIDS

Se você é solteira, divorciada ou viúva, e está procurando companhia masculina, já terá percebido que há muitas novas complexidades neste processo que, para início de conversa, nunca foi muito simples.
Sem dúvida, a AIDS está interferindo na escolha de parceiros. O sexo casual é, certamente, mais perigoso hoje do que já foi, mesmo que o herpes e outras doenças venéreas tenham causado vários problemas no passado, incluindo infertilidade e doenças tanto em homens como em mulheres. As estimativas atuais (meados de 1987) são que um milhão de americanos podem estar infectados com o vírus da AIDS e que mais de 90% deles não têm consciência disso. A infecção na população heterossexual está pouco abaixo de 4% dos pacientes confessos, mas espera-se que este índice passe dos 5% em 1991. Embora a maioria dos

casos incida em homens, um número cada vez maior de mulheres é portador do vírus. Por exemplo, na cidade de Nova York, 10% dos casos de AIDS são em mulheres.

O que torna o problema da AIDS especialmente problemático é a natureza da doença. Ela pode ficar em nível subclínico, ou incubada, por períodos que vão de 7 a 10 anos, o que significa que quaisquer parceiros sexuais podem se expor mutuamente à AIDS, se um deles é portador. Em outras palavras: se nos últimos três anos você teve sexo com quatro homens; se dois anos antes cada um deles teve sexo com outras quatro pessoas, e estas tinham tido sexo nos dois anos prévios com mais quatro parceiros, você foi exposta a 36 possibilidades diferentes de portadores da AIDS nos últimos sete anos. Além disso, a pessoa não sabe que tem a doença sem fazer um teste de sangue para a detecção de anticorpos ao vírus e, nessa oportunidade, já pode ser tarde demais para proteger os parceiros sexuais do momento. Em resumo: estamos diante de uma doença extremamente séria, atualmente incurável, com possibilidade de tornar-se uma praga. O mais comum é as pessoas terem uma de duas reações extremas à AIDS: terror ou negação diante da possibilidade de algum dia contrair o vírus.

Todos precisam estar atentos e tomar providências preventivas. As diretrizes atuais para uma vida sexual saudável, a menos que os dois envolvidos tenham certeza de não portarem o vírus da AIDS, se concentram essencialmente em não haver intercâmbio de fluidos corporais, entre os quais saliva, sangue, sêmen e fluidos vaginais. Isso significa nenhuma forma de penetração (vaginal ou anal) sem condom; nenhuma prática de felação ou cunilíngua sem condom para o homem e protetor para a mulher (embora este último dispositivo possa não ser suficiente); beijos só sem troca de saliva.

## A EPIDEMIA DE AIDS

Até que ponto as pessoas podem ter uma vida sexual segura num mundo infestado pela AIDS? Enquanto estamos redigindo este texto, no início de 1987, aproximadamente 40.000 casos de síndrome de imunodeficiência adquirida (AIDS) foram diagnosticados nos Estados Unidos, 22.000 dos quais resultaram em morte. Tem sido muito grande a preocupação legítima com a difusão da AIDS e também a histeria, fundada em informações equivocadas e na incompreensão da natureza do vírus. Para as mulheres que estão investigando como expandir sua sexualidade e começando a crescer em termos de sua capacidade de resposta sexual, apresentamos informações que as ajudarão a tomar decisões relativas a seus contatos sexuais com outras pessoas:

1. AIDS não é muito contagiosa. Se fosse muito contagiosa, por exemplo, como a gripe comum, teríamos 40 milhões de casos e não 40.000. A maioria dos casos de AIDS envolve homossexuais masculinos ou usuários de drogas injetáveis que usaram agulhas infectadas; só uma pequena porcentagem é de pessoas que contraíram o vírus em transfusões de sangue ou em relações heterossexuais completas.

2. AIDS não pode ser transmitida por contatos casuais. Na realidade, não há casos documentados de AIDS na população de prestadores habituais de serviços a esses

pacientes, exceto por um número muito pequeno de profissionais de saúde que, acidentalmente, entram em contato com o sangue ou a saliva de pacientes infectados através de seus orifícios corporais (boca, cortes). É aparentemente impossível contrair AIDS abraçando, beijando, comendo a mesma comida, e assim por diante.

3. Embora seja possível transmitir AIDS numa atividade sexual heterossexual, essa probabilidade não é elevada. Para que ocorra a transmissão, é mais provável que o vírus da AIDS penetre no corpo por acesso direto à corrente sangüínea, por corte ou outra lesão. Contudo, uma vez que a vagina tem uma rica vascularização, se o vírus da AIDS estiver presente no sêmen do homem ele pode ser transmitido à mulher no intercurso sexual.

4. Uma vez que o vírus da AIDS pode ser transmitido à vagina pelo sêmen, é uma excelente idéia fazer com que o homem use um preservativo. Até o momento, as pesquisas indicam que este é um dispostivo seguro. Contudo, não use produtos feitos com material muito fino, pois pesquisas recentes indicam que não são capazes de impedir a transmissão do vírus.

5. A maioria dos casos de AIDS em mulheres tem afetado as usuárias de drogas endovenosas, que também costumam praticar a prostituição. Evidentemente, com quantos mais homens ela fizer sexo, maiores serão os riscos de contrair o vírus. A maioria dos casos de AIDS em mulheres que não são prostitutas ou viciadas em drogas é em mulheres que tiveram contato com homens bissexuais.

6. Se você e seu parceiro sexual são monógamos e se nenhum dos dois teve sexo com qualquer outra pessoa nos últimos 6 a 8 anos, a chance de contraírem o vírus da AIDS, caso permaneçam monógamos, é de quase zero. Se você não está num relacionamento monógamo, deve evitar qualquer contato sexual com homens que tenham tido um grande número de parceiras sexuais, que usem drogas endovenosas ou que atualmente também pratiquem atividades homossexuais. Você deve insistir para que ele use um preservativo e você deve evitar práticas sexuais arriscadas, que incluam intercâmbio de fluidos corporais.

## DIRETRIZES PARA UMA VIDA SEXUAL SEGURA

A lista a seguir relaciona as atividades sexuais que a classe médica considera atualmente segura, em vários níveis. Diante das rápidas mudanças no conhecimento da AIDS, essas recomendações provavelmente serão modificadas.

Você pode manter-se atualizada através de contatos com o serviço de informações locais sobre AIDS. Essas orientações foram propostas pelo Comitê de Assuntos Científicos dos Médicos de Bay Area pelos Direitos Humanos, e pelo Comitê Científico da Fundação AIDS de São Francisco. Estão num libreto chamado *Medical Evaluation of Persons at Risk for AIDS*, de J. M. Campbell, publicado pela Fundação AIDS de São Francisco, em 1987.

ISENTO DE RISCO
Beijo social (seco)
Massagem no corpo, abraços
Fricção entre corpos (esfregar para esquentar)
Uso de acessórios sexuais um do outro (vibradores, "consolos" etc.)
Masturbação manual

BAIXO RISCO (DEPENDENDO DO OBSTÁCULO OU DE PRECAUÇÕES ESPECIAIS)
Penetração anal ou vaginal com preservativo de borracha
Felação interrompida (pára antes do clímax)
Felação com preservativo
Beijo boca a boca (beijo úmido)
Contato oro-vaginal ou oro-anal com protetor
Contato manual-anal com luva
Contato manual-vaginal (interno) com luva

RISCO MÉDIO (TRANSMISSÃO POSSÍVEL, MAS NÃO COMPROVADA)
Felação (com clímax)
Contato oro-anal
Cunilíngua
Contato manual-retal
Usar acessórios sexuais em comum
Ingerir urina

ALTO RISCO (TRANSMISSÃO COMPROVADA)
Penetração anal receptiva sem preservativo
Penetração anal insersiva sem preservativo (risco menor do que em parceiro receptivo)
Penetração vaginal sem preservativo (ambos os parceiros)

  O que isso significa para você quando começa um novo relacionamento? Não há meios indubitáveis de se ter certeza sobre o outro. E a menos que você nunca tenha tido qualquer contato sexual, também não é possível ter certeza a seu próprio respeito. Dois testes negativos para os vírus da AIDS num prazo de seis meses (HTLV-III ou HIV), sem a intervenção de parceiros sexuais, é algo que se aproxima da certeza, mas isso é difícil de acontecer. Se você tem interesse sexual por alguém, recomendamos que siga as seguintes recomendações:

  1. Primeiro conheça a pessoa, antes de ir correndo atrás do sexo. Conselho antiquado, talvez, mas sábio. Avalie se é alguém confiável, no geral, ou não. Descubra se tem cuidado com a AIDS; caso não tenha, fique atenta. Deixe claro que você tem preocupações a respeito. Se ele forçar práticas sexuais sem precauções, tome cuidado, porque ele pode ter tido a mesma atitude indiscriminada antes.
  2. Faça perguntas diretas; dê informações diretas. Sim, essa é uma parte constrangedora, mas se você conhece um pouco o outro, pode simplesmente admitir que se sente embaraçada e ir em frente assim mesmo. AIDS é mortal e, aos poucos, iremos admitindo que o outro se preocupe com isso. Manifestando sua preocupação, você pode dar ensejo a que ele também se pronuncie. Não é preciso discutir detalhes dos parceiros anteriores, mas você precisa saber se algum deles era bissexual, usava agulhas, drogas, tinha AIDS ou suspeita de AIDS. Se um de vocês recebeu transfusão de sangue antes de 1983, pode estar correndo risco. Os testes para averiguar a presença de anticorpos ao vírus da AIDS começaram a ser feitos em 1983, portanto, desde então, o sangue tem sido examinado sob este aspecto.
  3. Passe mais tempo em jogos sexuais e em atividades eróticas que não incluam o intercâmbio de fluidos corporais.
  4. Pratique um sexo seguro. Use preservativos com cuidado, para que a ejaculação não vaze na retirada do pênis.

  Claro que há outras questões pertinentes ao encontro de um parceiro sexual, mas o problema da AIDS, provavelmente, terá a mais decisiva influência sobre a formação de novos pares sexuais até que essa doença seja efetivamente controlada. Para os não-casados esses problemas podem ser mais difíceis, se preferirem apenas encontros casuais e não uma relação de compromisso. É possível tomar uma atitude despreocupada diante da ameaça da AIDS, mas é justamente essa pessoa que prefere o sexo casual a que corre o maior risco.

## VIVER UM RELACIONAMENTO DURADOURO

*Cultura: quanto mais muda, mais permanece a mesma.* Quando vivemos numa dada cultura, é impossível sermos objetivos a seu respeito, ou sequer descrevê-la muito bem. É difícil ver algo de dentro. Todos têm impressões a respeito do que se pensa que a cultura espera. Mas será que essas impressões refletem nossa cultura ou apenas descrevem nossas próprias percepções e sensibilidade? Quando as pessoas rotulam os anos 80 de "materialista" e "superficial", talvez estejam também revelando sua própria perda de uma noção de significado e pertinência a algo mais elevado?

Portanto, quando discutimos questões culturais, o que estamos de fato querendo dizer é que essa é nossa impressão das mensagens sociais sobre o que deveríamos estar fazendo e pensando, e indicando por que é difícil mudar.

*Muito não basta: quero tudo.* De alguma maneira, na tentativa de ampliar as opções para as mulheres e incluir setores além dos da vida doméstica, muitas foram apenas sobrecarregadas com mais encargos. Parece que não é mais suficiente ser competente no trabalho e em casa. Hoje, as mulheres sentem que se não casarem, tiverem filhos e uma atividade profissional não são completas nem membros valorizados da sociedade. Aquelas que tentam se sair bem em alguma dessas áreas, para não dizer em todas, costumam esgotar-se de tanto tentar e sentem que não estão indo a parte alguma; ou enterram-se no trabalho num ritmo cada vez mais frenético, na esperança de encontrar satisfação um pouco mais adiante. Se você é uma dessas mulheres e quer mudar, há um antídoto eficaz, embora difícil de adotar. É essencial repensar o que, para você, é mais importante (e não o que seus pais, parceiro, filhos possam pensar). Levar em consideração as opiniões deles pode ser feito depois. Fale consigo mesma e com outras pessoas (dizer em voz alta o que você pensa pode dar mais sentido às suas colocações). Examine, depois, que esforços você precisa dedicar a setores menos importantes, para sentir-se satisfeita. Esclareça suas constatações ao companheiro; converse com ele sobre elas. Imagine com clareza onde sente que irá transigir com as necessidades e valores dos outros e onde será intransigente. Elabore agora o mapa de seus compromissos, horários e tempo livre, tendo essas prioridades em mente. Tente viver assim durante seis meses e, depois, faça uma revisão dos problemas, dos erros e dos acertos. Reveja o que precisa ser modificado. Volte de novo à questão do que é importante para você, porque as respostas vão se modificando. Fique repetindo esse processo (que em geral leva um bom tempo) até sentir que atingiu um certo equilíbrio entre os papéis que desempenha.

*Mística feminina e masculina*. Muitas mulheres ainda querem se sentir femininas: o problema é que nenhuma sabe com clareza o que significa *feminina*. Aquelas que trabalham, têm uma consciência particularmente aguda da diferença entre o que aprenderam a associar com feminilidade (ser pudica, submissa, cooperativa e apoiar o homem que toma decisões e corre riscos) e as exigências do mercado profissional (combatividade, decisão, competitividade, pensamento independente). Atendemos muitas mulheres com carreiras profissionais, e elas relatavam sentimentos de uma certa desfeminização no trabalho; demora um pouco sair do cerco dos papéis sociais estritos cobrados pelo ambiente de trabalho. Outro fator, que já mencionamos, é que tanto homens como mulheres estão, em geral, exaustos quando chegam em casa, com a sensação de que já não têm nada a dar. No entanto, muitas são as mulheres que ainda precisam fazer o jantar, conversar e resolver problemas familiares. Disse uma destas: "Não me sinto masculina nem feminina. De noite, me sinto numa encruzilhada entre ser uma máquina ou um zumbi".

Observamos que quando as mulheres se queixam de não se sentirem suficientemente femininas, estão percebendo algo que falta nelas mesmas, e também como gostariam de ser tratadas pelos outros. Algo semelhante acontece com os homens, que sentem uma certa pressão, em geral exercida por suas companheiras, para se abrirem mais e exporem seus sentimentos. Muitos casais nos procuram com essa queixa. Mas raramente o homem tem meios claros para manifestar emoções; talvez através da raiva, ou de tarefas práticas realizadas em prol da família, ou mesmo do sexo. Mas essa não é a demonstração afetiva e emocional direta, desejada pela mulher. Esta é um estereótipo vinculado à conduta feminina, mas para os homens, a despeito do quanto possam sentir-se emocionados, a manifestação imediata de sentimentos continua sendo algo ignorado: incômodo, artificial e constrangedor.

Se você quer que seu parceiro se mostre mais emotivo, aconselhamos o seguinte. Primeiro, diga-lhe por que você apreciaria essa mudança, por que é importante para você (por exemplo, você se sentiria melhor, mais amada, mais querida). Certifique-se de que ele entende que isso é uma coisa de que *você* está sentindo falta, não que seja um problema dele. Em segundo lugar, insistimos que os dois mostrem, um ao outro, de que forma já estão demonstrando interesse e afeição. É importante saber reconhecer o esforço que o outro *já* está fazendo. É bem mais fácil alterar um estilo se você se sente acolhido, em vez de criticado. Em terceiro lugar, é importante reconhecer que os dois têm necessidade de contar com uma forma de expressão pessoal, não regida nem controlada pelo outro. Isso significa um período durante o qual, primeiro, se observam os sentimentos antes de demonstrá-los; assim começa a ser mais natural ter consciência dos sentimentos. Em quarto lugar, escolha vários acontecimentos ou momentos específicos nos quais a demonstração emocional é importante para você. Leve em conta a possibilidade de tentativas irregulares e inconstantes. Sempre que possível, mostre-se receptiva e afetuosa.

A diferença entre pessoas quanto à demonstração do que estão sentindo não tem apenas uma relação com o sexo: muitos homens têm, precisamente, a mesma queixa de suas mulheres. Um fator histórico comum aos estilos de demonstração emocional é o que presenciamos em nossas famílias: e não é que apenas imitemos o que vimos; continuamos alimentando o equilíbrio que foi estipulado então. Por exemplo, se você teve uma mãe fria e indiferente e um pai afetivo e efusivo, você pode ser de um dos dois jeitos, mas é mais provável que você escolha um parceiro de estilo diferente do seu, porque uma de suas regras internas é que "casais têm estilos emocionais diferentes".

Um outro ângulo do tópico sobre papéis sexuais é como os filhos são considerados pela sociedade. Embora se fale muito sobre a importância da família e dos filhos, a sociedade americana ainda considera que criar filhos não é um trabalho tão importante: isso se reflete na redução dos recursos financeiros disponíveis para dar apoio a programas de alimentação e educação infantil, assim como nas verbas, cada vez menores, para subsídios das licenças maternidade e paternidade em praticamente todos os estabelecimentos de trabalho do país. Como sociedade, nossa mensagem é clara: o trabalho é mais importante do que cuidar dos filhos; o casal só tem filhos se um dos cônjuges estiver disposto a abrir mão do trabalho e da renda a ele associada, pelo menos temporariamente; que não estamos dispostos a pagar por todo estabelecimento profissional que pague a mães e pais para ficarem em casa cuidando de seus bebês. Por causa disso, muitos pais e mães são forçados a deixar seus filhos em locais de atendimento infantil, quando os bebês têm entre 1 mês e meio e 2 meses de idade, ou bem atribuem essa incumbência a um dos dois — a mulher na maioria dos casos.

Se o homem quiser participar dos cuidados com um filho, ficando em casa, assumindo financeiramente as próprias faltas, chegando cedo do trabalho para ficar mais tempo em casa, pode estar pondo em risco suas promoções, e incentivando a rejeição dos colegas de trabalho. Aliás, ele pode inclusive se questionar se não estaria sendo menos masculino com esse envolvimento no lar. Assim como a mulher que tem uma carreira, o homem que se dedica às crianças tem que primeiro combater seus próprios estereótipos a respeito do "homem verdadeiro" e, depois, aceitar as reações ambivalentes que os outros manifestam a seu respeito.

*Religião e espiritualidade.* A religião sempre teve um papel centralizador importante em termos da auto-avaliação das pessoas, avaliação que fazem da própria vida, e do que significam a felicidade e o sofrimento. A maioria delas tem algo a dizer sobre o sexo; em especial sobre quando, com quem, e quais atividades são certas ou erradas. Para a maior parte das principais religiões, há um subconjunto de pessoas para as quais celibato é um caminho voluntariamente escolhido diante do conflito entre a vida familiar e a devoção religiosa. Para quem é religioso devoto, parece que sua doutrina afirma que religião e sexo são incompatíveis e que todo comportamento sexual prejudica em algum sentido os ideais religiosos. Como conseqüência disso, essas pessoas são menos sexuais ou se sentem mais culpadas quando o são.

Não obstante, há muitas outras que se consideram bastante religiosas e que também estão satisfeitas e tranqüilas com sua sexualidade. Uma das coisas que parece fazer diferença é se os vínculos emocionais são ou não considerados como forma de expressão da fé e da crença nos ensinamentos de Deus. Se os vínculos humanos são considerados importantes, as crenças religiosas permitem manifestar e ter satisfação com a sexualidade. Se a única forma correta de demonstrar fé for a contemplação e a oração, então a sexualidade não conseguirá ser muito bem entrosada.

Se você acha que a religião entra em conflito com a sexualidade, talvez você precise conversar com várias pessoas versadas em seus preceitos. Sugerimos que sejam vários interlocutores porque, de acordo com nossa experiência, cada um deles interpretará a mesma religião de modos diferentes. No catolicismo, por exemplo, cada papa varia em sua versão da *Bíblia* e do dogma católico.

Se conversar com outros membros de sua congregação não ajudar ou até mesmo intensificar o conflito, talvez seja aproveitável conversar com algum conselheiro ou terapeuta que não pertença à sua religião, uma vez que seu conflito pode ter mais do que apenas aspectos religiosos. Ele pode abranger todos os lados de sua auto-estima e seus relacionamentos sociais.

Algumas pessoas acabam conseguindo resolver tal conflito revendo suas noções do que é a sexualidade apropriada. Há quem amplie seus horizontes sobre a sexualidade; há os que adotam alguma forma de celibato, praticando algumas formas, menos a penetração, ou o celibato radical. Os casais podem viver felizes com essas escolhas, desde que ambos concordem com a decisão. Há também aqueles que transformam seu envolvimento com valores espirituais, o que pode significar a escolha de um credo diferente, ou a prática da espiritualidade sem uma doutrina formal. Seja qual for a decisão tomada para resolver esse conflito, o processo de transição é muitas vezes difícil, emocional e importante. Isso é particularmente verdadeiro para os casais em que um dos cônjuges pode chegar a uma decisão diferente da do outro, e, nesse caso, é necessária uma decisão. Normalmente, isso leva tempo, requer paciência e um clima de pouca pressão.

*Sexo num relacionamento de longa duração.* As pessoas envolvidas em relações prolongadas costumam entrar com a esperança, quando não com a convicção, de que o relacionamento não terminará. Para aqueles que se casam, cerca de 50% pode esperar o divórcio. No entanto, *os outros* 50% permanecerão casados; na realidade, mais de 35% dos americanos que se casam permanecerão casados mais de vinte anos.

O que acontece com a vida sexual do casal ao longo de tantos anos de relacionamento? Gostaríamos de concentrar nossa discussão em alguns setores que parecem ser os pontos mais comuns de preocupação.

## GRATIFICAÇÃO EMOCIONAL E SEXUAL EM RELAÇÕES DE LONGA DURAÇÃO

Em 1983, Philip Blumstein e Pepper Schwartz, dois sociólogos da Universidade de Washington, publicaram um livro intitulado *American Couples: Money, Work and Sex.* Baseia-se numa pesquisa efetuada com 12.000 casais e oferece alguns pontos altamente esclarecedores a respeito do que dá e não dá certo para manter um relacionamento afetivo-sexual gratificante com o passar dos anos. Os casais estudados compuseram um grupo bastante diversificado, incluindo pessoas hetero e homossexuais, trabalhando em todos os tipos de profissões, com todos os níveis de escolaridade possível, procedentes de todas as partes do país: sendo assim, podemos confiar na validade das informações apresentadas. Eis alguns destaques das conclusões a que chegaram, sobre a felicidade sexual e marital dos casais heterossexuais:

- A natureza do casamento americano está mudando. Uma das principais modificações é que, tanto o marido como a mulher, trabalham em tempo integral na maioria dos casos, mesmo quando têm filhos pequenos. Atualmente, as pessoas casam-se mais tarde. Os casais que se casam pela primeira vez são, em média, cinco anos mais velhos do que acontecia em 1960. Os casamentos também são menos permanentes; o índice atual de divórcios está três vezes mais elevado do que nos anos 60.
- A principal dificuldade à obtenção da satisfação sexual em casais felizes no casamento é, simplesmente, o cansaço. Depois de trabalharem, cuidarem das crianças e administrarem a casa, é preciso reservar propositalmente um tempo para "algo de qualidade", senão não há espaço para um bom relacionamento sexual.
- Há uma certa diminuição na freqüência sexual conforme o tempo que o casal está junto. Apesar disso, só 15% dos casais tem sexo menos que uma vez ao mês, depois de 10 ou mais anos de casamento (embora 63% de sujeitos neste grupo tenha relatado sexo uma vez por semana ou mais).
- É um mito que haja uma perda automática da gratificação ou da freqüência sexual proporcionalmente à idade. Tais perdas, quando acontecem, resultam de estresses existenciais, de insatisfação com o relacionamento, de saúde precária e outros fatores, mais do que da idade propriamente dita.
- A gratificação sexual é prejudicada quando o relacionamento emocional não vai bem. O sexo não se dá no vazio e quando a pessoa não se sente bem em seu relacionamento, seu interesse sexual e sua capacidade de excitar-se declinam. Isso acontece um pouco mais no grupo das mulheres, mas também se aplica aos homens.
- O sexo funciona melhor nos relacionamentos em que homem e mulher tomam igualmente a iniciativa da prática amorosa. Da mesma forma, a possibilidade de os dois recusarem um convite sexual, de vez em quando, também está relacionada a um bom ajustamento sexual.

- Mais do que as mulheres, os homens acham que os filhos inibem a vida sexual. Novamente, um certo planejamento para terem oportunidades de uma prática amorosa livre, desinibida e ruidosa (em vez de silenciosa, noturna, dentro do quarto), é uma boa idéia para que a centelha sexual mantenha-se viva dentro do relacionamento.
- As mulheres valorizam a penetração em si como parte do ato em que fazem amor, um pouco mais do que os homens. Em si, a penetração parece significar algo especial. Trata-se de uma das poucas atividades sexuais que requer participação igual de ambos para que seja prazerosa. É também uma boa oportunidade para a manifestação emocional simultânea, sem necessidade de palavras.
- As mulheres, incluindo as sexualmente satisfeitas, inclinam-se mais a beijar, abraçar e aconchegar mais do que são beijadas, abraçadas e aconchegadas.
- A ocorrência do sexo oral (do homem para a mulher e vice-versa) está relacionado à felicidade conjugal e à satisfação sexual. Isso é mais verdadeiro para os homens do que para as mulheres; que dão ou recebem sexo oral são apenas um pouco mais felizes do que as que não.
- O modo como a pessoa se sente a respeito da atratividade do parceiro sexual (peso, estado de saúde, higiene corporal) influi poderosamente na satisfação sexual. No entanto, casais formados por parceiros muito atraentes ficam ressentidos quando outras pessoas lhe dão muita atenção.
- Mais mulheres do que homens precisam estar apaixonadas para fazer amor. Quando essa necessidade se combina com o fato de as mulheres serem financeiramente mais dependentes do marido, aumentam as chances de a mulher ser mais possessiva. Parece que isso tem menos a ver com ser mulher do que com estar numa posição menos favorável e sentir receio de viver às próprias custas.
- O parceiro que precisa menos do outro ou está menos apaixonado tem mais força para fazer o que quer, porque quem tem mais poder tem menos a perder.
- Apesar da assim chamada revolução sexual, a maioria dos casais valoriza poderosamente a monogamia e a fidelidade. Romances secretos ou "casamento aberto" costumam estar associados a uma eventual dissolução do relacionamento. Um ato de infidelidade, contudo, não significa que a pessoa esteja começando uma série de "casos".
- Os casais não-monógamos são praticamente tão felizes em suas vidas sexuais quanto os monógamos. A diferença principal é que os casais não-monógamos não têm tanta segurança sobre a duração de seus relacionamentos, por serem menos comprometidos.

A mensagem implícita do trabalho é que as pressões e o cansaço da vida diária se comportam como as principais ameaças à satisfação sexual; além disso, enfatiza que uma comunicação mais aberta sobre o sexo ajudaria a superar boa parte das questões que comprometem a satisfação sexual.

---

Os relacionamentos longos atravessam fases e períodos de ajustamento. O relacionamento sexual também muda. Um padrão comum, praticamente universal, é uma diminuição da freqüência sexual e uma certa perda do desejo, ambas determinadas por muitos fatores. O interesse sexual é incomumente elevado no início de uma relação, na fase em que ambos estão se apaixonando. Depois, começam a interferir fatores competitivos, tais como o trabalho, as crianças, retomar os estudos. Tensões causadas por enfermidades e problemas financeiros também podem desviar do sexo a energia e a atenção que o casal tem para investir. Dessa forma, o sexo pode se tornar uma atividade não mais prioritária e acabar se transformando numa atividade aborrecida, porque nenhum dos dois tem mais tempo e vontade para investir na sexualidade e fazer com que essa dimensão evolua junto com o relacionamento.

Em outras palavras, o sexo pode eventualmente tornar-se pouco freqüente porque os participantes estão esperando que "a coisa se resolva por si". Afinal de contas, como comentaram alguns casais, era bem assim no início do relacionamento. Naqueles tempos tudo era excelente.

A principal tarefa, para a maioria dos casais, é continuar desenvolvendo e alimentando seu relacionamento sexual, levando em conta as pessoas envolvidas e o tipo de mudanças que sofrem. Isso pode representar que experimentarão novas atividades de tocar, fantasiar de vez em quando e pôr a fantasia em prática quando ambos concordarem. Além disso, cada pessoa pode ter que reavaliar o que é importante sobre o parceiro e o sexo. De um jeito ou de outro, a maior parte das vezes perguntamos o seguinte:

- O parceiro pode abrir mão de seus ideais de sexo e existência, vivendo com o que tem agora?
- Pode deixar o passado de lado, com todas as suas irritações e equívocos?
- Diminuir a tendência a avaliar-se o tempo todo, a avaliar o outro e o relacionamento?
- Permitir-se e ao outro mudar?
- Fazer uma relação dos rituais em vigor e ver a possibilidade de incluir mais sedução e intimidade neles? Com *rituais* queremos dizer coisas tais como fazer refeições junto, passar tempo junto, fazer alguma coisa específica toda semana, cada qual reservar uma parte do tempo para estar sozinho, se beijarem sempre que se encontram.

Embora este não seja o momento para aprofundarmos os detalhes, se o sexo está perdendo o brilho para vocês, se estão "fora de sintonia" no momento, considerar esses temas talvez signifique um empurrãozinho.

O álcool (e também outras drogas) podem influir em relacionamentos de longa duração. Em pequenas quantidades, o álcool pode fazer com que você *se sinta* mais sensual, mas na realidade ele diminui seu potencial físico de excitação (vasocongestão). Conforme aumenta a quantidade de álcool, a excitação vai ficando cada vez mais lenta e levará mais tempo para chegar ao orgasmo. Fomos ensinados a pensar que o álcool aumenta a capacidade de resposta sexual; na realidade, ele diminui essencialmente a prontidão para constatar a presença de sensações sexuais. O uso ocasional do álcool raramente é um problema. Mas se a pessoa bebe regularmente ao longo do tempo (dois a três drinques fortes ou o equivalente a isso praticamente todo dia), pode haver aumento gradual da possibilidade de comprometimentos físicos, incluindo disfunção sexual decorrente de problemas vasculares, neuronais ou hormonais.

Uma conseqüência adicional do abuso do álcool, para alguns casais, é a maior probabilidade de haver discussões que levem à ira intensa ou violência descontrolada. Pode parecer que o álcool serve para remover barreiras ao fluir dos sentimentos, normalmente contidos e controlados, ou menos intensos. Por que funcionaria dessa forma não se sabe, mas é provável que haja alguma combinação de seus efeitos físicos com a expectativa das pessoas a respeito do que ele deve provocar. Se você acha que tem problemas de uso de álcool, ou que seu parceiro os tem, telefone para seu centro regional de atendimento para tentar obter alguma opinião e informações sobre onde obter ajuda.

Finalmente (talvez esse seja o aspecto mais óbvio), a maioria das pessoas, em determinados momentos da relação, precisa ficar só. Isso não é anormal ou suspeito, mas as pessoas não costumam reconhecer essa necessidade, ou se sentem culpadas quando a têm. Podem, inclusive, culpar o outro e achar que ele não tem interesse. Quando é assim, a pessoa com necessidade de ficar sozinha acaba se distanciando de alguma outra forma: com irritabilidade, afastamento, ou até mesmo perda de interesse afetivo ou sexual. Se você acha que esse é o seu caso, tente ver se consegue identificar os sinais de sua necessidade de se isolar; informe o parceiro sobre isso. Não precisa ser uma rejeição você mencionar sucintamente que precisa de algum tempo para si mesma e que gostaria da ajuda dele para conseguir viver isso. Ele pode ter a mesma necessidade de sua cooperação, num outro momento. Tentem encontrar maneiras solidárias de transmitir essa necessidade.

# 13
# Enriquecendo suas relações sexuais

Quando dizemos "enriquecer as relações sexuais", estamos nos referindo a expandir sua sexualidade, de modo a incluir novas dimensões. Para algumas pessoas, isso pode significar experimentar novas posições, descobrir atividades sexuais novas, concretizar algumas fantasias ou ter relações sexuais em hora e lugar diferentes do habitual. Para outras pessoas, pode representar novos parceiros, sexo grupal, filmes para adultos, troca de parceiros. Neste capítulo, gostaríamos de mencionar algumas linhas básicas para vocês, como casal, expandirem sua sexualidade de uma maneira que não seja destrutiva e que não magoe o outro. Mencionaremos também algumas atividades específicas, que muitos casais têm curiosidade de experimentar, mas acham difícil ou têm vergonha de tentar.

Um princípio básico é que novas atividades sexuais envolvendo diretamente duas pessoas não devem ser tentadas às custas do medo e do mal-estar do outro. A coerção ou a força da exigência, queixas e até mesmo piadas sarcásticas ou de mau gosto, para não citar a violência física, geralmente impedem que a outra pessoa sinta prazer. Só em certas circunstâncias não é assim, como, por exemplo, no caso em que os dois parceiros amorosos reconhecem que forçar a situação faz parte de seu "jogo".

Se acontecer que um dos dois parceiros não esteja à vontade numa atividade específica, procurem descobrir por que isso está acontecendo. Pode-se considerar isso como a segunda orientação básica: pensem e conversem sobre formas que possam, aos poucos, ir ajudando o outro a tentar acostumar-se e, eventualmente, gostar de uma nova atividade sexual. Por exemplo, a mulher pode estar com medo de experimentar sexo oro-genital porque não quer que o companheiro ejacule em sua boca. Esta é uma preocupação comum, e há várias maneiras de lidar com ela. Uma é conversar sobre o assunto e chegar a um acordo quanto a um sinal que o homem pode dar para indicar à mulher que está sentindo que o orgasmo está perto. Esse sinal pode ser um toque, um som ou qualquer outra coisa fácil, natural e suficientemente clara para ser entendida.

Outra orientação básica é lembrar sempre que você não precisa gostar de qualquer tipo de atividade sexual para ser uma pessoa sexualmente madura. Se você realmente não se sentir bem com alguma atividade, por mais que pense e converse sobre ela, ou por mais que a experimente com todo cuidado, não é obrigada a gostar dela. Só não deixe que esses sentimentos a impeçam de manifestar livremente sua sexualidade de outras maneiras. Em geral, a pessoa mais inibida num relacionamento sexual sente uma pressão maior para ser menos inibida. Quando os parceiros diferem muito quanto aos desejos sexuais, podem surgir problemas. Mas quando as diferenças são pequenas (e isso, de fato, ocorre com a maioria dos casais), a melhor forma de resolvê-las é pensar no outro, colocar-se em seu lugar e respeitar suas necessidades.

Talvez o mais importante seja lembrar que só podemos mudar o que é possível de ser mudado, sendo isso desejado pelos dois; e também é muito importante não se culpar nem ficar ressentida com o companheiro se ele não conseguir superar alguma dificuldade. Não se esqueçam de que novas atitudes e interesses evoluem de maneira lenta, e talvez o ano que vem vocês venham a sentir prazer com algo que agora não é agradável.

Até mesmo no melhor dos relacionamentos pode ser arriscado sugerir uma experiência sexual nova. "Será que o meu parceiro vai pensar que não estou satisfeita com nossas relações sexuais, só porque quero experimentar algo diferente?" Os dois devem sentir que não serão rejeitados (mesmo que uma certa idéia possa sê-lo), e que cada um pode se sentir sempre livre para trazer algo de novo para o relacionamento. Isso nos remete ao que já dissemos sobre a necessidade de apoio e confiança, quando um dos dois toma a iniciativa ou recusa uma atividade sexual.

## OUTRAS ATIVIDADES SEXUAIS

Quais seriam, especificamente, essas outras atividades? Uma das maneiras de enriquecer um relacionamento sexual é através do sexo oro-genital. Quando o homem estimula os órgãos genitais da mulher com a boca, isto se chama *cunilíngua*. Quando é a mulher que estimula o homem, chama-se *felação*.

Uma coisa que, muitas vezes, preocupa tanto homens como mulheres é a higiene possível nessa atividade. Quase todas nós crescemos com a noção de que a área genital é suja. Mesmo que agora você já esteja compreendendo que os órgãos genitais são tão limpos quanto qualquer outra parte do corpo, é possível que ainda sinta um certo desconforto quanto a tocá-los com a boca. Descobrimos que uma forma de os casais evitarem essa preocupação é tomarem um banho juntos e ficarem algum tempo lavando delicadamente o corpo todo um do outro: isso, além de assegurar a limpeza da área genital, provoca um grande prazer sensual.

Naturalmente, se um dos parceiros tem um corte ou machucado na região genital, uma doença venérea, herpes, é evidente que não se deve praticar sexo oral (ou qualquer outra modalidade sexual) enquanto o problema não for resolvido. Além disso, o sexo oral não deve ser feito se um dos parceiros é paciente aidético confirmado, ou se existem bons motivos para suspeitar que tenha sido exposto ao vírus em outra situação, ou mesmo se sofreu uma transfusão de sangue não testado.

Outra preocupação comum é como, exatamente, se faz sexo oral, de modo a dar prazer ao companheiro. Se for esse o seu caso, deixe que ele lhe diga o que fazer. Uma das coisas que você pode experimentar é começar acariciando os órgãos genitais e beijando a área *em torno* deles: a barriga, as coxas, os pêlos pubianos. Você pode também segurar o pênis e correr a língua em torno dele, sendo que a cabeça do pênis é especialmente sensível. Você só deve estimular seu companheiro enquanto tiver vontade. No começo, esse estímulo pode se limitar a tocar e beijar de leve o pênis. Mais tarde, talvez depois de muitas experiências conjuntas, você se sinta à vontade para então estimular o pênis diretamente com a boca. Quando isso acontecer, procure variar a pressão e o ritmo do movimento. Muitas mulheres acham difícil colocar o pênis inteiro dentro da boca. Não é necessário mover a boca para a frente e para trás, abrangendo todo o comprimento do pênis para que a estimulação seja agradável; em vez disso, você pode usar a mão para estimular a parte inferior do pênis (mais próxima do corpo), e a boca, num mesmo ritmo, para estimular a parte superior. Uma boa maneira de descobrir o ritmo certo é seguir as reações e os movimentos do companheiro.

Ao proporcionar estimulação oral para a mulher, o homem pode seguir a mesma seqüência: comece lentamente em torno dos órgãos genitais, e aos poucos vá estimulando mais diretamente a área do clitóris. Algumas mulheres gostam de movimentos muito lentos da língua, outras preferem movimentos rápidos sobre o clitóris, ou ainda, sentir o clitóris sendo sugado. Comece devagar, e vá dando o ritmo e a pressão de acordo com as indicações de sua companheira. É importante um falar para o outro como está se sentindo, como também é muito importante que *ambos* tenham prazer no que estão fazendo. Apenas um aviso para que tomem cuidado: embora a estimulação oral da vagina seja uma fonte de grande prazer, o homem não deve jamais soprar ar ali dentro pois o ar pode penetrar diretamente no fluxo sangüíneo, sendo uma coisa extremamente perigosa para a saúde da mulher.

Durante a estimulação oral, muitos casais gostam de tocar outras áreas do corpo do companheiro: o homem pode acariciar os seios e as coxas da mulher, enquanto ela acaricia a região escrotal do parceiro. Às vezes, tocar ou segurar uma parte do corpo do outro enquanto você está recebendo a estimulação oral pode ser uma forma gostosa de vocês se sentirem mais próximos e mais envolvidos um com outro.

Há diversas posições diferentes nas quais a estimulação oro-genital é possível. Aquele que está recebendo a estimulação pode ficar de pé e o companheiro ajoelha ou senta em sua frente. Os dois podem ficar deitados de lado, com pernas dobradas e com o rosto próximo dos órgãos genitais. Podem ficar deitados com o outro entre suas pernas ou ainda sentar na cadeira ou na beira da cama, enquanto o outro ajoelha na frente. Outra posição usada é a pessoa que está recebendo a estimulação ficar sentada sobre o peito do companheiro, quase ajoelhada em cima de seu rosto. Se é o homem que está recebendo a estimulação, ele fica livre para acariciar os seios da companheira; se for a mulher, ela pode acariciar ao mesmo tempo o pênis do parceiro. Experimentem estas posições e descubram quais vocês preferem. Enquanto experimentam, o homem deve primeiro manter-se relativamente imóvel, deixando que a mulher vá descobrindo as nuances, e acostumando-se com a estimulação oral. É uma boa idéia ela ter tanto âmbito de movimentação quanto possível, na cabeça, para que se o pênis afundar muito de repente ela consiga afastar-se e evitar uma sensação de sufocação. Isto quer dizer que, pelo menos no início, não é aconselhável usar uma posição em que o peso do corpo do homem restrinja o movimento da cabeça da mulher.

A estimulação oro-genital nem sempre resulta em orgasmo. Ela pode ser usada durante os jogos preliminares, antes ou depois do ato sexual, ou pode se prolongar durante o tempo que vocês quiserem. Conforme dissemos antes, muitas mulheres (e homens) não gostam da idéia da ejaculação na boca. Se isto acontece com vocês, elaborem um conjunto de sinais para avisar o outro e evitar que isso aconteça.

No entanto, pode ser que vocês prefiram continuar até o homem ejacular em sua boca. Algumas mulheres não se incomodam com o gosto e a consistência do sêmen e o engolem, enquanto outras não suportam fazer isso. É claro que não há perigo de ficar grávida, e isso não vai lhe causar mal algum. Porém, se a mulher não quiser engolir o líquido ejaculado, ela simplesmente o retém na boca e depois o expele numa toalhinha ou lenço de papel. Como casal, vocês precisam descobrir um jeito que seja gostoso para ambos.

Quando vocês se sentirem à vontade com a estimulação oro-genital, poderão experimentar a estimulação simultânea um do outro: esta forma é comumente conhecida como "sessenta e nove". Embora muitos casais gostem de se dar prazer desta maneira, às vezes é difícil desfrutar a sensação de dar e receber ao mesmo tempo. As posições para tanto também podem ficar difíceis e vocês terão que experimentar uma que lhes agrade mais. Quando a mulher está por cima, ela tem a possibilidade de controlar melhor a profundidade do pênis em sua boca, embora isso também seja possível quando um está ao lado do outro.

A estimulação anal também é muito excitante para algumas pessoas. Vocês poderão estimular manualmente essa área durante o ato sexual ou ao mesmo tempo em que se dão prazer de outras maneiras. Se vocês chegarem a tentar sexo anal (introduzir o pênis no ânus), é muito importante ir bem devagar. Os músculos do ânus são muito mais apertados que os vaginais e se a introdução for feita de forma brusca poderá provocar uma dor intensa, além de machucar. É necessário usar um lubrificante, como a vaselina, e também escolher uma posição confortável. Por exemplo, a mulher deitada de bruços ou ajoelhada, apoiando-se nas mãos. Se vocês nunca experimentaram o sexo anal, é melhor começar com o homem introduzindo um dedo bem devagar e delicadamente. Depois de algumas vezes, ele pode experimentar colocar dois dedos. É extremamente importante se certificar de que a mulher não esteja sentindo nenhuma dor ou desconforto. Uma forma de assegurar isto é deixá-la conduzir, mostrando como introduzir os dedos e até onde. Estar excitada também ajuda. Se a mulher sentir qualquer desconforto, parem e deixem para tentar numa outra vez, em que ela esteja mais relaxada.

Depois que a mulher estiver acostumada com a introdução de dois dedos, vocês podem tentar a estimulação com o pênis. Mais uma vez, façam isso devagar. Ao encostar o pênis no ânus, este se contrai. É necessário que o homem espere um pouco para dar tempo de o músculo relaxar, o que vai permitir a introdução sem dor. Não se esqueçam de passar vaselina no pênis, de modo que ele fique bem liso, ou então usem um preservativo já lubrificado.

É muito importante que não façam a penetração vaginal logo após a anal. A razão é que algumas bactérias naturais do reto podem causar infecções vaginais. Se vocês quiserem ter sexo vaginal logo depois do anal, o homem deve usar um preservativo durante o sexo anal e tirá-lo antes de introduzir o pênis na vagina; ou, se preferir não usar o preservativo, deve lavar o pênis com água morna e sabonete para tentar proceder à penetração vaginal.

A penetração anal *não causa* AIDS, mas é uma forma de transmissão do vírus. Esta doença é mais comum entre homossexuais mas em virtude de sua tendência a terem muitos parceiros. Parceiros múltiplos é um aumento significativo na margem de risco de transmissão do vírus entre as pessoas, independente de suas preferências sexuais. Se nenhum dos parceiros num relacionamento monógamo tem o vírus da AIDS, vocês não podem contrair a doença um do outro, seja qualquer for a forma de sexualidade que pratiquem.

# OUTRAS FORMAS DE ENRIQUECER SUA SEXUALIDADE

Enriquecer a sexualidade é algo que depende de você e de seu companheiro. Suas atividades sexuais podem ser tão variadas quanto vocês quiserem. Vocês podem experimentar ter relações sexuais em horas diferentes do dia, em plena noite, ao ar livre. Se você está sempre acostumada a tomar um banho antes da relação sexual, experimente ter uma quando estiver bem suada, num dia quente de verão. Ou, se você geralmente costuma ter relações compridas, experimente uma "bem rapidinha", apressada, quando está com hora marcada para um compromisso em outro lugar. Procure pensar em todas as maneiras que possam ampliar as *suas* experiências sexuais a dois.

Você já deve ter lido ou ouvido falar em afrodisíacos, que são substâncias que podem aumentar o desejo sexual. Em geral, acredita-se que o álcool aumente o desejo sexual, diminuindo as inibições da pessoa. Em pequenas quantidades, tende a descontraí-las; isso pode fazer ou não com que se excitem com mais facilidade. Em quantidades maiores, o álcool tem um efeito negativo sobre o desejo sexual e, muitas vezes, pode interferir na capacidade de o homem ter ou manter sua ereção. Para muitas mulheres, o álcool inibe o orgasmo.

A maconha também pode agir de forma a diminuir as inibições mas não necessariamente atua como estimulante sexual. Algumas pessoas contam que sentem maior prazer sexual depois de fumar maconha e outras dizem o contrário. Outras drogas (anfetaminas etc.) podem provocar um aumento temporário do desejo sexual, mas todas têm efeitos colaterais perigosos, às vezes até mesmo fatais. Existem algumas (conhecidas como "poppers", e "spanish fly") que causam a dilatação dos vasos sangüíneos e podem também causar grave inflamação do aparelho urinário. A cocaína também é descrita pelos que a usam como estimulante sexual. Mesmo que fosse verdade, não resta dúvida de que é uma droga extremamente viciante, letal, e ninguém deve pensar em usá-la como excitante da sexualidade.

Talvez os melhores afrodisíacos físicos sejam cuidar da saúde e ter uma vida ativa. Isso ajuda você a se sentir melhor em relação a si mesma e com mais energia. Se a sua condição física está deixando você apreensiva, e você gostaria de mudar alguma coisa nesse sentido, na Bibliografia existem livros que podem ajudá-la.

## *Aumentar o prazer retardando a ejaculação*

Aumentar o prazer que se pode ter numa relação sexual em geral envolve se dar mais tempo para ter uma experiência sensual descontraída. Muitas vezes, porém, tudo o que acontece numa relação sexual é determinado pelo momento em que o homem ejacula. O orgasmo não precisa ser o sinal de que a relação acabou. Às vezes, vocês poderão ter vontade de continuar se dando prazer um ao outro, mesmo depois da ejaculação; outras vezes, poderão ter vontade de retardá-la um pouco. É possível conseguir isso por meio de algumas técnicas que parecem inibir o reflexo ejaculatório. Uma dessas técnicas foi inicialmente desenvolvida pelo Dr. James Semans, em 1959 ("técnica da pausa"), com o objetivo de ensinar o homem a prolongar o tempo que leva até ejacular. Mais tarde, as sugestões de Semans foram modificadas por Masters e Johnson. Nos Estados Unidos, esta forma modificada é conhecida como "técnica do aperto".

A idéia por trás das sugestões de Semans e Masters e Johnson é que o homem aprende a controlar a hora da ejaculação sem diminuir a estimulação ou o prazer erótico na excitação e no orgasmo. Ele aprende a retardar a ejaculação fazendo uma pausa e interrompendo toda a estimulação sexual, ou apertando o pênis.

É importante que o homem aprenda a determinar quando vai ejacular. A maioria dos homens tem consciência de uma sensação especial, que indica que a ejaculação está prestes a ocorrer. Essa sensação às vezes é chamada de "inevitabilidade", porque o reflexo ejaculatório foi estimulado e a ejaculação ocorrerá automaticamente, quer a estimulação continue ou não. Este tipo de reação parece ser exclusivo dos homens. Nas mulheres, quase sempre a interrupção da estimulação impede a ocorrência do orgasmo.

*A pausa*: Nesta forma de retardar a ejaculação, a estimulação e o movimento precisam parar bem antes que o homem tenha a sensação de inevitabilidade. Ele então espera que o seu alto nível de excitação diminua, até sentir que pode voltar a ser estimulado. Alguns homens podem perder parcialmente a ereção, mas a reestimulação a trará de volta. A vantagem desta forma de retardar o orgasmo é que ela é relativamente simples. Se a pausa for usada durante a penetração, o homem não precisa retirar o pênis — basta cessar o movimento. Muitas vezes, os casais gostam de desfrutar destes breves momentos para um sentir o outro bem perto e acariciarem-se amorosamente.

Uma possível desvantagem é que a pausa durante o ato sexual pode interferir com o crescimento da excitação na mulher e com sua resposta orgásmica. Uma forma de lidar com isso seria o homem continuar estimulando a mulher com a mão até que os movimentos possam ser retomados.

É importante que o homem receba bastante estimulação. Isso permitirá que ele se acostume à excitação prolongada. Sugerimos que o homem também *não* tente controlar sua ejaculação pensando em outras coisas (trabalho, algo desagradável etc.) não só porque isso não adianta muito, mas também porque prejudica a qualidade erótica de sua experiência sexual. A "pausa" requer uma certa prática, às vezes algumas semanas, mas quanto mais for usada, mais dará certo. Por este motivo, o homem pode optar por aprender a controlar a ejaculação quando está sozinho, ou seja, através da masturbação. Em geral, depois de algum tempo, o homem descobre que é capaz de se estimular durante 10 a 15 minutos, às vezes sem fazer pausa alguma, ou no máximo três. E estas sessões de autodescoberta do homem são valiosas ainda sob outros aspectos:

1. Elas permitem que ele aprenda quando deve fazer a pausa. É bom aprender o momento certo, e saber quando é tarde demais ou cedo demais. Algumas vezes, ele poderá se enganar, e aí ocorrerá a ejaculação. Não se preocupe se isso acontecer com você: enganar-se é outro modo de aprender a identificar melhor o momento.
2. O homem fica livre para experimentar o tempo de duração da pausa. É importante saber quanto tempo a pausa deve demorar para permitir que a estimulação seja retomada. No começo, o homem poderá achar que precisa ficar uns cinco minutos parado. Com o tempo e a prática, a pausa poderá durar um minuto ou menos. É claro que o controle durante a masturbação tende a ser muito mais fácil do que durante as atividades sexuais a dois. Uma boa idéia é usar a vaselina (ou outra forma de lubrificar o pênis), a fantasia, a literatura erótica ou figuras eróticas, durante a masturbação, para tornar a experiência física mais estimulante.

*O aperto*: Diversos casais preferem o aperto em vez da pausa. Aqui, o homem ou a mulher fazem uma pressão sobre uma área específica do pênis, um pouco antes do momento de inevitabilidade ejaculatória. Isso inibe o reflexo de ejaculação dando ao casal possibilidade de retomar a estimulação sexual. Muitas vezes o homem perde parcialmente a reação, até retornar à estimulação.

O aperto pode ser aplicado tanto pelo homem como pela mulher, e assim como na pausa o tempo e a prática fazem o controle melhorar. Provavelmente, a melhor forma de treinar essa técnica é durante a masturbação. Aí ele poderá descobrir quando deve apertar seu pênis, e durante quanto tempo. O aperto consiste em colocar o polegar sob o sulco do pênis e os outros dois dedos do lado oposto.

Para impedir a ejaculação, é necessário aplicar bastante pressão. Muitas vezes, os homens ficam surpresos (as mulheres mais ainda!) com a pressão que pode ser aplicada no pênis ereto sem causar desconforto. Isso é porque o pênis ereto está cheio de sangue, e porque contém uma grande quantidade de tecido esponjoso, que ajuda a absorver a pressão aplicada.

Alguns homens acham que colocar os dedos da maneira descrita não diminui a excitação, e que, ao contrário, provoca a ejaculação. Isso em geral se dá porque: (1) o homem demorou demais na estimulação

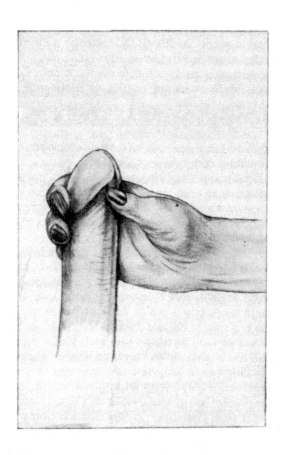

e a ejaculação já teve início; (2) a posição dos dedos junto à cabeça do pênis cria uma estimulação adicional. Se isso estiver acontecendo procure apertar bem debaixo do sulco, sem tocar a cabeça do pênis.

Se o aperto for praticado durante a masturbação, o homem deve se estimular intensamente antes de apertar. Muitas vezes, a fantasia e histórias ou figuras eróticas ajudam a aumentar a excitação e a qualidade sexual da experiência. Tal como ocorre com a pausa, com a prática, o homem será capaz de passar bastante tempo (10 a 15 minutos) se estimulando, sem necessidade de apertar o pênis, ou apertando apenas uma, duas ou três vezes, e a duração do aperto se tornará cada vez menor.

Não é necessário que o homem pratique estas técnicas durante a masturbação se tiver sentimentos negativos em relação a ela. Entretanto, gostaríamos de encorajá-lo a reavaliar esse sentimento negativo e considerar os benefícios que se pode obter com esse exercício. Possivelmente, algumas das idéias apresentadas no Capítulo 3 poderão ajudá-lo. Caso você decida mesmo assim praticar estas técnicas sem se masturbar, é muito importante ter paciência e cooperar no sentido de achar a melhor maneira, mutuamente aceitável, de controlar a ejaculação.

Mais detalhes sobre programas de auto-ajuda para problemas sexuais masculinos e para o enriquecimento do prazer sexual constam dos livros sobre sexualidade masculina citados na Bibliografia.

## CRESCIMENTO SEXUAL COM A IDADE

Vocês poderão ficar surpresos com esta discussão sobre as mudanças sexuais que acontecem com o avanço da idade, inserida num capítulo que trata do enriquecimento das relações. Muitas vezes porém, essas mudanças que têm lugar no ciclo sexual das mulheres e dos homens mais idosos proporcionam ao casal novos caminhos de descoberta do prazer sensual. Vários bons livros sobre sexo e envelhecimento estão sugeridos na Bibliografia.

Existem algumas mudanças óbvias que tanto os homens como as mulheres percebem à medida que vão envelhecendo. O homem leva mais tempo para ficar com o pênis ereto e a mulher, para começar a lubrificar-se. A lubrificação vaginal, com o tempo, também poderá ir diminuindo, o que tornará necessário o uso de um lubrificante artificial. O homem mais velho tem maior controle ejaculatório, podendo manter a sua ereção durante um período de tempo bem mais longo. No entanto, ele muitas vezes não tem a sensação de "inevitabilidade" que precede a ejaculação. Ocasionalmente, a própria ejaculação não chega a ocorrer.

Após o orgasmo, o corpo todo retorna com maior rapidez ao seu estado de não-excitação: isso acontece tanto com homens como mulheres.

Compreender estas mudanças permite a ambos tirar certo proveito destas transformações naturais. Por exemplo, já que leva mais tempo para o homem ter sua ereção, os jogos preliminares se tornam para muitos casais uma experiência mais descontraída e sensual. E também a maior demora para ejacular permite que as atividades sexuais, inclusive a penetração, se tornem mais prolongadas, experiências estas que até agora podiam ter sido raras ou inexistentes.

O fato de homens mais velhos não ejacularem durante a relação sexual muitas vezes é motivo de preocupação. A não ser que o casal aceite esse fato como um aspecto *normal* do envelhecimento masculino, é provável que experimentem ansiedade e frustração nas suas tentativas de chegar ao orgasmo. Às vezes, uma troca de estimulação (por exemplo, manual ou oro-genital) provocará a ejaculação. Outras vezes, porém, é possível ter um sentimento de intenso prazer e bem-estar com a proximidade sexual, mesmo que a ejaculação não ocorra.

Outras mudanças, tanto físicas como emocionais, dão a possibilidade de enriquecer a sexualidade de pessoas mais idosas. A textura da pele muitas vezes muda, ficando mais lisa e macia. Sentimentos de confiança e conforto entre os parceiros num relacionamento duradouro contribuem para acrescentar maior prazer às relações sexuais nesta fase da vida. Para muitos casais, a menopausa — que indica o final do período em que a mulher pode conceber — significa libertar-se das preocupações relacionadas com as formas de evitar a gravidez, permitindo maior espontaneidade nas relações.

Para a mulher mais idosa, como já mencionamos, o ato sexual pode trazer algum desconforto porque, com a idade, a mucosa vaginal torna-se mais fina. Esse desconforto pode ser eliminado através do uso de cremes lubrificantes, ou através do tratamento com hormônios. Veja o Capítulo 8 para ter mais detalhes sobre o assunto.

Embora de fato ocorram mudanças, a capacidade de reagir sexualmente e o desejo de ter relações sexuais não desaparecem com a idade. Estudos demonstraram que homens e mulheres muitas vezes continuam sexualmente ativos mesmo depois de terem 70 anos. Parece que dois fatores são importantes para manter o interesse sexual e a capacidade de reagir sexualmente: uma vida sexual ativa, com contatos sexuais regulares, e a possibilidade de contar com um parceiro sexual. Em vez de indicar o fim da sexualidade, o envelhecimento pode permitir uma ampliação, um enriquecimento e uma continuação do crescimento sexual.

## CONCLUSÃO

Há muitas outras áreas da sexualidade que não chegamos a abordar aqui, mas que também são importantes. Sexo pré-conjugal e extraconjugal, os problemas sexuais das mulheres desquitadas ou viúvas, o significado das relações homossexuais são algumas entre muitas outras facetas da sexualidade e merecem consideração especial. Todavia, os problemas e as emoções de cada uma destas áreas vão muito além do que se pode apresentar num único livro. Sugerimos que se você estiver interessada, ou vivendo uma destas situações, procure na Bibliografia os títulos que tratam desses assuntos. Esperamos que as idéias e sentimentos básicos apresentados nos capítulos anteriores, relativos ao desenvolvimento de sua própria sexualidade com o companheiro, sejam um bom começo para você, qualquer que seja sua situação de vida atual.

## 14

## E agora?

Pode ser que, mesmo depois de ter tentado pôr em prática as idéias e as sugestões que oferecemos, você ainda não esteja satisfeita com sua própria sexualidade, ou com o relacionamento sexual com seu parceiro. Sendo assim, a pergunta lógica é: o que fazer agora?

Há diversas coisas que você pode considerar. Primeiro, procure especificar exatamente o que é que ainda está deixando você insatisfeita. Será que as suas preocupações têm razão de ser, considerando o que você aprendeu acerca da sexualidade feminina e do relacionamento a dois? Ou será que você está perseguindo metas irreais, coisas impossíveis? A sua preocupação mais real, no momento, seria se até agora você não tivesse chegado ao orgasmo, nem sozinha, nem com o companheiro. Algumas preocupações irreais agora seriam o desejo de chegar ao orgasmo toda vez que você está tendo um ato sexual, querer sempre chegar ao orgasmo simultaneamente com o parceiro, ter orgasmos múltiplos. Mesmo que você tenha vontade de experimentar todas estas coisas um dia, talvez seja pedir demais esperar que elas aconteçam já. Lembre-se, você já conseguiu e está conseguindo algumas mudanças muito grandes em si mesma e em sua sexualidade, seguindo este programa de crescimento. No entanto, pode levar algum tempo até que elas estabilizem para que você possa continuar crescendo.

Se, porém, você estiver se sentindo insatisfeita com os resultados deste programa de crescimento, ou se estiver relativamente satisfeita com os resultados alcançados até aqui, mas quer ir mais adiante, há muita coisa que pode ser almejada. Pense com cuidado em cada uma das seguintes alternativas, e converse sobre elas com o companheiro. Qual delas corresponde melhor às suas necessidades no momento? Qual delas pode dar melhores resultados com você? Só você mesma poderá julgar e responder a estas perguntas.

*Deixe a natureza agir.* Se você atingiu seus objetivos mais imediatos, mas ainda sente que gostaria de continuar mudando, poderia simplesmente se descontrair e desfrutar a sexualidade que você vive hoje. Se continuar praticando algumas das sugestões deste programa, fazendo exercícios sozinha ou com um parceiro, irá perceber automaticamente que suas atitudes irão se tornando cada vez mais positivas: a sua excitação sexual irá aumentar, você desenvolverá maior habilidade de se excitar sozinha, e a sua capacidade orgásmica vai aumentar. Além disso, à medida que você e o seu companheiro continuarem a descobrir novos aspectos um do outro, comunicando-se livremente, as relações sexuais entre vocês se tornarão cada vez mais prazerosas. Isso é o que acontece com os nossos pacientes quando terminam sua terapia individual ou de casal. A maioria das mulheres (e dos casais) contam que continuam seu processo de crescimento no período imediatamente subseqüente à terapia, deixando a própria natureza agir.

*Continue fazendo alguns exercícios sozinha.* Se você não alcançou algumas das metas que queria alcançar, mas sente que está mudando e que obteve algum progresso durante este programa de treinamento, você (e seu parceiro) pode querer continuar fazendo os exercícios e pôr em prática nossas sugestões.

Se você sente que existem certos aspectos de sua sexualidade ou do seu relacionamento sexual que a preocupam, é possível que você queira reler as partes importantes deste livro e então repetir os exercícios sugeridos. Muitas vezes, uma segunda tentativa produz bons resultados onde a primeira tentativa não deu certo. Como qualquer outra experiência que se repete, é sempre diferente da segunda vez: você está um pouco diferente, por um lado, e portanto pode prestar atenção a detalhes e mensagens antes despercebidos.

Além disso, pode ser que você queira ler alguns outros livros. Consulte a Bibliografia que incluímos no final, com um pequeno comentário a respeito de cada livro, para orientá-la e ajudá-la a escolher o trabalho que mais sintonize com suas preocupações atuais.

Existem outras fontes onde você pode conseguir mais informações sobre coisas que também podem ajudá-la. Você já se interessou por uma Escola de Pais, ou tentou fazer algum curso sobre sexualidade, casamento, crescimento pessoal, ou algo do gênero? Você teria possibilidade de assistir palestras, ou participar de encontros sobre estes assuntos? Você teria jeito de conseguir livros, revistas ou filmes, que possam contribuir para suas fantasias eróticas? Mesmo que seja difícil, você perceberá que sempre é possível conseguir alguma coisa.

*Considere a possibilidade de uma terapia.* Esta é uma opção que você pode considerar se este programa de treinamento não tiver realmente produzido nenhum resultado importante, significativo para você. Você poderá sentir que deseja uma terapia individual para suas necessidades pessoais (auto-estima, estado de espírito etc.), ou uma terapia de casal se estiver sentindo problemas específicos em seu relacionamento com o parceiro, ou mesmo uma terapia sexual se a sua preocupação básica estiver girando em torno de sua sexualidade ou da relação sexual com o parceiro. Mais uma vez, você precisa pensar, conversar e decidir qual destas formas de terapia corresponde melhor às suas necessidades atuais.

Mencionamos antes que existem duas questões sexuais muitas vezes melhor trabalhadas quando com um terapeuta: um baixo nível de desejo sexual e uma aversão a atividades sexuais após abuso sexual na infância, ou estupro na idade adulta. Se uma destas situações se aplica em seu caso, sugerimos que você trabalhe com um terapeuta.

Logo depois que você tiver decidido o tipo de terapia, vai se deparar com o difícil processo de escolher um terapeuta. Há dois fatores básicos que você deve considerar nesta escolha, mas infelizmente não existem regras claras para facilitar essa decisão.

O primeiro fator se refere à competência do profissional. Inúmeros psicólogos, psiquiatras, psicanalistas, terapeutas de casal e família, conselheiros pastorais, assistentes sociais, trabalham com terapia. O primeiro passo, portanto, é você se informar bem acerca do treinamento, das qualificações e da capacidade do terapeuta. Não se constranja em perguntar diretamente sobre estas coisas. Nenhum profissional responsável se sentiria incomodado; pelo contrário, ficará satisfeito de poder trabalhar com uma pessoa que tem confiança nas qualificações do profissional escolhido.

O segundo passo para se assegurar da competência do terapeuta é obter a opinião de algumas pessoas que o conhecem. Um médico, um padre, um amigo podem, muitas vezes, recomendar um bom terapeuta, ou porque o conhecem pessoalmente, ou porque conhecem sua reputação profissional.*

Tendo encontrado um terapeuta recomendado por uma pessoa de sua confiança, é você quem precisa decidir se ele é capaz de ajudá-la; agora é uma questão pessoal. Cada terapeuta tem uma orientação teórica, e mesmo que nada prove que uma forma de trabalhar seja melhor que as outras, alguns tipos de terapia dão mais resultado em relação a determinados problemas, e com determinados tipos de pessoa. Procure deixar claro para si mesma o que você deseja da terapia, e tenha uma conversa franca com o terapeuta. Você e ele devem estar de acordo em relação aos objetivos do trabalho. Se quiser, e você deve se sentir suficientemente à vontade para tanto, peça uma breve explicação de como

---

* Outra possibilidade de localização de um terapeuta está em buscar atendimento nas clínicas que funcionam junto a faculdades e universidades. Normalmente o custo das consultas é muito mais baixo que nos consultórios particulares; o trabalho é feito por alunos em fase de graduação ou especialização, supervisionados diretamente por seus professores que costumam ser profissionais com clientela particular, altamente qualificados. Em alguns hospitais públicos também são oferecidos serviços ambulatoriais de psicologia em algumas especialidades. (N.T.)

ele pratica seu trabalho terapêutico. Você acha que essa forma corresponde a suas necessidades atuais? De qualquer maneira, procure conversar sobre os fatores que você deseja abordar na terapia e sobre a forma de abordá-los. Pode ser que o terapeuta a convença a fazer uma terapia diferente daquela que você tinha planejado, e isso também é perfeitamente aceitável, na medida em que vocês dois estejam de acordo. Por outro lado, ele também pode recomendá-la a um outro profissional, sentindo que talvez o colega corresponda melhor às suas expectativas. Tendo começado a terapia, perceba que é um processo difícil e que vai exigir muito de você. Não largue a terapia logo no começo, nem fique pulando de um terapeuta para outro, à procura de uma "cura milagrosa" que não exija esforço nenhum de sua parte. Ao mesmo tempo, se você ficar insatisfeita, discuta o assunto com o terapeuta, em vez de simplesmente abandonar o tratamento. Pode ser que chegue à conclusão de que não serve para você; mas converse sobre isso e decidam juntos, você e o terapeuta, o que fazer (continuar, parar, recomeçar com outra pessoa), em vez de simplesmente sumir.

Se você de fato tem necessidade de continuar o seu processo de crescimento, busque sim um destes caminhos para prosseguir. Com o correr do tempo, se esforçando sozinha ou com a psicoterapia, você irá adiante. Todo mundo tem capacidade de crescer e mudar, e a única coisa que pode impedi-la é você própria se recusar a tentar.

Uma última advertência: o código de ética de todo profissional de saúde mental proíbe de forma explícita contato sexual direto entre paciente e terapeuta. Se o terapeuta tomar a iniciativa de um contato sexual direto com você ou com você e seu companheiro, o caso deve ser imediatamente denunciado ao conselho regional da categoria, em sua região, e ao conselho federal. Além disso, ter consultas e fazer programas sociais com o profissional não se misturam. Se o terapeuta começar a convidá-la para sair para jantar ou ter outros contatos sociais, mesmo que sem demonstrações sexuais diretas, você deve interromper a terapia com essa pessoa (e decidir se quer ser amiga). Fazer programas sociais sem incluir sexo, tecnicamente, não é uma conduta antiética da parte do terapeuta mas reflete um precário discernimento da parte do profissional, o que não concorre a favor do paciente. A razão para tanto é que a essência do relacionamento terapêutico é a prestação de um serviço de ajuda ao cliente, para que ele consiga tornar-se capaz de resolver por si que mudanças pretende realizar em sua vida. Ao se envolver diretamente com o paciente, o terapeuta perde sua capacidade de isenção e neutralidade e seu interesse pessoal direto fará o cliente sofrer ainda mais. Em resumo, o terapeuta passa a fazer parte do universo de problemas do cliente, em vez de um consultor para possíveis soluções.

# *Uma palavra aos profissionais*

Originalmente, a maior parte de nosso trabalho com mulheres foi feito no contexto de terapias sexuais de curta duração, semanais, com casais. Mas, ultimamente, temos empregado o mesmo programa apresentado neste livro em várias situações. Temos trabalhado com mulheres sem parceiros sexuais regulares, tanto em terapias individuais quanto grupais. Também temos atendido casais em terapia grupal de casais. Como parte de estudos mais amplos sobre estratégias de atendimento, estivemos usando o programa numa modalidade de tratamento diário intensivo. Também realizamos uma pesquisa sobre a eficiência de psicoterapia sexual com duplas de profissionais em comparação com a condução do tratamento por um só terapeuta. Em todas essas várias alternativas, constatamos que a eficácia do programa permanece inalterada. Trata-se de um programa altamente estruturado, portanto, que pode ser adotado em muitos diferentes tipos de contatos terapêuticos. Além disso, contribuímos recentemente para uma pesquisa sobre a eficácia deste programa, na qual algumas mulheres eram atendidas por um terapeuta apenas três vezes e, no restante do programa, trabalhavam sozinhas. Elas usavam este livro e o filme que o acompanha, também intitulado *Descobrindo o Prazer* (que mencionaremos com mais detalhes abaixo). Esta pesquisa demonstrou que as mulheres tratadas com este contato terapêutico mínimo conseguiam atingir o orgasmo com a mesma margem de êxito que as mulheres que foram atendidas por um terapeuta semanalmente, durante 15 semanas consecutivas.* As outras pesquisas acima citadas estão incluídas na Bibliografia.

* P. J. Morokoff e J. LoPiccolo, "A Comparative Evaluation of Minimal Therapist Contact and Fifteen-Sessions Treatment for Female Orgasmic Dysfunction", *Journal of Consulting and Clinical Psychology*, 54:3 (1986), 295-300.

Considerando-se todas as pesquisas em conjunto, ao lado de nossos outros estudos clínicos, trabalhamos com mais de 150 mulheres inorgásmicas utilizando este programa. Nossos resultados gerais indicam que mais de 90% das clientes que o adotaram aprenderam a ter orgasmos regulares, durante a masturbação. Perto de 80% tornou-se orgásmica em atividades envolvendo o parceiro, com o toque manual ou oral dos órgãos genitais femininos, e mais ou menos 35% da amostra passou a ter orgasmos regulares durante a penetração. Estes resultados se aproximam dos índices de orgasmo encontrados em pesquisas sociológicas com mulheres normais e saudáveis, de modo que a eficácia deste trabalho é muito elevada. Além disso, mais de 95% das mulheres (entre elas as com parceiros) afirmam terem aumentado significativamente seu nível de satisfação com a vida sexual em geral.

Algumas mulheres — em particular, as mais tradicionais, religiosas e de mais idade — têm uma certa objeção ao componente masturbatório deste programa. Elas costumam perguntar se não poderiam simplesmente começar com o trabalho centrado no casal, omitindo os primeiros capítulos nos quais a masturbação é enfatizada. Na realidade, alguns terapeutas sexuais não têm como rotina de trabalho a inclusão da autodescoberta, do trabalho corporal, e do treino masturbatório, que são elementos componentes de nosso programa. Contudo, existem atualmente várias pesquisas já publicadas, realizadas por outros terapeutas sexuais, comparando o tratamento exclusivo com o trabalho de casal e o nosso tipo de programa.* Todas as pesquisas demonstraram a eficácia superior de uma abordagem que inclui a autodescoberta e a masturbação; por isso, temos bons motivos para ajudar nossos clientes a superar sentimentos inicialmente negativos, em vez de apenas os acatarmos.

Em poucas palavras, gostaríamos de mencionar como diferentes abordagens terapêuticas poderiam fazer uso tanto deste programa de treinamento, como de filmes de quinze minutos, especificamente destinados a facilitar cada passo a ser dado. Os filmes intitulam-se *Becoming Orgasmic: A Sexual Growth Program for Women*, e podem ser obtidos entrando em contato com Focus International, Inc., 14 Oregon Drive, Hutington Station, New York, NY 11746, (516) 549-5320. Os dois primeiros filmes, denominados "Descoberta" ("Discovery") e "Dando Prazer a Si Mesma" ("Self-Pleasuring"), podem ser usados com mulheres que tenham ou não um parceiro sexual no momento, complementando assim o material dos Capítulos 2-7. O terceiro filme, "Compartilhando" ("Sharing"), é para mulheres com parceiro sexual e segue o conteúdo dos Capítulos 8-10. Todos os três filmes mostram uma mulher descobrindo o seu corpo, o prazer que ele pode lhe proporcionar, e sua

---

* Para uma revisão das pesquisas sobre tratamento de problemas orgásmicos veja B. L. Andersen, "Primary Orgasmic Dysfunction: Diagnostic Considerations and Review of Treatment", *Psychological Bulletin*, 93:1 (1983), 105-136.

crescente resposta sexual através do orgasmo. Também são mostradas algumas das reações, dúvidas e incertezas que acompanham cada estágio do crescimento. Sentimos que os filmes são valiosos como modelos para superar algumas destas incertezas que podem surgir ao longo do programa. Os filmes poderão ser de inestimável ajuda a terapeutas homens, uma vez que mostram um modelo feminino que se expõe, revelando seus medos e preocupações.

Para a mulher que está em terapia individual, ou de casal, os exercícios a serem feitos estão claramente apresentados nos capítulos anteriores. Embora seja necessário conversar um pouco sobre eles, o terapeuta deve dedicar a maior parte do tempo aos sentimentos que a mulher tem em relação a cada um, tanto antes quanto depois de fazer os exercícios. Recomendamos que o terapeuta peça à mulher para anotar suas reações em relação a cada exercício: o que foi fácil? difícil? como ela se sentiu? chegou a sentir prazer? Estas anotações devem ser trazidas para a sessão de terapia. Descobrimos que elas constituem uma forma eficiente de compreender as dificuldades que a mulher possa estar sentindo. As perguntas apresentadas em cada capítulo podem servir como base adicional de discussão.

Se os filmes também forem usados, o terapeuta poderá mostrar cada passo antes de a mulher fazer os exercícios. Assistir os filmes antes pode ser particularmente valioso para explicar como abordar cada exercício, ou os pontos que parecem mais difíceis para cada mulher. No entanto, certas partes dos filmes só devem ser mostradas depois de a mulher já ter feito o exercício para evitar que ela forme uma idéia preconcebida de como deveria reagir. A decisão acerca de quando mostrar os filmes deve se basear na realidade de cada paciente, levando em conta sua força e sua sensibilidade.

Para as mulheres que estão em terapia de grupo, o livro e os filmes também podem ser usados num esquema semelhante ao da terapia individual ou de casal. A terapia de grupo também dá às mulheres uma boa oportunidade de adquirir uma certa perspectiva do seu crescimento sexual; e, quando bem orientado, o grupo pode oferecer apoio adicional, muito além da experiência terapêutica individual. Deve-se tomar cuidado na formação de um grupo — uma das variáveis mais importantes é a existência ou não de um parceiro sexual. Os grupos tendem a dar mais resultados quando são homogêneos no que diz respeito às mulheres estarem ou não envolvidas num relacionamento permanente com alguém. Além disso, pode ser interessante separar as mulheres que nunca tiveram orgasmo daquelas que têm orgasmos pouco freqüentes.

Em todo caso, é importante que o terapeuta encoraje o apoio mútuo entre os membros do grupo, e desencoraje possíveis tendências de comparação, uma vez que algumas mulheres por certo progridem mais depressa que outras. Um bom começo é focalizar imediatamente a atenção no fato de que cada mulher tem o seu próprio ritmo de crescimento ao longo da terapia.

Para as mulheres que têm parceiro sexual, o terceiro filme, como os Capítulos 9-11, destinam-se ao casal. Embora a participação do homem, no grupo, possa ser extremamente valiosa, ela não é indispensável. É possível a mulher transmitir-lhe por si mesma as informações que obteve, contanto que ambos tenham um relacionamento bom, baseado na cooperação mútua. Se o parceiro quiser tomar parte na terapia, ele pode ser incluído de várias maneiras. Uma das possibilidades é fazer com que uma das sessões tenha sua parte final incluindo os companheiros das mulheres que participaram. Outra alternativa é ter um encontro adicional apenas para os homens, com menos tempo dedicado aos encontros de homens e mulheres juntos.

Independentemente do tipo de terapia, existem alguns princípios básicos que devem ser respeitados. Primeiro, a mulher deve estar consciente de que aprender a ter orgasmos é apenas uma parte do crescimento sexual, e que este envolve muito mais do que apenas aprender uma série de técnicas. Segundo, o que cada mulher pensa e sente é extremamente importante e vai implicar uma maior facilidade ou dificuldade em cada etapa. Os sentimentos não devem ser encarados como estando num plano secundário em relação a "conseguir fazer" os exercícios de cada estágio. Terceiro, é provável que o orgasmo seja diferente daquilo que a mulher esperava; e deve-se passar algum tempo conversando sobre como ele é diferente da expectativa e o que significa essa diferença para ela. Quarto, à medida que as mulheres vão aumentando sua capacidade de responder sexualmente, aquelas que têm companheiros permanentes poderão sentir alguma incerteza por parte do companheiro em aceitar suas mudanças. Deve-se dedicar algum tempo, com a mulher e seu companheiro, para lidar com quaisquer problemas abertos ou encobertos que possam surgir durante o crescimento sexual da mulher.

# Bibliografia selecionada e comentada

Os seguintes livros tratam dos mais diversos aspectos do crescimento pessoal e sexual. A forma de apresentação varia de um livro para outro, incluindo desde informações muito pessoais até discussões mais técnicas e acadêmicas. Obviamente, selecionamos apenas alguns títulos de cada assunto, e, por isso, consideramos esta bibliografia um bom ponto de partida para outras leituras. Os títulos com asterisco são para os leitores que só querem uma leitura mais geral.

## INFORMAÇÃO SEXUAL GERAL

Este grupo de livros dá uma visão geral das informações básicas sobre comportamento sexual, atitudes relacionadas com o sexo, e formas de lidar com problemas sexuais masculinos e femininos.

*BLUMSTEIN, P., e SCHWARTZ, P. (1983). *American Couples: Money, Work and Sex*. Nova York: William Morrow & Co.
    Este livro descreve pesquisas de larga escala sobre o comportamento e os relacionamentos sexuais da América contemporânea.

*CARRERA, M. (1981). *Sex: The Facts, the Acts, and Your Feelings*. Nova York: Crown Publishers.
    Livro bastante completo e de leitura bem acessível, que enfatiza de modo adequado e elegante a necessidade de se superarem os mitos relativos à sexualidade e seus equívocos.

*CROOKS, R., e BAUR, K. (1986). *Our Sexuality*. (3ª edição). Menlo Park, Califórnia: Benjamim Cummings Publishing Co.
    É provável que este seja o mais usado manual de sexualidade nos cursos universitários. É especialmente bom por enfatizar bastante os aspectos do crescimento pessoal.

HITE, S. (1976). *The Hite Report*. Nova York: Macmillan Publishing Co.
    Coletânea das histórias sexuais de 3.000 mulheres.

HUNT, M. (1974). *Sexual Behavior in the 1970s*. Chicago: Playboy Press.
KILMANN, P. R., e MILLS, K. H. (1983). *All About Sex Therapy*. Nova York: Plenum Press.
  Escrito para o público geral, este livro descreve o trabalho de Masters e Johnson, Kaplan, e outros renomados terapeutas sexuais.
TAVRIS, C., e SADD, S. (1977). *The Redbook Report on Female Sexuality*. Nova York: Dell.

## TÓPICOS ESPECIAIS

### Guias de Fantasias Sexuais

BARBACH, L. (1984). *Pleasures: Women Write Erotica*. Garden City, N. Y.: Doubleday & Co.
*FRIDAY, N. (1974). *My Secret Garden*. Nova York: Pocket Books.
——————— (1975). *Forbidden Flowers: More Women's Sexual Fantasies*. Nova York: Simon & Schuster.

### Menstruação, Síndrome Pré-Menstrual (SPM) e Gravidez

ASSO, D. (1983). *The Real Menstrual Cycle*. Nova York: John Willey & Sons.
  Resumo crítico das pesquisas relativas ao ciclo menstrual, levantando as variáveis que influem no processo, e a menopausa.
BROWN, W. A. (1979). *Psychological Care During Pregnancy and the Post-partum Period*. Nova York: Raven Press.
  Resumo dos aspectos psicológicos da gravidez, destinado a profissionais de saúde (em particular, obstetras). Leitura bastante acessível e de estilo clínico.
*BUDOFF, P. W. (1980). *No More Menstrual Cramps and Other Good News*. Nova York: Penguin Books.
  Livro informativo da autoria de um obstetra-ginecologista. Faz uma revisão da SPM, da dismenorréia, do câncer de seio, das histerectomias e de como decidir-se sobre qual o melhor tipo de prevenção e tratamento.
GANNON, L. R. (1985). *Menstrual Disorders and Menopause: Biological, Psychological and Cultural Research*. Nova York: Praeger Publis.
  Revisão sistemática da literatura de pesquisa sobre distúrbios menstruais e a menopausa, segundo uma perspectiva multidisciplinar.
SANDERS, D. (1985). *Coping with Periods*. Nova York: Mutual Books.
  Descreve formas de lidar com as dificuldades menstruais.

### Sexo, Menopausa e Idade

*CUTLER, W. B., GARCIA, C. R., e EDWARD, D. A. (1983). *Menopause: A Guide for Women and Men Who Love Them*. Nova York: W. W. Norton & Co.
  Revisão cuidadosa das pesquisas sobre a menopausa e seu tratamento. Bastante detalhada e repleta de explicações claras, esboços e diretrizes bastante úteis.
GREENWOOD, S. (1984). *Menopause Naturally: Preparing for the Second Half of Live*. São Francisco: Volcano Press.
  Este é um livro interessante sobre a menopausa, seus sintomas e o tratamento dos mesmos. Também aborda o contexto de vida das mulheres durante tais mudanças.

REITZ, R. (1977; 1979). *Menopause. A Postive Approach*. Londres: Univan Paperbacks; Nova York: Penguin Books.
SARREL, L. J., e SARREL, P. (1984). *Sexual Turning Points*. Nova York: Macmillan Publishing Co.
Trata do que os autores consideram os sete estágios do desenvolvimento sexual adulto.
*SCHOVER, L. (1984). *Prime Time: Sexual Health for Men Over Fifty*. Nova York: Holt, Rinehart & Winston.
Leitura instrutiva e acessível para homens de meia-idade e mais. Tem também bom conjunto de informações para as mulheres, em particular sobre como lidar com o envelhecimento do companheiro.
STARR, B. D., e WEINER, M. B. (1981). *Sex and Sexuality in the Mature Years*. Nova York: Stein & Day Publishers.
Estudo do ajustamento sexual de 800 americanos idosos, com boas sugestões de como adaptar-se à idade.

## Incesto

MALTZ, W., e HOLMAN, B. (1987). *Incest and Sexuality: A Guide to Understanding and Healing*. Lexington, Massachusetts: D.C. Heath & Co.
Livro de auto-ajuda para mulheres que foram vítimas de incesto e que podem ainda estar vivendo as repercussões desse evento.

## TRABALHO CORPORAL

COOPER, K. H. (1985). *The New Aerobics*. Nova York: M. Evans.
Manual de exercícios individuais destinados a desenvolver o funcionamento geral e cardiovascular, bem como ajudar a mantê-lo durante toda a vida.
*DOWNING, G. *O Livro de Massagem*. Ed. Brasiliense, 1978 (*The Massage Book*, Nova York, Random House, 1972).
Manual completo e ilustrado sobre massagem, incluindo massagem de casais e automassagem, e mencionando também técnicas de meditação.
MONTAGUE, A. *Tocar: O Significado Humano da Pele*. Summus Editorial, 1988 (*Touching: The Human Significance of the Skin*. Nova York: Columbia University Press).
Desvenda os mistérios do tato.
STUART, R. B., e DAVIS, B. (1972). *Slim Chance in a Fat World: Behavioral Control of Obesity* (ed. condensada).
Programa sensato de produção de peso que se concentra na modificação dos hábitos alimentares em vez de simplesmente eliminar calorias.
YOUNG, C. (1973). *Self-Massage*. Nova York: Bantam Books.
Técnicas de relaxamento através da automassagem.

## RELIGIÃO E SEXUALIDADE

Os livros desta seção tratam da sexualidade em relação à moralidade e ao cristianismo e judaísmo.

BIRD, J. e BIRD, L. (1970). *The Freedom of Sexual Love*. Garden City., N. Y.: Doubleday & Co.
    Para católicos contém o *nihil obstat* e o *imprimatur*, o que indica que o texto está "isento de erro doutrinário e moral". Contém material interessante para quem se preocupa com a sexualidade e a fé católica.
FELDMAN, D. (1975). *Marital Relations, Birth Control and Abortion in Jewish Law*. Nova York: Schoken Books.
KOSNIK, A., CARROL, W., CUNNINGHAM, A., MODRAS, R., e SCHULTE, J. (1977). *Human Sexuality: New Directions in American Catholic Thought*. Nova York: Paulist Press.
NELSON, J. B. (1979). *Embodiment: An Approach to Sexuality and Christian Theology*. Minneapolis, Minnesota: Augsburg.
STEINMETZ, U. G. (1972). *The Sexual Christian*. St. Meinrad, Indiana: Abbey Press.
    Discute o relacionamento homem-mulher, o casamento e a sexualidade. Propõe que as proibições anti-sexuais não são uma parte genuína do pensamento cristão.

# CRESCIMENTO PESSOAL

Os livros seguintes tratam de auto-estima, da confiança e da autoconscientização. Todos fazem sugestões específicas sobre como compreender onde e como mudar.

BACH, G. R., e WYDEN, P. (1981). *The Intimate Enemy: How to Fight Fair in Love and Marriage*. Nova York: Avon Books.
    Para as mulheres em relações de compromisso com homens, este livro aborda o valor dos confrontos, e como beneficiar-se de forma construtiva, além de tratar das questões difíceis de intimidade.
*BOSTON WOMEN'S HEALTH COLLECTIVE: (1984). *The New Our Bodies, Ourselves*. Nova York: Simon & Schuster.
    Livro que contém ricas informações sobre a experiência de ser mulher. Inclui tópicos de anatomia e fisiologia, sexualidade, relacionamentos, lesbianismo, estupro, nutrição, controle de natalidade, gravidez, menopausa e formas de cuidar da própria saúde.
BURNS, D. D. (1980). *Feeling Good: The New Mood Therapy*. Nova York: Signet.
    Livro de auto-ajuda bastante útil e lúdico para leitoras com depressão e pouca auto-estima.
CAILLIET, R., e GROSS, L. (1987). *The Rejuvenation Strategy*. Garden City, N. Y.: Doubleday & Co.
    Livro de saúde que discute uma ampla diversidade de recursos para criar um estilo de vida dinâmico e saudável.
ELLIS, A., e HARPER, R. A. (1975). *A New Guide to Rational Living*. North Hollywood, Califórnia: Wilshire.
    Um livro que ajuda você a desenvolver uma abordagem racional para lidar com os problemas.
GOLEMAN, D., e BENNET-GOLEMAN, T. (1986). *The Relaxed Body Book*. Garden City, N. Y.: Doubleday & Co.
    Discute meios de relaxamento e convivência com uma variedade de fontes modernas de estresse.

HALPERN, H. M. (1975). *Cutting Loose: An Adult Guide to Coming to Terms With Your Parents*. Nova York: Bantam Books.
   Este livro ajuda os leitores a reavaliarem quais de suas crenças e valores são realmente seus, e quais não lhes são mais necessários.

O'NEILL, N., e O'NEILL, G. (1974). *Shifting Gears*. Nova York: Avon Books.
   Aborda crises existenciais em geral associadas aos anos de maturidade, como divórcio, morte, perda de emprego, mudança no estilo de vida.

*RUSH, A. K. (1973). *Getting Clear*. Nova York: Random House.
   Um livro para mulheres sobre a forma de tomar consciência de si mesmas, física, emocional e intelectualmente, escrito num estilo quente e pessoal, com numerosos exercícios. Alguns dos assuntos: consciência corporal, massagem, papéis sexuais, comunicação, aborto, parto, meditação, aumento de consciência.

WITKIN-LANOIL, G. (1984). *The Female Stress Syndrome: How to Recognize and Live With it*. Nova York: New Market Press.
   Guia para identificar e abordar o estresse e a tensão psicológica no cotidiano das mulheres modernas.

## OUTROS LIVROS DE CRESCIMENTO SEXUAL E DE AUTO-AJUDA

Estes livros são mais pessoais do que os citados nas seções de "Informação Sexual Geral" ou "Crescimento Pessoal". Conseqüentemente, podem ser úteis no aprofundamento do trabalho de autoconhecimento visando mudanças de atitude, técnica sexual e problemas especiais.

BERGER, R., e BERGER, D. (1987). *Biopotency: A Guide to Sexual Success*. Emmaus, Pa: Rodale.
   Livro de auto-ajuda para homens com problemas de ereção e avalia os vários tratamentos possíveis.

CAMERON-BANDLER, L. (1985). *Solutions: Practical and Effective Antidotes for Sexual and Relationship Problems*. São Rafael, Calif.: Future Pace.
   Livro de auto-ajuda que usa um novo sistema de psicoterapia chamado Programação Neurolingüística.

*COMFORT, A. (1972). *Os Prazeres do Sexo*. Ed. Martins Fontes, 1979 (*The Joy of Sex*. Nova York: Crown, 1972).

COMFORT, A. (1974). *Mais Prazeres do Sexo*. Idem, 1980 (*More Joy*. Nova York: Crown, 1974).
   Estes dois livros famosos explicam e ilustram as mais variadas técnicas sexuais de fazer amor.

GILLESPIE, L. (1986). *You Don't Have to Live With Cystitis*. Nova York: Rawson.
   Escrito por médico, este livro oferece inúmeras informações práticas sobre como cuidar da cistite e dos problemas a ela correlatos.

*HASTINGS, D.W. (1972). *Um Psiquiatra fala do sexo no casamento*. Ed. Manole, 1977 (*Sexual Expression in Marriage*. 2ª ed. Nova York: Bantam, 1972).
   Abrange tópicos de anatomia e fisiologia, bem como técnicas sexuais, disfunções sexuais e assim por diante.

*MCCARTHY, B. e MCCARTHY, E. (1984). *Sexual Awareness: Enhancing Sexual Pleasure*. Nova York: Carrol and Graf.

Um bom livro de crescimento sexual para homens e mulheres.
MESHORER, M., e MESHORER, J. (1986). *Ultimate Pleasure: The secrets of Easily Orgasmic Women*. Nova York: St. Martins Press.
Estudo de 60 mulheres com vidas sexuais excepcionalmente satisfatórias.
*ZILBERGELD, B. (1978). *Male Sexuality*. Nova York: Bantam Books.
Auto-ajuda no trabalho sobre os problemas masculinos mais comuns e uma boa seção sobre mitos e equívocos sexuais.

## LIVROS PARA PROFISSIONAIS

Estes trabalhos são recomendados para terapeutas e outros profissionais que trabalham com clientes portadores de problemas ou preocupações sexuais.

ARENTEWICZ, G., e SCHMIDT, G. (org). *The Treatment of Sexual Disorders: Concepts and Techniques of Couple Therapy*. Nova York: Basic Books.
De procedência européia, este trabalho é minucioso e sensato em suas colocações teóricas, práticas e psicológicas dos problemas sexuais.
CUTLER, W. B., e GARCIA, C. R. (1984). *The Medical Management of Menopause and Premenopause: Their Endocrinological Basis*. Filadélfia: J. B. Lippincott Co.
Faz uma revisão da literatura sobre a transição da menopausa e seu tratamento. Há um resumo para leigos na indicação de Cutler, Garcia e Edward, citada no grupo de livros sobre sexo, menopausa e idade.
MASTERS, W. H., e JOHNSON, V. E. *A conduta sexual humana*. Ed. Civilização Brasileira, 1976 (*Human Sexual Response*. Boston: Little Brown, 1966).
A obra clássica sobre a anatomia e a fisiologia do ciclo da resposta sexual.
_____ 1970. *Human Sexual Inadequacy*. Boston: Little, Brown & Co.
Descreve o tipo de tratamento básico das disfunções sexuais em homens e mulheres.
KAPLAN, H. S. *A nova terapia do sexo*. Ed. Nova Fronteira, 1977 (*The New Sex Therapy*. Nova York: Brunner/Mazel, 1974).
O programa de terapia de Kaplan acrescenta algumas modificações ao esquema de Masters e Johnson. E o livro inclui uma discussão sobre os conceitos psicanalíticos em relação à terapia sexual.
OFFIT, A. (1981). *Night Thoughts: Reflections of a Sex Therapist*. Nova York: Congdon and Lattes.
Uma crítica e um comentário interessantes sobre a prática e o entendimento da terapia dos problemas sexuais.

Os cinco livros seguintes são leituras gerais e acadêmicas sobre a sexualidade e a terapia sexual:

BANCROFT, J. (1983). *Human Sexuality and Its Problems*. Nova York: Churchill-Livingston.
GEER, J., HEIM, J., e LEITENBERG, H. (1984). *Human Sexuality*. Englewood Cliffs, N.J.: Prentice-Hall.
KAPLAN, H. S. *The Evaluation of Sexual Disorders* (1983). Nova York: Brunner/Mazel.

LEIBLUM, S., e PERVIN, L. (org). (1980). *Principles and Practice of Sex Therapy.* Nova York: Plenum Press.
LOPICCOLO, J., e LOPICCOLO, L. (org). (1978). *Handbook of Sex Therapy.* Nova York: Plenum Press.

Os profissionais que trabalham na área da sexualidade podem também interessar-se pela assinatura das seguintes publicações.

*Archives of Sexual Behavior* (bimensal), Plenum Press, Nova York.
*Journal of Sex and Marital Therapy* (trimestral), Brunner/Mazel, Nova York.
*Journal of Sex Research* (trimestral), Society for Scientific Study of Sex, Filadélfia.

Os artigos (de periódicos) e os capítulos (de livros) relacionados abaixo são relevantes para o programa descrito neste livro:

HEIMAN, J. R., e LOPICCOLO, J. (1983). "Clinical Outcome of Sex Therapy: Effectiveness of Daily versus Weekly Treatment". *Archives of General Psychiatry, 40,* págs. 443-449.
LOBITZ, C. e LOPICCOLO, J. (1972). "New Methods in Behavioral Treatment of Sexual Dysfunction". *Journal of Behavior Therapy and Experimental Psychiatry, 3,* págs. 265-271.
LOPICCOLO, J., e FRIEDMAN, J. M. (1985). "Sex Therapy: An Integrative Model", in S. J. Lynn e J. P. Garske (orgs). *Contemporary Psychotherapies: Models and Methods.* Nova York: Charles E. Merril Co.
LOPICCOLO, J., HEIMAN, J. R., HOGAN, D. R., e ROBERTS, C. W. (1985). "Effectiveness of Single Therapist versus Co-Therapy Teams in Sex Therapy", *Journal of Consulting and Clinical Psychology, 53* (3), págs. 287-294.
LOPICCOLO, J., e LOBITZ, C. (1972). "The Role of Masturbation in the Treatment of Sexual Dysfunction", *Archives of Sexual Behavior, 2,* págs. 163-171.
MOROKOFF, P. J., e LOPICCOLO, J. (1982). "Self-Management on the Treatment of Sexual Dysfunction", in P. Karoly e F. Kanfer (orgs). *Self-Management and Behavior Change.* Nova York: Pergamon Press.
_____ (1986). "A Comparative Evaluation of Minimal Therapist Contact and Fifteen-Session Treatment for Female Orgasmic Dysfunction", *Journal of Consulting and Clinical Psychology, 54* (3), págs. 295-300.

Existe uma série de filmes (três) também intitulados *Becoming Orgasmic,* para as mulheres que estiverem usando este livro. Podem ser obtidos junto a Focus International, Inc., 14 Oregon Drive, Hutington Station, Nova York, NY 11746 (516) 549-5320. Os filmes também são disponíveis em videoteipe para uso doméstico ou em escritório.

## sobre os autores

Julia R. Heiman, Ph.D., é atualmente professora adjunta de psiquiatria e ciências comportamentais na Faculdade de Medicina da Universidade de Washington, em Seattle. É também diretora do Interpersonal Psychotherapy Clinic e do Reproductive and Sexual Medicine Clinic. A dra. Heiman já publicou vários artigos de pesquisa e resultados clínicos sobre questões sexuais, inclusive um manual intitulado *Human Sexuality* (em co-autoria com J. Geer e H. Leitenberg). É especialmente famosa por seu trabalho com os padrões de excitação sexual e a sexualidade feminina. A dra. Heiman foi a última presidente da International Academy of Sex Research e do American Board of Family Psychology, para o qual é consultora em questões de terapia conjugal e sexual.

Joseph LoPiccolo, Ph. D., é atualmente professor e chefe do departamento de psicologia da Universidade do Missouri. Tem tido uma notável carreira no campo da terapia sexual e da pesquisa sobre a sexualidade, incluindo a publicação de numerosos capítulos e artigos, além do manual *Handbook of Sex Therapy* (em coedição com L. LoPiccolo), amplamente considerado como um dos livros básicos de referência no assunto. Fundou e dirigiu o Sex Therapy Center, da Universidade Estadual de Nova York, em Stony Brook, onde ele e a dra. Heiman trabalharam juntos. É membro da American Psychological Association e foi o último presidente da Society for the Scientific Study of Sex. Continua ministrando palestras e *workshops* para toda a comunidade internacional.

# NOVAS BUSCAS EM SEXUALIDADE
## VOLUMES PUBLICADOS

1 — *O Que Você (Ainda) Não Sabe Sobre a Sexualidade Masculina* — Barry McCarthy. O mais atual e completo livro sobre o assunto. Trata — inclusive — de temas raramente abordados em obras do gênero, como as fantasias sexuais e o homem idoso e a vida sexual. Uma visão amadurecida da sexualidade.

2 — *Descobrindo o Prazer* — Uma proposta de crescimento sexual para a mulher — Julia Heiman, Leslie e Joseph LoPiccolo. Um programa de amadurecimento e realização sexual para a mulher. Técnicas comprovadas para tornar a mulher mais consciente de seu corpo e de sua sensualidade. Ilustrado.

3 — *Sexo e Amor na Terceira Idade* — Robert N. Butler e Myrna I. Lewis. Numa linguagem muito clara, serena e de leitura fácil e agradável, os autores expõem todos os fatos atinentes à sexualidade dos que têm mais de sessenta anos. Riqueza de informações psicológicas e de aconselhamento quanto às relações com os filhos e outras pessoas, ampliam a dimensão deste livro.

4 — *Falando com Seu Filho Sobre Sexo* — Mary S. Calderone e James W. Ramey. Este livro foi escrito para ajudar os pais a responderem a todo tipo de perguntas sobre sexualidade, de crianças desde dezoito meses até doze anos de idade. Traduzido e adaptado para a realidade brasileira, é um texto muito rico e esclarecedor — também para professores, psicólogos e todos os que lidam com crianças.

5 — *AIDS — Informação e Prevenção* — Claude B. Blouin, Eric Chimot, Jacques Launère. A AIDS atinge um ponto culminante. Atinge o homem naquilo que lhe é mais sagrado: o sexo e o sangue. Neste livro, os autores relatam a busca da medicina e da imprensa à procura de resposta e soluções para este vírus polêmico e perigoso que atinge a todos.

6 — *O inimigo íntimo — como brigar com lealdade no amor e no casamento* — George R. Bach e Peter Wyden. — Uma série de métodos que objetivam ensinar às pessoas a arte de brigar baseada em um sistema flexível de regras. Este livro é o relato destas técnicas e experiências capazes de liberar as pessoas para viverem seus verdadeiros sentimentos.

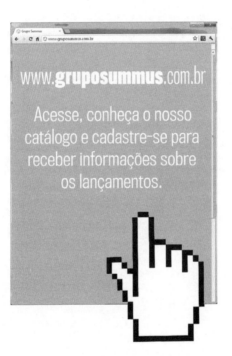

www.gruposummus.com.br